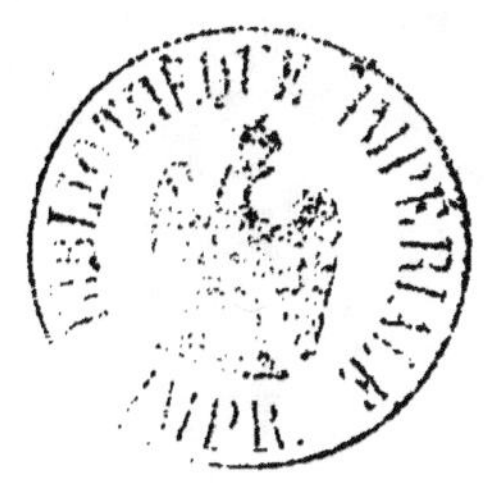

TRAITÉ

SUR

LES GASTRALGIES

ET

LES ENTÉRALGIES.

PARIS, IMPRIMERIE DE SELLIGUE
RUE DES JEUNEURS, N. 14.

TRAITÉ

SUR

LES GASTRALGIES

ET LES ENTÉRALGIES,

OU

MALADIES NERVEUSES DE L'ESTOMAC

ET DES INTESTINS ;

Par J.-P.-T. BARRAS, DOCTEUR EN MÉDECINE DE LA FACULTÉ DE PARIS, MÉDECIN DES PRISONS ET DU BUREAU DE CHARITÉ DU ONZIÈME ARRONDISSEMENT, MEMBRE DE LA SOCIÉTÉ MÉDICALE D'ÉMULATION ET DE L'ATHÉNÉE DE MÉDECINE DE PARIS.

> Quandò talis amentia et abusus cessaturus est ? et quandò aurea mediocritas et sobrietas in territorio medicorum triumphatura ?
>
> SCHMIDTMANN , *Sum. observ. med.*

TROISIÈME ÉDITION,

CORRIGÉE ET CONSIDÉRABLEMENT AUGMENTÉE.

PARIS.

BÉCHET JEUNE, LIBRAIRE DE L'ACADÉMIE ROYALE DE MÉDECINE, PLACE DE L'ÉCOLE DE MÉDECINE, Nº 4.

BRUXELLES.

AU DÉPOT GÉNÉRAL DE LA LIBRAIRIE MÉDICALE FRANÇAISE , MARCHÉ AUX POULETS , Nº 1213.

1829.

AVERTISSEMENT.

L'ACCUEIL favorable que mon opuscule sur les gastralgies reçut des médecins en paraissant dans la *Revue médicale*, cahiers de novembre et décembre 1825 et janvier 1826; l'invitation qui me fut adressée depuis par plusieurs confrères d'un grand mérite, de lui donner plus de développemens; les nouveaux faits venus à ma connaissance, et qui tous confirment l'opinion que j'ai émise sur la nature et le traitement de ces maladies; enfin le désir de voir disparaître une erreur médicale trop accréditée, me décidèrent à en faire l'objet d'un traité plus étendu, qui a été mis au jour en avril 1827, et enlevé dans l'espace de quatre mois. Obligé, pour satisfaire aux demandes réitérées du public, d'en donner une seconde édition au commencement d'octobre de la même année, je l'ai enrichie d'observations nouvelles, qui fortifient de plus en plus la doctrine

que nous avons cherché à établir sur les névroses gastro-intestinales.

Cette seconde édition, qui a été contrefaite à Bruxelles et traduite en langue alle-
mande, s'étant vendue aussi rapidement
que la première, et l'empressement du public à se procurer mon livre ne se ralen-
tissant point, il est de mon devoir d'en publier aujourd'hui une troisième édition,
augmentée d'une multitude de faits et de
nouveaux développemens très-étendus, qui
la rendront, je l'espère, encore plus digne
du suffrage des praticiens. Loin de moi,
cependant, la prétention d'avoir fait un ouvrage complet; je sens, au contraire, les
imperfections qu'on pourra apercevoir dans
mon dernier travail, et les lacunes qu'il peut
laisser à remplir; mais il approchera du but
que je me propose en le publiant, s'il parvient, comme j'ai lieu de le croire d'après
la rapidité avec laquelle les deux premières
éditions ont été épuisées, à fixer fortement
l'attention des observateurs sur ce point important de médecine pratique, et à déterminer une plume plus exercée que la mienne
à s'emparer du même sujet, pour le porter

au degré de perfection qu'il est susceptible d'atteindre.

Il serait possible qu'on me reprochât de prendre les mots *gastralgie* et *entéralgie* dans une acception trop étendue, d'en faire des titres génériques, tandis qu'ils n'appartiennent qu'à des espèces. A la vérité, ces expressions ne s'appliquent ordinairement qu'aux douleurs nerveuses de l'estomac et des intestins, et les névroses de ces organes ne s'accompagnent pas toujours de ce symptôme ; mais il n'est point rare que celles qui sont indolentes deviennent douloureuses, et *vice versâ* : de manière qu'il faudrait changer leur nom à chaque métamorphose qu'elles peuvent subir, si on ne les désignait pas par un titre collectif. C'est ce qui m'a engagé à ne point m'attacher scrupuleusement à la signification ordinaire des mots *gastralgie* et *entéralgie*, et à réunir sous ces dénominations communes toutes les névroses gastro-intestinales, en y ajoutant l'adjectif *hypocondriaque* pour les cas, extrêmement nombreux, où une affection nerveuse de l'encéphale est jointe à celle des premières voies.

D'ailleurs, peu importe les expressions,

moyennant que l'on soit d'accord sur le sens qu'on y attache. Or, j'entends par *gastralgie* et *entéralgie*, des névroses, douloureuses ou indolentes, de l'estomac et des intestins ; c'est-à-dire que je regarde ces deux mots comme synonymes de *maladies nerveuses* du canal digestif. Néanmoins, pour abréger les noms , il m'arrivera souvent, dans le cours de l'ouvrage, de n'employer que les mots *gastralgie, névrose gastrique, maladie nerveuse de l'estomac, etc.*, pour *gastro-entéralgie, névrose gastro-intestinale, maladie nerveuse de l'estomac et des intestins ;* mais la dernière partie de ces noms sera sous-entendue, parce que les névroses du principal organe de la digestion se propagent habituellement sur le canal intestinal, et qu'en supposant qu'il existe des circonstances où elles sont limitées à l'estomac, il n'est pas toujours facile de les distinguer des cas dans lesquels le mal s'irradie sur les intestins.

Cette explication semblera peut-être minutieuse ; mais j'ai cru qu'elle était nécessaire pour justifier le titre de mon ouvrage, et prévenir toute méprise sur les mots.

INTRODUCTION.

CONSIDÉRATIONS GÉNÉRALES SUR LES NÉVROSES (1).

La doctrine dite physiologique a rendu de grands services à la médecine; je suis loin de les contester. Mais, en détruisant d'anciennes erreurs, elle en a créé de nouvelles, dont quelques-unes sont peut-être aussi dangereuses que celles qui existaient auparavant. Parmi ces nouvelles erreurs, il en est une surtout contre laquelle on ne saurait protester avec trop d'énergie, parce qu'elle tend à faire et fait en effet de nombreuses victimes; c'est celle qui consiste à regarder les névroses comme des inflammations, et à les traiter constamment par les antiphlogistiques. Je n'hésite point à le dire, cette innovation fait rétrograder la science, et devient souvent funeste aux malades.

Les névroses ne sont point restées à l'abri des révolutions qui ont bouleversé plusieurs fois la médecine; mais si leur théorie a été souvent modifiée, si elle a éprouvé de grandes vicissitudes, comme celle des autres maladies, du moins leur existence n'a jamais été révoquée en doute. L'histoire de l'art nous apprend, en effet, que tous les

---

(1) Lésion du sentiment et du mouvement, sans inflammation ni lésion de structure. (Pinel, *Nosog. philos.*)

médecins, depuis *Hippocrate* jusqu'à nous, ont admis des maladies essentiellement nerveuses. Une multitude innombrable d'auteurs anciens et modernes, tels que Willis, Cheyne, Whytt, Boerhaave, Viridet, Lorry, Tissot, Raulin, Pomme, Revillon, Pinel, Louyer-Villermay, Esquirol, Georget, Amédée Dupau, etc., etc , s'en sont même occupés d'une manière spéciale, et ont publié des monographies plus ou moins intéressantes, soit sur l'ensemble de ces maladies, soit sur quelques-unes d'entre elles seulement. Il appartenait au réformateur de nos jours de porter atteinte à cette branche de l'édifice médical, consolidée par plus de vingt siècles d'expérience. D'abord démolie pièce à pièce, et sapée ensuite jusque dans ses fondemens, elle serait déjà renversée de fond en comble, si un reste de pudeur n'eût pas retenu la main qui l'a frappée. Ce n'est pas que ce réformateur nie l'irritation nerveuse, il en parle, au contraire, beaucoup en théorie ; mais c'est pour l'assimiler à l'état phlegmasique, et soutenir qu'elle entraîne nécessairement cet état. Ainsi, selon lui, l'irritation du système nerveux ne serait autre chose que le premier degré de l'inflammation, et, quand il en vient à la pratique, il ne voit aucune différence entre ces maladies. On doit peut-être en excepter les névralgies extérieures : bien qu'elles aient plus d'analogie que les autres névroses avec l'état inflammatoire, je crois cependant qu'on n'a pas en-

core osé les transformer en phlegmasies, sans doute
parce qu'elles se passent sous nos yeux, et qu'il
serait trop facile de démontrer tout ce qu'une pareille manière de voir aurait d'absurde. Certes, il
faut avoir du courage pour rayer ainsi, d'un trait
de plume, presque toutes les maladies nerveuses,
et pour les introduire de vive force dans la classe
des inflammations.

Sur quelle base repose donc ce rapprochement?
Est-il au moins justifié par de grandes découvertes
dans la pathologie des affections nerveuses? leur
nature intime serait-elle enfin connue, et leur
identité avec les phlegmasies démontrée jusqu'à
l'évidence? Pas du tout. A la vérité, l'anatomie
et la physiologie du système nerveux ont fait d'immenses progrès depuis quelques années ; d'habiles
expérimentateurs, parmi lesquels on distingue
MM. Gall, Magendie, Ch. Bell, Flourens, Laurencet
et Foville, ont répandu un grand jour sur la structure, les propriétés et les fonctions de ce système ;
mais ces nouvelles connaissances anatomiques et
physiologiques, d'une faible utilité, soit dit en
passant, pour la thérapeutique des névroses, ne
prouvent nullement que ces maladies soient des inflammations. Si on était dominé par l'amour des
hypothèses, il serait même possible d'en tirer une
conclusion directement opposée, qui ne manque-
rait pas de vraisemblance.

Remarquons seulement, comme une bizarrerie

de l'esprit humain, qu'en perfectionnant nos connaissances, en faisant même de véritables découvertes sur l'organisation, les propriétés et les usages du système nerveux, les savans que je viens de citer ont relevé, s'il m'est permis de m'exprimer de la sorte, son importance physiologique; pendant que des médecins, en refusant à ce système le triste avantage qu'on lui a toujours reconnu, d'avoir des maladies propres, s'attachent à rabaisser, pour ainsi dire, le rôle important qu'il joue en pathologie. En proie à la manie des unités, ces médecins ignorent, ou feignent d'ignorer, qu'en raison de son tissu, de ses propriétés vitales et de ses fonctions, chaque système organique est sujet à éprouver des affections spéciales, indépendamment de celles qui lui sont communes avec les autres systèmes, et auxquelles il imprime même une physionomie particulière. Et ils se disent médecins physiologistes! Ils devraient plutôt se dire médecins anti-physiologistes, puisque, en ce qui concerne les maladies nerveuses du moins, ils se mettent en opposition directe avec la physiologie, et même avec l'anatomie; car un pathologiste qui retranche la classe des névroses, et confond ces maladies avec les inflammations, ressemble à un anatomiste qui retrancherait la névrologie, et confondrait les nerfs avec les vaisseaux sanguins.

Il est vrai que l'appareil nerveux est susceptible, comme les autres tissus, de contracter l'état

9

inflammatoire et d'éprouver des dégénérescences organiques ; aussi sommes-nous fort éloigné de nier l'existence de l'*encéphalite*, de la *miélite*, peu connue avant l'intéressant ouvrage de M. Ollivier d'Angers, et de la *névrite*, sur laquelle le docteur Martinet vient d'appeler l'attention des médecins (1). A l'égard de cette dernière, nous ferons observer, toutefois, qu'elle est beaucoup plus rare qu'on ne pourrait le penser ; je suis convaincu que de simples névralgies, et des phlegmasies du système lymphatique, ont souvent été prises pour des inflammations de nerfs. Le professeur Dugès, qui n'est pourtant pas médecin physiologiste, est évidemment tombé dans cette erreur ; plusieurs des exemples qu'il cite dans son Mémoire (2), d'ailleurs très-bien fait, ne sont autre chose que des névralgies ou des inflammations de vaisseaux blancs. Je suis également persuadé que dans la plupart des cas où la *névrite* ne paraît point douteuse, l'inflammation est bornée au névrilème, et que le tissu nerveux en est tout-à-fait exempt. *Nemo forte unquam vidit inflammationem in nervo ; hæc vero si contingat, in sola tunica vaginali hæret* (3). Pour se convaincre du peu d'aptitude qu'ont les nerfs à s'enflammer, il suffit de considérer ce qui

---

(1) *Revue médicale*, juin 1824.
(2) *Revue médicale*, août 1824.
(3) Boerhaave. *Prolect. acad de morb nerv.*

se passe dans les dépôts purulens, au milieu desquels les cordons nerveux conservent leur intégrité, pendant que toutes les parties environnantes sont tombées en suppuration ; c'est même ce qui a donné lieu au précepte chirurgical de ne plus introduire le doigt, après l'ouverture des abcès, comme on le faisait anciennement, pour détruire les brides, parce qu'on s'est aperçu qu'elles étaient composées de filets nerveux. Si les nerfs s'enflammaient aussi facilement qu'on le croit, au lieu de rester alors intacts, ne partageraient-ils pas le sort des parties qui les entourent?

Quoi qu'il en soit, on ne peut contester à l'*encéphalite*, à la *miélite* et à la *névrite*, le droit d'être classées avec les inflammations ; mais les maladies qui ne consistent que dans l'irritation, l'atonie ou la mobilité du système nerveux, sans lésion appréciable des parties qu'elles occupent ; c'est-à-dire les affections nerveuses, que les anciens regardaient comme un état morbide sans matière, *intemperiem sine materiâ*, et que les modernes connaissaient, avant la doctrine physiologique, sous le nom de névroses, ne peuvent pas être placées dans la même catégorie. L'intérêt de la science, et non un vain désir de controverse, me détermine à insister vivement pour que ces maladies conservent la place à part qu'elles ont occupée jusqu'à ce jour. Mon expérience personnelle, non moins que la lecture des meilleurs ouvrages sur les affections de ce genre, m'a donné une conviction intime que leur association avec les phlegmasies fait naître de fausses idées sur leur nature, et que le traitement auquel cette nouvelle théorie conduit les praticiens, a journellement des suites déplorables.

Soyons vrai cependant, et, pour nous conformer à l'épigraphe que nous avons mise en tête de ce volume, tâchons de tenir un juste milieu entre les médecins qui proscrivent toutes les névroses, et ceux qui, auparavant, en admettaient un trop grand nombre. On sait aujourd'hui que la plupart des symptômes qui caractérisent les maladies dites nerveuses peuvent dépendre d'une phlegmasie aiguë ou chronique, d'une lésion organique et d'un corps étranger dans l'intérieur de nos organes. On sait que les convulsions et le délire, par exemple, résultent souvent de la présence des vers dans les intestins, d'un squirrhe du cerveau, de l'ossification des méninges, de l'*arachnitis*, de l'encéphalite, et même, chez les personnes très-irritables, de toute autre inflammation. D'où il faut conclure que les névroses essentielles sont moins fréquentes qu'on ne le croyait autrefois; que des maladies regardées comme telles il y a quarante ans, sont de véritables inflammations latentes, alors peu connues, et que M. Broussais, précédé en cela par Pujol, a bien mérité de la science pour avoir décrit ces inflammations, principalement celle de la muqueuse digestive, beaucoup mieux qu'on ne l'avait fait avant son *Histoire des phlegmasies chroniques*. Mais de ce que plusieurs phénomènes nerveux sont fréquemment symptomatiques d'une phlegmasie, il ne s'ensuit pas nécessairement que toutes les névroses soient de nature inflammatoire. Les phlegmasies elles-mêmes sont-elles toujours primitives? ne dépendent-elles pas souvent d'une névrose, d'un corps étranger, etc.? en un mot, ne peuvent-elles pas être consécutives à une autre maladie? Dira-t-on pour cela que la classe des phlegmasies doit disparaître du cadre nosologique? Les médecins physiologistes n'y consentiraient certainement pas, et ils auraient raison; car ce serait une absurdité. Je doute pourtant qu'il soit moins ridicule de supprimer la classe des névroses, parce que des symptômes nerveux peuvent être l'effet de quelque autre altération pathologique. Les névroses idiopathiques s'observent encore assez fréquemment pour mériter une attention particulière : consultez les traités sur l'aliénation mentale, l'affection nerveuse qui fournit le plus d'occasions de faire des autopsies, et vous verrez que les cas dans lesquels on rencontre des altérations de tissu ne sont pas les plus nombreux. Encore ces altérations sont-elles souvent trop légères pour qu'on puisse leur attribuer les symptômes qui ont caractérisé la maladie. On les regarde alors comme des complications ou des lésions concomitantes, avec d'autant plus de raison qu'il n'est point extraordinaire de trouver des désorganisations beaucoup plus considérables sans que les sujets qui les présentent aient été aliénés.

Une réflexion fort simple sur les maux de nerfs, suffit même pour faire sentir que la lésion de tissu dans laquelle ils consistent est souvent inappréciable (1). En effet, si ces maux dépendaient toujours, comme on le dit, soit d'une affection organique, soit d'une phlegmasie latente de l'encéphale, des méninges, de l'estomac, ou de toute autre partie, les malades ne guériraient jamais dans le premier cas, et rarement dans le second ; tandis que le plus grand nombre des névroses disparaissent tout-à-fait, au moins pour quelque temps, car on sait combien ces affections, surtout les vésanies, sont sujettes à récidiver. Deux hommes de ma connaissance ont éprouvé, depuis l'âge d'environ dix-huit ans jusqu'à celui de quarante, une violente céphalalgie dont les accès se renouvelaient presque tous les jours, sans que leur santé fût autrement altérée. L'un est parvenu ensuite à 82 ans, et l'autre, âgé maintenant de 64 ans, se porte très-bien, si ce n'est pourtant

---

(1) Nous sommes loin de dire que le tissu nerveux soit alors dans son état normal : le trouble de ses propriétés et de ses fonctions annonce qu'il a éprouvé un changement morbide ; mais ce n'est point une altération organique ni une phlegmasie, puisque nos sens ne l'aperçoivent pas.

qu'il est sujet à une gastralgie qui alterne avec une douleur sciatique. Dans ces cas, et dans mille autres semblables que l'on pourrait citer, y a-t-il eu, pendant plus de vingt ans, une phlegmasie chronique de quelque partie de la tête? Tout médecin qui a un peu de bon sens répondra négativement; il dira que les affections de ce genre sont entièrement nerveuses.

Pour que des maladies puissent être réputées identiques, il faut qu'elles aient les mêmes causes, les mêmes symptômes, le même traitement et les mêmes altérations de tissu; il faut au moins que ces caractères ne présentent pas de différences fondamentales. Or, l'observation de tous les siècles apprend que les causes, les symptômes et les moyens curatifs des maladies dites nerveuses, diffèrent considérablement de ceux des inflammations; elle apprend que les névroses ne laissent sur le cadavre aucune trace de leur existence, pendant que les parties qui ont été le siége des phlegmasies se trouvent, après la mort, altérées plus ou moins profondément, et quelquefois même complétement désorganisées. Cependant, comme tout se tient dans la nature, comme les maladies les plus dissemblables ont toujours quelques points de contact, je ne prétends pas dire que les affections nerveuses n'aient aucune connexion avec les affections inflammatoires; mais quelles que soient les affinités que ces deux classes de maladies puissent avoir entre elles sous certains rapports et dans certaines circonstances, il n'en est pas moins vrai que leurs principaux caractères sont, en général, parfaitement distincts, et qu'elles diffèrent, par conséquent, fondamentalement l'une de l'autre. Il ne s'agit donc pas de savoir s'il y a des névroses essentielles, on ne peut raisonnablement en nier l'existence; toute la question consiste à les distinguer des phlegmasies, principalement des phlegmasies chroniques, avec lesquelles beaucoup de médecins les confondent de nos jours, au grand détriment de l'humanité. C'est ce que nous essayerons de faire pour les gastro-entéralgies, laissant à des confrères laborieux et amis de la vérité le soin d'en faire autant pour les autres maladies nerveuses. Ce sujet est digne de leurs méditations.

TRAITÉ

SUR

LES GASTRALGIES

ET LES ENTÉRALGIES,

OU

MALADIES NERVEUSES DE L'ESTOMAC

ET DES INTESTINS.

CHAPITRE PREMIER.

HISTOIRES PARTICULIÈRES.

Les praticiens sont souvent embarrassés dans le traitement des maladies de l'estomac, à cause de la diversité d'opinions et de l'incertitude qui existent maintenant sur leur nature. Avant la doctrine physiologique, les auteurs admettaient généralement des affections nerveuses de cet organe ; elles étaient connues sous les noms de *gastralgie, gastrodynie, cardialgie, hypocondrie,* etc. On les traitait par les adoucissans, les calmans, les toniques, les eaux minérales, les antispasmodiques, l'air de la campagne, l'exercice et les distractions. On variait d'ailleurs les moyens curatifs

2

selon les causes de la maladie, l'idiosyncrasie des malades, et mille autres circonstances. Remettant tout en question, M. *Broussais* et ses partisans exclusifs ne veulent point admettre de névroses gastriques ; à leurs yeux, toutes les maladies regardées comme telles jusqu'à ce jour sont des gastro – entérites chroniques survenues chez des personnes irritables, en d'autres termes des inflammations, qu'il faut constamment traiter par des sangsues à l'épigastre, l'eau de gomme et le régime atonique. Les faits que je vais exposer pourront éclairer cette discussion ; ils feront voir que le principal organe digestif est souvent atteint d'affections purement nerveuses, c'est-à-dire de lésions de la sensibilité, sans inflammation ni altération de structure, et que ces affections s'aggravent toujours par le traitement antiphlogistique rigoureux et long-temps continué, tel qu'on l'emploie aujourd'hui : en un mot, ces faits prouveront que les médecins physiologistes sont dans l'erreur à cet égard, et que sur ce sujet, comme sur beaucoup d'autres, loin d'avoir fait faire des progrès à la médecine, ils lui ont fait un grand mal, en la détournant de la route sûre de l'observation, pour la ramener vers le champ dangereux des systèmes. Enfin, je crois pouvoir démontrer, par des faits concluans et des raisonnemens plausibles : 1° que la gastro-entéralgie diffère essentiellement de la gastro-entérite chronique ; 2° que la théorie dans laquelle ces maladies sont regardées comme identiques, et devant être traitées par les mêmes moyens, fait commettre des fautes extrêmement graves; 5° que cette théorie est, par conséquent, une arme dangereuse dans les mains des médecins inexpérimentés, ou séduits par les écarts de la nouvelle école.

J'ai hésité long-temps à publier la première observation qu'on va lire : les méprises fâcheuses auxquelles cette maladie a donné lieu, non moins que les douloureux souvenirs qu'elle me rappelle, m'ont empêché de la mettre au jour plus tôt. Je n'ai pas craint d'avouer que je me suis trompé sur sa nature; mais je n'aurais pas voulu dire que plusieurs confrères sont tombés dans la même faute : l'intérêt de la science a fini cependant par l'emporter sur toute autre considération. La publicité de ce fait pouvant inspirer de salutaires réflexions aux médecins qui adoptent les nouvelles idées avec trop d'empressement, et prévenir des erreurs semblables à celles dont j'ai été victime, j'ai dû rompre le silence que je m'étais d'abord imposé. La thérapeutique serait beaucoup plus avancée, si tous les praticiens avaient le courage d'avouer leurs fautes. Sujet de la maladie, j'en retracerai toutes les circonstances avec la plus scrupuleuse fidélité; je ne tairai que les noms des médecins qui ont erré avec moi : par ce moyen je remplirai un devoir sacré, celui de contribuer, autant qu'il m'est possible, aux progrès de la science, sans manquer aux égards qu'on doit à ses confrères.

Ire OBSERVATION.

J'ai quarante-six ans, une constitution éminemment nerveuse et un caractère taciturne, naturellement disposé à l'hypocondrie. Avant l'affection gastrique dont je dois rendre compte, j'avais éprouvé plusieurs névroses qu'il est bon de rappeler ici, parce qu'elles jettent quelque jour sur le caractère de cette affection; les phénomènes morbides qui se succèdent chez le même individu étant presque toujours identiques, les antécédens éclairent beaucoup la nature des maladies.

A l'âge de vingt-quatre ans, lorsque j'étais interne à l'hôpital Saint-Louis, je fus atteint d'une violente douleur nerveuse à la tempe droite; cette douleur, qui était sans fièvre, se renouvelait tous les jours à dix heures du matin, et durait jusqu'à midi. Elle s'aggrava par l'emploi des antiphlogistiques; mais l'établissement d'un vésicatoire à la nuque la fit bientôt disparaître.

Durant ma vingt-neuvième année, je commençai à ressentir une névralgie du cordon spermatique, qui me fit souffrir pendant quatre ans, et dont l'histoire se trouve consignée dans la *Bibliothèque médicale*, cahier de décembre 1813. Après avoir résisté à tous les moyens imaginables, cette longue maladie céda enfin à l'application de plusieurs *moxas* sur le siége de la douleur, c'est-à-dire immédiatement au-dessous de l'anneau inguinal (1).

En mars 1815, ayant alors trente-six ans, de vifs chagrins me causèrent une maladie bien extraordinaire, qui ne peut être placée ailleurs que dans le système nerveux, puisqu'aucun autre système n'a été affecté, si ce n'est consécutivement : c'était une espèce de fièvre intermittente irrégulière, dont les accès, qui se reproduisaient deux ou trois fois dans les vingt-quatre heures, n'étaient d'abord composés que d'une forte douleur au-dessus de l'œil droit et d'une toux convulsive ; ce ne fut qu'au bout de quinze jours que ces symptômes s'accompagnèrent d'accélération du pouls et de chaleur à la peau, et qu'une sueur abondante vint terminer les paroxismes. Du reste, il n'y avait point de frisson, et l'appétit se conservait en bon état. Continuant à vaquer à mes

---

(1) A cette occasion, je ferai une remarque qui m'a échappé en rédigeant ce fait, et qu'on ne trouve nulle part, c'est que, dans les névralgies, le *moxa*, appliqué sur le nef affecté, loin de produire de vives souffrances, occasionne plutôt une sensation particulière qui n'a rien de très-douloureux, et qui se répand sur tous les filets de ce nerf ; tandis qu'appliqué sur un endroit éloigné, il fait horriblement souffrir, et en pure perte, car le malade n'en éprouve aucun soulagement.

occupations, je ne fis aucun traitement jusqu'à la fin d'avril, époque à laquelle je consultai l'un des médecins les plus distingués de la capitale.

Après avoir établi son diagnostic, ce médecin me prescrivit le bouillon de veau, l'émétique, une médecine, et ensuite le quinquina en substance. L'estomac n'ayant pu supporter ce dernier médicament, on lui substitua le vin de *Séguin*. J'en pris plusieurs bouteilles sans succès; la maladie continuait sa marche avec la même intensité, malgré ce traitement actif. Désirant surtout me débarrasser de la douleur du front, qui me faisait cruellement souffrir, je me fis appliquer un vésicatoire à la nuque. Ce moyen réussit : la douleur se dissipa complétement, mais les autres symptômes revenaient toujours par accès irréguliers; la toux, principalement, était si opiniâtre, que le médecin qui me soignait eut des craintes pour ma poitrine. La maigreur et la faiblesse étaient considérables. Dans cette situation, on décida que j'irais à la campagne, où je ne devais faire usage d'aucun médicament. Je partis le 12 juillet.

Huit jours après, je n'avais plus de fièvre; les forces et l'embonpoint se rétablirent très-promptement, et à la fin d'août je revins à Paris en assez bonne santé; il ne me restait qu'une légère toux, pour laquelle on me conseilla l'eau de gruau coupée avec du lait. Ce conseil fut si bien suivi, que je continuai ensuite à en prendre par habitude, quoique je n'en eusse plus besoin. Il est important de noter cet abus, parce que je ne le crois pas étranger à la maladie qui m'est survenue huit ans plus tard.

Ce qu'il y a de certain, c'est que mes digestions se troublèrent bientôt; longues et pénibles, elles étaient accompagnées de pesanteurs à l'épigastre, de douleurs dans les muscles pectoraux, sous les seins, aux épaules, principalement à la gauche. La langue était habituellement blanche, la bouche pâteuse, l'appétit variable, tantôt moindre, tantôt plus fort que dans l'état naturel; j'avais des éructations, des coliques et des flatuosités; les selles étaient rares. Très-prononcés durant les temps humides et les grandes chaleurs de l'été, lors des vents du sud et de l'ouest, ces dérangemens devenaient nuls ou à peine sensibles pendant une température et des vents contraires; ils disparaissaient complétement si j'allais passer quelques jours à la campagne, où je me suis toujours bien porté.

D'après ce désordre des fonctions digestives, il est évident que l'affection stomacale s'est établie par degrés; qu'elle a été long-temps latente, si je puis m'exprimer ainsi, avant de se montrer ouvertement : c'était une gastralgie chronique qui est passée à l'état aigu; car les névroses peuvent, comme les inflammations, être lentes ou vives. Le travail du cabinet et une forte contention d'esprit déterminèrent cette exaspération de la maladie en janvier 1825. Aux symptômes rapportés ci-dessus se joignit une violente douleur épigastrique, dont les caractères méritent d'être remarqués. Elle commençait deux ou trois heures après le repas, d'abord par un sentiment de constriction, comme si l'estomac eût été serré dans un étau ; venaient ensuite une sensation de déchirement, puis des nausées et un malaise insupportable. La digestion terminée, je ne sentais plus rien ; mais ces phénomènes se renouvelaient toutes les fois que je prenais de la nourriture, même en petite quantité : souvent un simple bouillon me faisait plus souffrir qu'un repas copieux.

Accoutumé à un mauvais estomac, ce surcroît d'incommodités ne m'empêcha pas de me livrer à mes travaux habituels ; il ne m'occupa nullement jusqu'au mois d'avril. La continuation des douleurs et l'amaigrissement, qui faisait des progrès assez rapides, éveillèrent alors mon attention. Ayant lu tout ce qu'on avait écrit, depuis quelques années, sur la gastro-entérite chronique, et trouvant une grande analogie entre les symptômes qu'on lui attribue et ceux que j'éprouvais, je me persuadai que j'avais cette maladie. Cependant je ne voulus pas me soumettre au traitement indiqué par les auteurs, sans consulter le médecin qui m'avait soigné pour la fièvre intermittente dont j'ai parlé. Peu au courant de la nouvelle théorie, il chercha à me dissuader de l'idée de la gastro-entérite, et en cela il avait raison; mais il me donna à entendre que je pourrais bien avoir quelque chose de pire, et fit part de ses craintes à des amis communs, qui eurent l'imprudence de me le répéter. Mon imagination, restée fort calme jusqu'à ce moment, en fut vivement affectée. Le traitement que ce médecin m'ordonna consistait : 1° à prendre de la magnésie et de l'eau de Vichy; 2° à me nourrir de petits potages au gras, d'un peu de viandes rôties et de légumes au jus, c'est-à-dire d'alimens toniques pris en petite quantité, quoique j'eusse plus d'appétit que dans l'état naturel. Il ajouta qu'il faudrait aller prendre les eaux de Plombières aussitôt que la saison le permettrait, si je n'étais pas guéri auparavant.

Ce traitement eut d'heureux résultats : les douleurs avaient diminué graduellement; elles étaient presque entièrement dissipées à la fin de juin. Des malaises et des pesanteurs à l'épigastre, des rapports, des vents et une constipation invincible étaient les seuls symptômes dont j'eusse encore à me plaindre. D'après cette amélioration, il fut décidé que je pouvais me dispenser d'aller à Plombières; qu'il suffirait, pour me rétablir, de passer quelque temps à la campagne, où le grand air, la dissipation et l'exercice du cheval, me firent, sous le rapport du physique, tout le bien qu'on pouvait en attendre. En effet, les digestions devinrent faciles, le sommeil était bon, les forces et l'embonpoint approchaient de leur état naturel. Un changement aussi favorable, obtenu en moins de deux mois, aurait dû rassurer l'imagination; elle n'était cependant pas tranquille. N'ayant plus lieu de m'affecter sur le présent, je craignais pour l'avenir, je ne pouvais croire à une guérison solide, une rechute me paraissait certaine. En un mot, l'estomac, auquel je pensais beaucoup trop, était guéri, mais la tête ne l'était pas.

Aussi le rétablissement ne fut-il pas de longue durée. De retour à Paris le 20 août, je repris mes travaux ordinaires, mais l'exercice de la médecine me déplaisait singulièrement : il m'était impossible de voir des malades sans m'affecter, surtout s'ils avaient des lésions de l'estomac. Les chaleurs excessives de l'atmosphère, qui ont toujours nui à ma santé, contribuèrent, avec cette disposition morale, à me faire retomber dans l'état fâcheux d'où j'étais à peine sorti. Dès les premiers jours de septembre, mes digestions recommencèrent à être laborieuses; la douleur épigastrique et les envies de vomir après l'ingestion des alimens, reprirent toute leur intensité; l'imagination s'inquiéta plus que jamais. Ne voulant pas demander de nouveaux conseils au docteur qui me traitait auparavant, parce qu'il m'avait inspiré trop de craintes la première fois, je fus consulter un célèbre médecin auquel la doctrine physiologique est trèsfamilière. On croira aisément qu'il me jugea atteint d'une gastro-entérite chronique des plus évidentes. J'avoue que l'idée d'avoir cette maladie ne m'avait point abandonné. Néanmoins j'avais alors des doutes, que je communiquai à ce médecin. La blancheur de la langue, le défaut absolu de fièvre et de soif, l'absence de toute douleur par la pression sur l'épigastre, et la constipation habituelle, me paraissaient des signes négatifs d'une inflammation de la muqueuse gastro-intestinale. Il me répondit que la langue était rouge sur les bords et à la pointe ; que la fièvre et le dévoiement surviendraient plus tard, lorsque la maladie serait parvenue à son dernier degré : ce qui ne me tranquillisa pas du tout, quoique j'eusse plus besoin d'être rassuré que de toute autre chose.

Le diagnostic ainsi posé, il est facile de prévoir le traitement ; car on sait qu'il est invariable, comme si les maladies chroniques de l'estomac étaient toutes identiques ; et, en supposant cette identité aussi vraie qu'elle est fausse, comme si tous les individus avaient la même idiosyncrasie. Appliquer quinze sangsues à la région épigastrique, l'eau de gomme pour boisson ; vivre de lait, de poisson, de légumes, de farineux, de viandes blanches et de fruits mucoso-sucrés ; boire dans les repas de l'eau pure, tout au plus de l'eau teinte ; ne satisfaire que la moitié de l'appétit, qui était constamment trop fort ; remédier à la constipation par des lavemens, prendre des bains froids, retourner à la campagne dans le cas où je ne me trouverais pas mieux, et y rester plus long-temps que la première fois, telle fut la prescription. Je fis observer que les alimens de cette nature m'avaient toujours été contraires, que le laitage surtout ne passait pas bien chez moi; mais on m'assura qu'en mettant du sucre dans le lait mon estomac s'y accoutumerait, et que ce régime était le seul sur lequel on pût fonder quelque espoir de succès. Je désirais trop ma guérison pour ne pas me soumettre à un traitement qui était ordonné par un praticien du plus grand mérite. Loin de répondre à mon attente, les effets en ont été bien funestes.

Les sangsues m'affaiblirent sans diminuer les souffrances de l'estomac; l'eau de gomme occasiona des coliques extrêmement violentes, qui me forcèrent de suspendre l'emploi de cette boisson. Les bains froids me faisaient beaucoup de bien; chaque fois que j'en prenais je sentais un mieux sensible; mais cet avantage était probablement détruit par les mauvais effets du régime, car la maladie n'en continua pas moins à prendre de l'intensité. Ainsi, les douleurs de l'épigastre retentissaient dans le dos, les parois thoraciques et les bras; la susceptibilité nerveuse, l'agitation et l'insomnie allaient en augmentant; la tristesse, la morosité, le *tædium vitæ* enfin, commençaient à s'emparer de moi, et la maigreur serait devenue effrayante, si le teint ne se fût pas conservé en bon état.

Cette nouvelle exaspération de la maladie me paraissait être le résultat du régime débilitant, je voulus l'abandonner; mais le médecin qui me traitait m'engagea à le continuer : il me dit que le moment de prendre des toniques n'était pas encore venu, qu'il fallait profiter du restant de la belle saison pour faire un séjour à la campagne, où je m'étais si bien trouvé. Je repartis le 25 septembre.

Ce nouveau séjour ne me fut pas aussi avantageux que le premier. Néanmoins le mois d'octobre ayant été beau, sec et frais, j'éprouvai d'abord un grand calme; en dépit du mauvais régime qu'on m'avait ordonné, et que je suivis avec un aveuglement inconcevable, ma situation s'améliora d'une manière évidente, tant l'air de la campagne m'était salutaire. Mais une fois que les pluies de novembre furent arrivées, la sensibilité de l'estomac s'exalta à un point étonnant; d'organique elle devint animale, pour me servir du langage de *Bichat*. Tout ce qui se passait dans le principal organe de la digestion, je le sentais comme s'il se fût passé sur l'organe du tact; la présence des alimens y était perçue comme elle l'aurait été sur la main. Outre l'exaltation de la sensibilité gastrique, il y avait encore aberration de cette propriété ; car l'estomac devint aussi le siége de sensations bizarres : tantôt j'y éprouvais une chaleur brûlante, tantôt un froid glacial, comme si un vent très-chaud ou très-froid eût frappé sur sa membrane muqueuse; d'autres fois un sentiment de formication, comme si un reptile se fût promené à la surface intérieure de cet organe.

Une pareille altération de la sensibilité gastrique devait rendre les digestions encore plus fatigantes qu'auparavant ; c'est ce qui eut lieu en effet. Peu d'heures après avoir satisfait la moitié d'un appétit vorace, il me survenait des angoisses inexprimables ; l'estomac paraissait si incommodé du contact des substances alimentaires, qu'il faisait de grands efforts pour s'en débarrasser. De là des nausées continuelles qui n'ont cependant jamais été suivies de vomissemens. Ces souffrances se terminaient par l'explosion d'une grande quantité de gaz, à la suite de laquelle je restais tranquille, jusqu'à ce que le repas suivant eût rappelé les mêmes phénomènes ; car, à l'exception des jaunes d'œufs et du sucre, qui m'ont été très-utiles en facilitant la digestion de plusieurs alimens, tout ce que je prenais m'incommodait plus ou moins. Mais une chose digne de remarque, c'est que les liquides me faisaient plus souffrir que les solides, et les alimens mucilagineux bien plus que ceux d'une autre nature. C'est ainsi que l'eau, le lait, le bouillon, les huîtres, etc. , déterminaient souvent de vives douleurs , et presque toujours des malaises insupportables, à moins qu'ils ne fussent fortement sucrés ; tandis qu'une soupe, un morceau de pain ou de rôti, étaient digérés plus facilement; les viandes gélatineuses ne passaient pas aussi bien que celles qui contiennent beaucoup de jus. Et cependant je continuai le régime antiphlogistique , malgré cette indication formelle de l'abandonner ! Je ne puis expliquer ma persévérance dans un traitement si contraire à la maladie dont j'étais affecté.

Quoi qu'il en soit, pendant que l'affection gastrique s'élevait à ce degré d'intensité, les forces et l'embonpoint, qui étaient un peu revenus au mois d'octobre, se dissipèrent à vue d'œil ; l'inquiétude, l'ennui, la taciturnité et le dégoût de la vie devinrent extrêmes : en repoussant de toutes mes forces l'idée du suicide , j'aurais voulu que la nature tranchât des jours qui m'étaient horriblement à charge. En même temps plusieurs nouveaux phénomènes se développèrent. Par exemple, je devins extrêmement sensible à l'action du froid ; j'avais toujours les pieds gelés , et j'éprouvais des sensations glaciales comme des coups de vent, tantôt sur une partie, tantôt sur une autre ; quelques douleurs momentanées et très-vives se faisaient également sentir en différens endroits. Obligé d'uriner à chaque instant, mes urines étaient

claires comme de l'eau, et rendues parfois avec
un sentiment de cuisson. J'étais tourmenté par
des palpitations de cœur et des battemens extraor
dinaires dans toutes les artères accessibles aux
sens. Enfin, deux ou trois accès fébriles, purement nerveux, composés seulement d'accélération du pouls, de chaleur à la peau et de sueurs,
vinrent compléter cette série de maux, et me faire
croire que je touchais au terme de ma pénible existence, parce qu'on m'avait prédit que la
fièvre surviendrait dans la dernière période de la
maladie.

Justement alarmés de ma situation, mes parens
firent appeler un médecin. Il se trouva que c'é-
tait un élève de la doctrine physiologique. Croyant
qu'une gastrite aiguë était entée sur la gastro-entérite chronique, pour laquelle je lui dis qu'on
me traitait, ou du moins que cette dernière s'é-
tait fortement exaspérée, ce médecin conseilla
une application de quarante sangsues sur la région
épigastrique. Je refusai d'abord de m'y soumettre; mais j'eus ensuite la faiblesse impardonnable
de consentir à ce qu'on en appliquât la moitié, et
les vingt autres furent mises le lendemain : nous
étions au commencement de décembre.

Pendant les premiers jours qui suivirent cette
double application, les douleurs d'estomac se calmèrent; mais elles revinrent bientôt plus vives
qu'auparavant, et se propagèrent sous les seins,

où elles avaient une intensité extrême, surtout lorsque, pour me soulager le dos, je voulais me coucher sur l'un des côtés. Le peu de forces qui me restaient avant la saignée furent anéanties, et la maigreur passa au marasme complet; je n'avais plus que la peau sur les os. La soustraction du sang ayant donné une prépondérance excessive au système nerveux, j'éprouvais des évanouissemens, des défaillances et des lipothymies; il me fallait sans cesse le flacon sous le nez, comme à la petite-maîtresse la plus vaporeuse. La région épigastrique était continuellement distendue et ballonnée : de là des étouffemens et des suffocations imminentes qui ont failli plusieurs fois me faire périr.

Ainsi l'estomac perdait sa tonicité, au point de ne pouvoir se débarrasser des gaz qui le distendaient, tandis que sa sensibilité s'exagérait et se pervertissait de plus en plus. En effet, les impressions pénibles que la présence des alimens produisait sur cet organe, de même que les sensations singulières dont j'ai déjà fait mention, devinrent encore plus intenses après l'emploi des sangsues. D'autres phénomènes non moins fantastiques s'y firent également sentir. C'est ainsi que j'éprouvais alternativement une faim dévorante et un dégoût extrême, un sentiment de vacuité ou de plénitude stomacale; quelquefois une sensation de rupture extrêmement douloureuse, comme si l'estomac se fût déchiré pour donner issue aux substances alimentaires qu'il contenait.

Mais autant la sensibilité était en excès dans l'appareil gastrique, autant elle était en défaut dans les autres endroits; car si je sentais tout ce qui se passait dans cet appareil, je ne sentais rien de ce qui se passait ailleurs. On aurait dit que cette propriété vitale avait abandonné toutes les autres parties du corps, pour se réfugier dans le principal organe de la digestion. Si vivre c'est sentir, comme on l'a dit, je ne vivais plus alors que par l'estomac; tout mon être sensitif était réduit à cet organe. Les extrémités étaient tellement insensibles, qu'on aurait pu, je crois, me couper un bras ou une jambe sans que je l'eusse senti. Cela est si vrai que je me brûlai profondément les pieds sans éprouver la moindre douleur : je ne me serais même point aperçu de cet accident, si on ne me l'eût pas fait connaître; le froid était le seul agent extérieur à l'action duquel je fusse encore sensible. Comme il me faisait un grand bien, surtout le froid sec, je le recherchais plutôt que je ne l'évitai.

Les fonctions intellectuelles ne dévièrent point de leur rectitude normale sur tout ce qui était étranger à la maladie; mais elles devinrent excessivement faibles; il m'était impossible d'écrire une lettre, de lire quelques pages, ni de soutenir une conversation suivie; tout travail qui exigeait

un peu d'attention était au-dessus de mes forces.
Les sentimens affectifs étaient aussi considérablement diminués, sans être cependant tout-à-fait
détruits : si mon attachement pour mes proches
était affaibli, je n'étais pas néanmoins dans une in--
différence totale pour eux ; l'amour du *moi* n'avait
pas entièrement éteint l'amitié pour les autres ; l'é-
goïsme, quoique assez prononcé, n'était pourtant
pas complet. Mais l'imagination constamment
tendue sur l'estomac et scrutant avec une puérile
inquiétude le travail de cet organe ; mourant de
faim et tremblant de manger, parce que tout me
faisait mal ; continuellement en proie à des craintes
chimériques, je m'occupais plus de ma nourriture que de toute autre chose ; je cherchais à découvrir des alimens qui ne m'incommodassent
pas ; la table et la cuisine absorbaient la plupart
de mes pensées.

Il était d'autant plus difficile de me contenter,
que le goût et l'odorat avaient acquis une susceptibilité extrême et tout-à-fait en harmonie avec
celle du principal organe de la digestion. Je dis-
tinguais les différentes saveurs et les différentes
odeurs des alimens avec une finesse dont les gour-
mets auraient été jaloux. Cependant la membrane
muqueuse de la bouche et des narines n'était point
enflammée, et cette délicatesse anormale du goût
et de l'odorat (beaucoup plus prononcée les jours
de pluie, pendant lesquels la faim était aussi plus

vorace, et la digestion plus laborieuse que dans les temps secs) venait uniquement d'un excès de sensibilité des nerfs gustatifs et olfactifs. Ce qui prouve déjà, par induction, que la membrane muqueuse de l'estomac n'était pas enflammée non plus, et que la maladie de cet organe ne consistait que dans une trop grande sensibilité des nerfs gastriques. Mais avant de discuter sur la nature d'un fait, il faut achever son histoire.

Le confrère qui me donnait des soins me dit alors que la gastro-entérite avait été enlevée par les sangsues ; que les douleurs et les autres phénomènes dont je me plaignais encore étaient probablement nerveux, et qu'il fallait user d'une alimentation plus fortifiante. Ce conseil était bon ; mais le changement de nourriture aurait dû s'effectuer par degrés insensibles : la muqueuse gastrique était trop susceptible; l'eau, le lait, les mucilagineux, etc. , l'avaient par trop *attendrie,* si je puis me servir de cette expression, pour qu'elle pût supporter, sans y être préparée graduellement, le contact des substances alimentaires tant soit peu relevées. Aussi le bouillon modérément salé, le vin trempé d'eau, et tous les alimens qui n'étaient pas très-doux, me brûlaient-ils l'estomac; ils produisaient de vives douleurs dans cet organe, et une altération inextinguible; de manière que le régime antiphlogistique prolongeait la gastralgie, tandis que le régime tonique me paraissait prêt à occasioner une véritable gastrite. Que faire dans cette fâcheuse position, à quarante-cinq lieues de la capitale? Je pris le parti que j'aurais dû prendre deux mois plus tôt, celui de revenir à Paris, où j'arrivai le 22 décembre, non sans beaucoup de peine, et après avoir été forcé de me reposer deux jours à moitié chemin.

Mon premier soin fut d'appeler M. le professeur Fouquier, qui eut la bonté de venir me voir et d'examiner mon état avec la plus grande attention. « Vous n'avez point d'inflammation, me dit-il, et vous n'en avez jamais eu; c'est une gastralgie, un excès de sensibilité des nerfs de l'estomac, et rien de plus. Ce qui confirme encore cette opinion, c'est qu'avant la maladie actuelle vous avez éprouvé plusieurs névroses. Le traitement que vous avez à suivre, ajouta ce célèbre médecin, est fort simple, et votre guérison certaine. » Un langage aussi consolant, que j'entendais pour la première fois de la bouche d'un confrère, me fit beaucoup de bien. Réuni au régime convenable ordonné par le même professeur, il contribua puissamment à la guérison. Ce régime consistait, 1° à abandonner le lait et les mucilagineux, dont l'expérience avait prouvé les mauvais effets : 2° à prendre des alimens légers et un peu toniques, comme les potages au gras, les œufs à la coque, les viandes blanches rôties, les légumes au jus, les fruits cuits et sucrés; 3° à passer graduellement à des viandes plus fortes, telles que le mouton et le bœuf; 4° à manger froids tous les alimens qui en étaient susceptibles; 5° à faire usage du pain de gruau et à boire du vin de Bordeaux, d'abord très-étendu d'eau à la glace, et ensuite plus concentré. M. Fouquier me conseilla encore les bains froids et l'application d'un vésicatoire sur la région épigastrique.

Ce vésicatoire, qu'il fallut renouveler trois fois, tant la peau était insensible, loin de détourner les douleurs stomacales, comme on l'espérait, les rendit plus vives, en sorte qu'on fut obligé de le supprimer au bout de huit jours. Les alimens un peu relevés occasionèrent bien quelques sensations douloureuses; mais, rassuré sur la nature de la maladie, je persistai à en prendre, et l'estomac ne tarda pas à les supporter sans trop de peine. Je commençai donc à aller beaucoup mieux; les forces et l'embonpoint revenaient peu à peu, le moral s'améliorait rapidement; en un mot, tout porte à croire que je me serais bien rétabli, en suivant les sages conseils de M. Fouquier, quand même un événement à jamais déplorable pour moi, ne serait pas venu hâter la guérison.

A la fin de janvier 1824, ma fille unique, âgée de seize ans et demi, et réunissant toutes les qualités qui font le bonheur d'un père, éprouva les premiers symptômes de la phthisie pulmonaire. De ce moment mon attention se porta tout entière sur mon enfant; je ne pensai plus à moi, et je fus guéri : plus j'avais d'inquiétude sur le sort de ma fille, dont la maladie faisait des progrès rapides, et mieux je me portais. Enfin, malgré les soins les plus assidus de mon ami le docteur Bourdet et de M. le professeur Laennec, j'eus le malheur de la perdre le 24 avril. La douleur inexprimable qu'une perte aussi cruelle me fit ressentir, raffermit encore ma santé; car depuis cette fatale époque elle est meilleure qu'avant la maladie.

Réflexions. Le fait que je viens d'exposer ne devrait pas avoir besoin d'interprète; il me semble du moins, que son langage est assez clair et qu'il parle assez haut pour se faire comprendre sans qu'on soit obligé de le commenter. Aveuglés par la prévention, quelques médecins physiologistes continuent cependant encore à regarder cette maladie comme inflammatoire. Je croyais bien, lorsque j'en ai publié les détails, qu'ils l'attribueraient au traitement de la fièvre intermittente qui l'avait précédée; que les troubles de la digestion survenus peu de temps après cette fièvre ne seraient autre chose, à leurs yeux, que le début d'une gastro-entérite chronique, occasionée par l'émétique, le quinquina et le vin de Séguin, qui, d'après la théorie physiologique, devaient nécessairement enflammer la muqueuse gastro-intestinale; mais j'étais loin de penser qu'ils tronqueraient le fait pour le métamorphoser en inflammation, et le faire cadrer avec la nouvelle doctrine : c'est pourtant ce que l'on a fait dans les *Annales de la médecine physiologique,* et dans un nouveau traité sur les maladies nerveuses (1). En

---

(1) *Maladies nerveuses des auteurs*, par M. Fourcade-Prunet. En lisant ce titre, j'ai pensé qu'il s'agissait des maladies nerveuses que les auteurs éprouvent souvent eux-mêmes ; mais en parcourant l'ouvrage, je me suis aperçu qu'il y était question des maladies nerveuses dont les auteurs ont traité, et c'est, comme on se l'imagine bien, pour ramener la plupart de ces maladies à l'inflammation. Du reste, ce jeune docteur a de la facilité pour écrire : lorsqu'il aura exercé la médecine ; lorsque, plus instruit par sa propre expérience, il ne craindra pas d'être autre chose que l'écho du maître, et surtout lorsqu'il sera guéri de cette malheureuse idée fixe, j'ai presque dit de cette monomanie, qui poursuit les *séides* de la doctrine physiologique, et qui consiste à croire que les névroses sont des inflammations, à regarder toutes les lésions de la sensibilité comme *l'épine* de Vanhelmont, autour de laquelle les fluides doivent nécessairement accourir de tous côtés pour former l'état inflammatoire ; alors il fera peut-être un bon livre sur les maladies nerveuses. Les Sydenham, les Dehaen, les Stoll, les Lorry, les Tissot, les Whytt, et les autres médecins qui nous ont laissé des ouvrages immortels, ne les ont publiés qu'à la fin de leur carrière médicale, ou du moins après avoir long-temps observé ; mais aujourd'hui on veut écrire sur la médecine pratique avant d'avoir vu des malades : de là tant de productions inutiles pour la science, et quelquefois dangereuses par les principes erronés qu'on y trouve.

analysant mon observation, on a passé sous silence tout ce qui prouve que c'était une névrose ;
mais on a eu grand soin de relater tout ce qui peut
faire croire que c'était une phlegmasie. On a insisté, par exemple, sur ce que j'avais pris l'émétique et du quinquina ; mais on s'est bien gardé
de dire que j'avais abusé de l'eau de gruau pendant huit ans. Si ce n'est pas là de la mauvaise
foi, c'est au moins un manque d'exactitude dans
l'exposition des faits. Il me resterait bien encore
quelques remarques à faire sur les critiques dont
mon observation a été le sujet de la part de certains médecins physiologistes ; mais je m'en abs-
tiendrai : je ne saurais que répondre à des hommes
qui s'écrient qu'il était écrit que je guérirais par
des moyens contraires à ceux que conseille la médecine physiologique ; que ma guérison a été *mi-
raculeuse*, etc. Une cause est bien près d'être per-
due, quand on a recours à de pareils moyens pour
la défendre.

L'appui que le docteur Huet lui a prêté, en
rendant compte de la première édition du *Traité
sur les gastralgies*, dans les *Annales de la médecine
physiologique* de janvier 1828, ne la relèvera pas
dans l'esprit des médecins observateurs. D'abord,
pour cacher le succès de mon livre, il ne parle
point de la seconde édition, qui avait cependant
paru depuis trois mois, et qui était même presque
épuisée. Entrant en matière, il affirme que la

douleur dont je fus atteint à la tempe droite à l'âge de vingt-quatre ans, annonçait déjà une inflammation chronique de la muqueuse gastro-intestinale; que la névralgie qui me survint au cordon spermatique pendant ma vingt-neuvième année, et la fièvre intermittente que j'éprouvai au printemps de 1815, étaient également des symptômes de cette inflammation. Ainsi, s'il fallait en croire le docteur Huet, quoique je n'eusse, à ces différentes époques, ni durant leurs longs intervalles, aucune douleur d'estomac, et que mes fonctions digestives fussent intactes, je n'en avais pas moins, depuis vingt-deux ans, une gastro-entérite chronique des plus évidentes. Le nouveau champion de la médecine physiologique ne s'en tient pas là : il n'hésite point à soutenir que je suis encore en proie à cette phlegmasie; mais, comme je n'ai plus de souffrances physiques, il assure qu'elle se décèle maintenant par une humeur chagrine qui me fait critiquer les principes de la nouvelle école. Dire que la plupart de ces principes sont erronés, c'est donc un signe de la gastro-entérite chronique ! Dans ce cas, il n'y aura bientôt plus de médecins qui en soient exempts, et j'engage MM. Double et Landré-Bauvais à refaire leurs savans *Traités de séméiotique,* pour y insérer ce nouveau symptôme de l'inflammation gastro-intestinale. Enfin, le docteur Huet m'accuse d'avoir dissimulé des circonstances qui auraient mis au grand jour le caractère inflammatoire de la maladie, et il me tance vertement de ce que je n'ai pas insisté davantage sur les antiphlogistiques. Selon lui, il aurait fallu répéter les sangsues, précisément parce que leur première application avait aggravé le mal ; doubler la quantité de l'eau gommée, par la raison qu'elle m'avait d'abord causé de violentes coliques, et, attendu que je mourais de faim, et que la nourriture atonique avait de la peine à passer, il fallait en retrancher une partie et la rendre plus débilitante. Au dire de notre rude censeur, qui n'a peut-être pas traité un seul malade, j'aurais guéri si j'avais connu et observé long-temps ces préceptes de la médecine physiologique ; tandis que mon estomac est toujours enflammé, parce que je les ai méconnus et négligés. Ce qu'il y a de bien plus certain que les assertions du docteur Huet, c'est que l'absurdité de sa théorie en est heureusement l'antidote, et que, si je m'y étais conformé jusqu'au bout, je ne serais pas revenu de l'autre monde, où elle m'aurait envoyé, pour publier le *Traité sur les gastralgies*, qui paraît avoir blessé vivement les médecins physiologistes dans ce qu'ils ont de plus cher ; car les raisonnemens de leur défenseur, ou ce qu'il veut donner pour tels, sont entremêlés des imputations mensongères et de toutes les injures acrimonieuses dont on se sert à défaut de raisons, lorsque l'on s'est engagé dans une mauvaise cause. Les athlètes de la nouvelle doctrine sont en fond pour soutenir une pareille discussion ; mais nous ne les suivrons pas sur ce terrain ; nous ne descendrons point dans l'arène avec des hommes qui, immolant à leur système tout ce qu'il y a de plus sacré en médecine, semblent se faire un jeu de la bonne foi et de la probité médicales : comme ils s'obstinent à fermer les yeux à la lumière, à ne pas voir clair en plein midi, abandonnons-les à leur funeste aveuglement, et tâchons d'éclairer les médecins qui ne cherchent que la vérité.

Non, quoi qu'on en puisse dire, une maladie que les antiphlogistiques ont constamment aggravée, et qui s'est, au contraire, toujours améliorée par les alimens toniques, pris même durant la première période, n'était certainement point inflammatoire : soutenir que c'était une phlegmasie, c'est bouleverser les idées médicales le plus solidement établies ; car, s'il y a quelque chose de vrai en médecine, c'est que les antiphlogistiques guérissent les inflammations, et que les fortifians les aggravent. Or, le contraire ayant eu lieu ici, on doit en conclure que l'affection n'était point phlegmasique. Les toniques peuvent être utiles à la suite d'une inflammation, quand la partie qui en a été attaquée est tombée dans la faiblesse ; mais l'expérience de tous les siècles et le raisonnement le plus simple apprennent qu'ils sont nuisibles pendant l'existence de l'état inflammatoire, surtout lorsqu'on les applique immédiatement sur le siége du mal, comme dans le fait dont nous parlons. D'ailleurs le tempérament du sujet, ses affections antécédentes, les causes prédisposantes et occasionelles, les symptômes et la guérison instantanée par une forte commotion morale, prouvent aussi que cette maladie était entièrement nerveuse. Si l'on fait attention, en outre, à l'idiosyncrasie de mon estomac, qui est telle que les alimens d'une nature froide ne m'ont jamais convenu, tandis que je me suis toujours bien trouvé d'une nourriture animale; si on observe que je ne puis prendre plusieurs jours de suite des tisanes rafraîchissantes sans en être incommodé, on sera convaincu que les premiers troubles de la digestion provenaient d'un commencement de gastralgie, au développement de laquelle a dû contribuer l'usage de l'eau de gruau coupée avec du lait, que je prenais tous les matins. Pour moi je n'en doute pas, l'observation m'ayant appris que l'abus des délayans occasione cette névrose, comme l'abus des irritans produit la véritable gastrite.

Dira-t-on qu'il est absurde d'attribuer des douleurs stomacales à une boisson émolliente; qu'elle ne peut produire que l'atonie, qui n'est jamais douloureuse? Ma réponse est toute simple, et fondée sur des faits incontestables. Les applications émollientes exaspéraient tellement les névralgies que j'ai éprouvées à la tempe et au cordon spermatique, qu'on fut obligé d'en cesser l'emploi. Ne sait-on pas d'ailleurs que les applications de cette nature aggravent ordinairement les rhumatismes appelés *nerveux*, comme la *sciatique?* On peut même avancer, sans crainte d'être démenti par l'expérience, que les émolliens, si utiles dans les inflammations, augmentent presque toujours l'intensité des névralgies. Or, s'il est démontré que ces médicamens, sous forme topique, exaspèrent certaines douleurs extérieures, l'analogie permet de croire que leur usage interne, trop long-temps continué, peut rendre l'estomac douloureux, sans doute en augmentant la susceptibilité des nerfs de cet organe. Au surplus, l'observation confirme pleinement ce qui est indiqué par l'analogie; car tout le monde sait, même les personnes étrangères à la médecine, que les boissons et les alimens atoniques occasionent assez souvent des douleurs d'estomac, auxquelles il n'est cependant pas possible de donner le nom de *gastrite*, à moins d'abuser de ce mot, comme on le fait aujourd'hui, en l'appliquant à une foule d'altérations qui ne le méritent pas Les douleurs d'estomac et des intestins, les vents et l'hypocondrie, qui affectent habituellement le bas peuple du nord de l'Angleterre, et que *Whytt* attribue, avec raison, au lait, à l'orge, aux pois, au gruau d'avoine, aux choux, à la pomme de terre, et aux autres végétaux dont ce peuple se nourrit exclusivement, ne sont point des phlegmasies gastro-intestinales (1), mais de simples affections nerveuses, attendu que ce genre d'alimens n'enflamme pas le canal digestif. Triste héritage du *brownisme*, la *dichotomie* pathologique est loin d'embrasser la totalité des maladies. Entre la faiblesse pure et l'inflammation vraie, il se trouve plusieurs états morbides qui refusent de se prêter aux divisions arbitraires des médecins systématiques.

Ainsi, du fait que nous avons rapporté et des réflexions qui le suivent, il résulte évidemment : 1° que l'abus long-temps prolongé d'une boisson délayante avait augmenté la susceptibilité nerveuse de l'estomac; 2° qu'une vive contention d'esprit a ensuite fait éclater la maladie ; 3° qu'elle consistait uniquement dans un excès et une perversion de la sensibilité gastrique; 4° qu'elle se serait aisément dissipée, et en peu de temps, par l'éloignement des causes, un régime convenable et la tranquillité de l'imagination; 5° que ses progrès successifs et sa longue durée sont dus au traitement antiphlogistique, non moins qu'à

---

(1) Whytt. *Traité des maladies nerveuses, hypocondriaques et hystériques ;* traduit de l'anglais. Paris 1777.

l'affection morale, qui a exercé une grande influence sur l'affection physique.

Puisse cet exemple faire sentir l'importance que l'on doit attacher au traitement moral des maladies chroniques de l'estomac! Puisse-t-il engager les médecins à se défier d'une doctrine trop exclusive pour être toujours vraie! Puisse-t-il enfin tourner au profit de la science, et préserver quelques malades de l'état affreux où j'ai été réduit! S'il atteint ce but, je m'applaudirai d'avoir surmonté la répugnance que j'avais à le publier.

Ces raisonnemens ne paraîtront pas inutiles, si l'on considère qn'ils tendent à éclairer un point très-important de pathologie. Il s'agit de savoir si l'estomac et les intestins ne peuvent s'affecter chroniquement sans contracter l'inflammation; en d'autres termes, si toutes les maladies chroniques de ces organes sont des gastro-entérites, ainsi que le prétendent les médecins physiologistes. C'est pour démontrer jusqu'à l'évidence que ces médecins se sont trompés sur l'affection gastrique qui m'a conduit aux portes du tombeau, que je me suis livré à cette discussion. Si j'ai réussi, comme je le crois, on en tirera la conséquence qu'ils se trompent dans tous les cas analogues, et l'on se tiendra en garde contre leur séduisante doctrine.

On ne peut rien conclure d'un fait isolé, pourront s'écrier les réformateurs ; en supposant même que votre maladie fût nerveuse, ce ne serait qu'une exception à la règle générale.

Je pourrais me contenter de dire qu'un fait bien observé suffit pour renverser la théorie la plus spécieuse ; mais j'aime mieux répondre par d'autres observations de même nature, car cette exception se renouvelle tous les jours. Je ne crains même pas d'affirmer que les victimes de la nouvelle théorie des affections gastro-intestinales chroniques se multiplient d'une manière effrayante. Le professeur Boyer, dont on ne récusera pas le témoignage, m'a dit et m'a autorisé à l'écrire, qu'il avait guéri, à l'aide de la nourriture et des médicamens toniques, *plus de trente* personnes qu'on avait réduites auparavant à l'état le plus déplorable, par les sangsues, l'eau de gomme, le régime lacté, etc. ; et feu le docteur Georget, dont le mérite et la bonne foi étaient connus, rencontra trois exemples de gastralgie hypocondriaque, dans lesquels le traitement antiphlogistique eut pour résultat l'exténuation physique la plus complète, jointe à une sorte d'imbécillité (1).

---

(1) M. le professeur Dupuytren a également vu des faits semblables ; il m'a cité, entre autres, celui d'une dame à laquelle on avait appliqué près de cinq cents sangsues, et qu'il a guérie en peu de temps par l'usage du sirop de quinquina préparé à l'eau. Dans d'autres cas soumis à l'ob-

Sur une multitude innombrable de cas de ce genre, qui se sont aussi présentés à mon observation, l'un s'est terminé par la mort. Je dois le rapporter succinctement, ne fût-ce que pour l'acquit de ma conscience.

IIe OBSERVATION.

Une jeune demoiselle ayant éprouvé, en 1793, un profond chagrin, tomba dans un état de mélancolie continuelle, et ressentit des douleurs à la région épigastrique, dont elle se plaignait surtout après les repas. Pendant les nombreuses années que dura cette maladie, plusieurs médecins furent consultés, et un grand nombre de moyens mis en usage, sans produire une guérison complète. Il y avait bien de longs intervalles durant lesquels les souffrances étaient très-légères, ou même nulles, puisque la malade n'a jamais cessé, si ce n'est quelquefois momentanément, de remplir ses fonctions à l'administration du timbre, où elle avait un emploi; mais le plus petit écart de régime, ou la moindre affection morale, rappe-

servation de ce célèbre chirurgien, la guérison a été plus longue et plus difficile, parce que l'abus des antiphlogistiques avait si profondément altéré les fonctions de l'estomac, que cet organe a eu mille peines ensuite à supporter des alimens substantiels et nécessaires au rétablissement.

lait toujours les douleurs épigastriques. C'est ainsi qu'en 1819, époque à laquelle je fus consulté, de fortes contrariétés les rendirent beaucoup plus intenses qu'à l'ordinaire. Agée pour lors de quarante-sept ans, et encore bien réglée, la malade se plaignait aussi d'éructations, de nausées continuelles et d'une constipation opiniâtre; immédiatement après avoir pris de la nourriture, elle croyait avoir un corps étranger dans l'estomac : cette sensation, qui était produite par le contact des alimens sur la muqueuse gastrique, disparaissait aussitôt que la digestion était achevée. Du reste, l'épigastre était tout-à-fait indolent au toucher, et rien de particulier ne s'y faisait sentir. L'embonpoint était médiocre, et les forces auraient été en bon état, s'il n'eût pas existé une espèce d'apathie et de nonchalance inaccoutumées. Imbu, dans ce moment, de quelques-unes des erreurs de la nouvelle doctrine médicale, et persuadé que la maladie soumise à mon observation était une gastro-entérite chronique, j'ordonnai le lait et le traitement antiphlogistique, avec une grande circonspection cependant, car les sangsues ne dépassèrent pas le nombre de seize, appliquées en deux fois. Nonobstant cette prudence, la maladie fit des progrès rapides, au point que je demandai une consultation. Le médecin appelé partagea mon opinion erronée sur la nature du mal, et, d'un commun accord, nous prescrivîmes l'eau *gazeuse*. L'emploi de ce moyen, qui produisit d'abord quelque soulagement, fut suivi d'une tympanite énorme contre laquelle tout fut inutile : la malade succomba dans des angoisses inexprimables.

Réflexions. Il ne m'a été possible de procéder à l'ouverture du corps; mais je n'en suis pas moins convaincu maintenant que cette infortunée n'a eu ni lésion organique, ni inflammation : selon moi, elle avait une gastro-entéralgie, et pas autre chose. Ma conviction est fondée sur la cause déterminante, la marche de la maladie, les symptômes qui l'ont caractérisée, et les effets du dernier traitement. Quoiqu'on dise le contraire aujourd'hui, les affections morales, de même que les contentions d'esprit, occasionent plutôt des névroses de l'estomac que de véritables gastrites : l'observation le prouve tous les jours. L'absence de toute douleur par une forte pression sur la région épigastrique, le défaut de vomissemens, la constipation invincible, le manque de fièvre, les intermissions des souffrances stomacales, et le triste résultat des antiphlogistiques, déposent également contre l'existence d'une affection organique ou d'une phlegmasie : tandis que ces signes négatifs d'une lésion appréciable s'accordent très-bien avec une maladie purement nerveuse.

IIIᵉ OBSERVATION.

La gastralgie hypocondriaque dont je vais rendre compte eut des suites moins funestes : le malade triompha et de la maladie et de la médecine physiologique, grâce à la vigueur de son tempérament. C'était un homme de trente et quelques années, premier clerc de notaire à Paris. La vie sédentaire et le travail du cabinet l'avaient disposé à une névrose gastrique; un violent chagrin, causé par la mort de sa mère, la fit développer rapidement. Cette névrose débuta, ainsi qu'elle le fait presque toujours, par des digestions laborieuses et des douleurs épigastriques, plus intenses après le repas que dans l'état de vacuité de l'estomac. On appela un jeune médecin physiologiste, d'ailleurs plein de talent et ami du malade. Je n'ai pas besoin de dire qu'il le crut affecté d'une gastro-entérite chronique, et qu'il le traita en conséquence. Mais ce qu'il importe de faire observer, c'est que sous l'empire de cent vingt sangsues au moins, divisées en plusieurs applications et secondées par les autres antiphlogistiques, la maladie, loin de s'arrêter, fit de nouveaux progrès; les douleurs d'estomac devinrent plus fortes; la sensibilité de cette partie s'exalta davantage; une très-légère quantité de nourriture produisait de vives souffrances, des éructations et des nausées continuelles : la constipation devint insurmontable ; l'abdomen était souvent météorisé par la grande quantité de gaz qui se développaient dans le tube digestif ; les urines étaient claires, rendues avec un sentiment de cuisson. Les forces et l'embonpoint diminuèrent peu à peu : le malade éprouvait des étouffemens, des palpitations de cœur et des douleurs assez violentes, tantôt dans un endroit, tantôt dans un autre ; il était excessivement sensible à l'action du froid : son moral s'affecta vivement ; l'ennui, le découragement, le dégoût de la vie, se manifestèrent par degrés.

Deux consultations eurent lieu sans résultats favorables. L'un des consultans proposa bien un traitement tonique et sédatif ; mais, loin de suivre ses sages conseils, on ajouta les bains tièdes, qui énervaient de plus en plus, et un vésicatoire à la cuisse, qui augmenta encore l'irritabilité nerveuse générale.

Il y avait onze mois que le malade était dans cet état, quand des personnes qui s'intéressaient à son sort, sachant que j'avais eu une longue maladie de l'estomac, me prièrent de lui faire une visite. Je me rendis d'autant plus volontiers à leur demande, que cet intéressant jeune homme m'était connu depuis long-temps. Lorsque je le vis, au mois de février 1825, ce malheureux était réduit à l'usage de l'eau lactée et d'une décoction de pommes pour toute alimentation, c'est-à-dire de deux boissons qui perpétuaient sa gastralgie en entretenant la susceptibilité nerveuse de l'estomac. Sa situation morale et physique était vraiment affligeante : il s'effrayait d'entendre le gargouillement des gaz dans son canal alimentaire. Le *tædium vitæ* était au point qu'on n'osait pas le perdre un instant de vue. La maigreur approchait du marasme, les forces étaient entièrement détruites; le sommeil était nul ou très-agité; des défaillances et des évanouissemens se renouvelaient fréquemment. Les amis du malade ne lui donnaient plus que quelques jours à vivre.

Malgré ce danger apparent, je n'hésitai pas à déclarer qu'il n'y avait point de lésion organique ni de phlegmasie gastro-intestinale; que sa maladie était tout-à-fait nerveuse, qu'elle consistait principalement dans un excès de sensibilité des nerfs de l'estomac. Après avoir rassuré son imagination autant que cela m'était possible, en lui représentant qu'on m'avait tiré d'une position non moins fâcheuse que la sienne, et qu'il guérirait aussi bien que moi, je lui conseillai d'abandonner les bains tièdes, ainsi que toute espèce de boissons atoniques; de prendre des bains frais, de petits potages au gras, et du vin de Bordeaux coupé avec de l'eau à la glace; de manger un peu de viandes rôties et des légumes au jus : en un mot, je lui conseillai d'user graduellement des alimens toniques, qui m'avaient si bien réussi, en le prévenant que son estomac les supporterait d'abord avec peine, mais qu'il ne tarderait pas à s'accoutumer à leur présence. Ce régime ne fut suivi qu'en partie; les craintes du malade, et plus encore celles du médecin ordinaire, qui ne rêvait que gastro-entérite, empêchèrent de le suivre en totalité. Toutefois une amélioration sensible se fit bientôt apercevoir. Encouragé par ce premier succès, il mangea ensuite trop hardiment; car sa convalescence fut interrompue par plusieurs écarts, que je lui avais pourtant bien recommandé d'éviter. Vers la fin d'avril, ses forces étant un peu rétablies, ce jeune homme partit pour faire un voyage dans son pays natal, d'où il écrivit, peu de temps après, qu'il allait de mieux en mieux; et au bout de quatre ou cinq mois, il revint à Paris en parfaite santé.

Réflexions. Telle est la prévention des adeptes de la nouvelle école, que le médecin qui a traité ce malade persiste à croire qu'il l'a guéri d'une gastro-entérite chronique. La nature des causes prédisposantes et occasionelles, les effets désastreux des débilitans, et le rétablissement par une nourriture tonique, devraient pourtant le convaincre du contraire; mais rien ne peut désabuser les médecins physiologistes. Si à la suite d'une gastro–entéralgie, qui serait devenue mortelle, vous leur montriez la muqueuse digestive blanche comme du lait, je crois qu'ils la ratisseraient avec le scalpel pour en faire ressortir quelque rougeur (1), ou qu'ils soutiendraient que la rougeur a disparu depuis la mort, plutôt que de convenir qu'il n'y avait pas de gastro-entérite. Ils ne conçoivent pas que la sensibilité des nerfs de l'estomac puisse être en excès ou pervertie, sans que sa membrane muqueuse soit enflammée, comme s'il n'y avait jamais de névrose sans inflammation. Que dire à des hommes aussi fortement prévenus? Puisque des faits concluans ne les détrompent pas, on ne peut que les laisser dans l'erreur et suivre une marche différente, en distinguant la gastralgie des autres maladies de l'estomac, et en la traitant par les moyens dont l'expérience a constaté les bons effets. Il est vrai qu'on sera peut-être accusé d'ontologie; mais on s'en consolera en remplissant le but de la médecine, qui

____

(1) Au lieu de se récrier contre ce passage, on aurait dû me savoir bon gré de ma réticence. J'ai parlé au dubitatif, tandis que je pouvais m'exprimer d'une manière positive. Le fait est que j'ai vu moi-même pratiquer cette manœuvre une fois, à la suite d'une prétendue gastro-entérite chronique dont je rapporterai l'observation, et que plusieurs confrères, dignes de toute croyance, m'ont assuré qu'on l'exerçait assez souvent en recherchant les traces de la gastro-entérite aiguë.

est de guérir les malades. Cela vaut mieux que
d'avoir beaucoup d'occasions de faire des autopsies, dont les résultats peuvent même nuire aux
progrès de la science, en ce que l'esprit de système voit souvent ce qui n'est pas, et donne ensuite, de la meilleure foi du monde, de fausses
conclusions pour des réalités.

IV° OBSERVATION (1).

Rosa S...., âgée de dix-huit ans, d'une grande
susceptibilité physique, eut à Bruxelles, il y a un
an, une couche très-laborieuse, suivie d'une violente péritonite, compliquée de symptômes cérébraux; affections qui nécessitèrent un traitement
antiphlogistique extrêmement énergique. La malade évalue à quatre cents le nombre des sangsues
qu'on lui avait appliquées, indépendamment de
plusieurs saignées aux bras, aux pieds, à la tête
et sur le dos des mains. Depuis cette époque, le
ventre n'avait jamais repris sa souplesse normale,
les menstrues n'avaient paru que d'une manière
irrégulière et en petite quantité.

---

(1) Cette intéressante observation a été consignée par
M. Dubourg dans les *Archives générales de médecine*,
cahier de mars 1826. Je ne puis en donner ici qu'un extrait, parce qu'elle est trop étendue pour la transcrire tout
entière; mais je n'omettrai aucune des circonstances propres à caractériser la maladie.

Six mois après, à la suite d'un excès dans le régime, il survint une gastro-entérite, ou du moins une affection d'apparence analogue, pour laquelle Rosa S.... séjourna six semaines à la maison de santé. Elle avait alors une extinction de voix survenue tout à coup, et des vomissemens offrant cette particularité, savoir, qu'elle vomissait sur-le-champ toute matière liquide, tandis qu'elle conservait long-temps dans l'estomac les substances solides, et qu'elle ne vomissait celles-ci qu'au moment où elle ingérait des boissons. La malade fut soumise à un traitement antiphlogistique et adoucissant (soixante sangsues sur l'abdomen, cinquante au cou, bains, lavemens gélatineux, régime lacté); mais elle prenait en cachette de la salade, du café et autres excitans.

Sortie de la maison de santé sans amélioration sensible, le mal empira jusqu'à son entrée à la Pitié, qui eut lieu le 8 février dernier. Rosa S.... offrait alors les symptômes suivans : habitude extérieure maigre; peau chaude, mordicante; pouls petit, fréquent; langue rose-pâle, sèche aux bords et à la pointe, brunâtre, lisse au centre et jusqu'à la base; douleur vive produite par une pression légère à l'épigastre et dans toute l'étendue de l'abdomen; cardialgie, nausées, vomissemens de toute substance solide et liquide; et même dans l'état de vacuité de l'estomac, efforts de vomissemens venant à des intervalles irréguliers, abdomen tendu, météorisé, douleurs vives intermittentes suivant le trajet des intestins ; constipation, sentiment de fatigue, de brisement dans les lombes et les membres, tiraillemens douloureux dans la région interscapulaire, extinction complète de la voix; urines rouges, peu abondantes; face animée ne portant pas l'empreinte d'une douleur profonde; agitation, insomnie toute la nuit.

On crut franchement avoir affaire à une *gastro-entéro-péritonite* chronique. Il n'en était rien cependant, car voici ce qui arriva. On prescrivit un large cataplasme sur la région ombilicale ; pour boisson une solution de gomme édulcorée, et du lait pour aliment. Mais aussitôt après l'ingestion de ces liquides, vomissemens ; la malade mangeait du sucre, seule chose qu'elle ne vomissait pas. Même médication, avec quelques bains, et mêmes effets, jusqu'au 14 février. Le 15, on mit un vésicatoire sur la région épigastrique, et on essaya de la pâte de lichen, qui fut digérée. Le 22, un verre d'eau de Baréges fut administré avec du lait, en trois fois; la dernière dose excita des vomissemens, des douleurs et des efforts convulsifs, qui obligèrent à appeler l'élève de garde : c'était M. Lambert, auteur de recherches inédites sur l'usage *endermique* de quelques sels et alcális végétaux. Apprenant que la malade avait un vésicatoire à l'épigastre, il saisit cette occasion pour essayer de calmer, avec l'acétate de morphine, les symptômes fâcheux qui se présentaient. Un demi-grain de ce médicament, réduit en poudre impalpable, fut étendu sur la surface dénuée d'épiderme, et en peu d'instans les vomissemens cessèrent comme par enchantement : la malade passa une bonne nuit. Au moyen de cette substance, dont on porta graduellement la dose à deux grains et demi, les vomissemens diminuèrent de fréquence, et le sommeil devint bon. Le 9 mars, du pain, du lait et des oranges ne furent pas vomis. Le 10, la malade recouvra la voix ; le ventre était souple, et le mieux général frappant. Les jours suivans, l'amélioration continua. Le 14, on accorda une nourriture plus réparatrice, et tout porte à croire que la guérison aura été complète, si la malade s'est soumise quelque temps aux lois du régime et de l'hygiène.

Réflexions. Je regrette que M. Dubourg n'ait pas fait mention de l'appétit ; c'est un point essentiel pour distinguer les névroses des inflammations gastro-intestinales : le désir de prendre de la nourriture est fréquent dans les premières, tandis qu'il n'existe peut-être jamais dans les secondes, à moins que la phlegmasie ne soit limitée à un petit espace des intestins, et que l'estomac ne s'en trouve tout-à-fait exempt. Il est à présumer, toutefois, que la malade l'avait conservé, puisqu'elle mangeait en cachette, et c'était une forte raison pour croire qu'il n'y avait pas de gastrite. Au surplus, le diagnostic était assez clair pour qu'on ait lieu d'être surpris que la nature de la maladie soit restée aussi long-temps ignorée. L'augmentation des souffrances par la pression sur l'épigastre, la tension et le météorisme de l'abdomen, l'état de la langue et des urines, pouvaient bien faire soupçonner l'existence d'une inflammation ; mais, d'un autre côté, l'irritabilité physique du sujet, et la quantité énorme de sang qu'on lui avait tiré pour la péritonite, indiquaient déjà que la rechute était nerveuse. Ensuite, les vomissemens des liquides et la possibilité de digérer les alimens solides, auraient dû lever presque toutes les difficultés, parce que ce phénomène existe souvent dans les névroses de l'estomac, et que c'est plutôt l'inverse qui a lieu dans les phlegmasies de cet organe. A la vérité, les substances solides furent aussi rejetées, mais seulement après une nouvelle exaspération de la maladie, occasionée par la répétition des sangsues, le lait, les mucilagineux et les irritans pris secrètement ; deux genres de moyens également contraires dans les névroses caractérisées par l'atonie et une vive susceptibilité. En outre, il restait un indice qui, ajouté au bon aspect de la face, à l'extinction de la voix, à la constipation et à l'intermittence des douleurs intestinales, devait empêcher de se méprendre : la malade digérait le sucre et la pâte de lichen , c'est-à-dire des toniques doux et parfaitement appropriés à l'atonie nerveuse. C'était une indication positive; mais il fallait que le hasard vînt dessiller des yeux fascinés par une doctrine erronée. L'eau de Baréges provoqua des accidens graves , comme tout autre stimulant l'aurait fait : on essaya l'acétate de morphine à l'extérieur; les symptômes disparurent graduellement, la guérison s'acheva , et l'on reconnut enfin la nature du mal. Voilà donc une maladie qu'on aurait probablement enlevée , en peu de temps , par quelques doses d'opium et un régime tonique, et qui s'est prolongée six mois, parce que beaucoup de médecins ne veulent plus voir que des inflammations , et parce que les erreurs de la médecine physiologique s'insinuent dans les meilleurs esprits , même à leur insu.

Ve OBSERVATION.

Madame C......, âgée de quarante-trois ans, d'une constitution extrêmement nerveuse, et très-sujette aux douleurs d'estomac, en éprouva au mois de septembre 1825, par suite d'un violent chagrin que lui avait causé la mort de son père, de beaucoup plus fortes qu'à l'ordinaire. Elle avait en même temps des spasmes dans la poitrine et des suffocations momentanées. On lui fit trois applications de sangsues, on ordonna les boissons mucilagineuses, et un régime très-sévère nonobstant l'absence de la fièvre et la continuation de l'appétit. En novembre, délire furieux; la malade, qui pendant l'intégrité de ses facultés intellectuelles craignait d'avaler un bouillon, tant elle était effrayée du danger imaginaire de prendre de la nourriture, veut manger à toute force : elle s'emporte contre les personnes qui l'entourent, dit qu'il est affreux de la faire mourir de faim, et se lève, malgré sa grande faiblesse, pour chercher des alimens. Appelé dans ce moment, je conseille une alimentation tonique, prise avec mesure, et des ventouses sèches sur le thorax. D'abord pénibles, accompagnées de beaucoup de vents, les digestions se rétablirent par degrés, et les douleurs d'estomac, ainsi que les étouffemens, disparurent tout-à-fait. Au 13 décembre, cette dame mangeait copieusement et buvait près d'une bouteille de vin de Bordeaux par jour. Loin d'en ressentir la moindre incommodité, ses forces et son embonpoint ont repris leur état naturel, son délire s'est calmé, ses yeux sont devenus moins hagards, l'incohérence de ses idées a disparu, et sa guérison complète ne s'est pas fait long-temps attendre. Elle a cependant conservé une grande faiblesse de mémoire, qui n'était pas encore entièrement dissipée au bout de six mois.

Réflexions. M. Gaultier de Claubry, dont le mérite et la franchise sont connus de tout le monde médical, ne croit pas que la faim puisse occasioner la folie (1), et il a raison quand il ne s'agit que de la faim naturelle; mais je pense que notre confrère est dans l'erreur lorsqu'il est question de la faim extraordinaire qui dépend d'une affection nerveuse du principal organe digestif : ayant éprouvé long-temps ce besoin morbide, je suis convaincu qu'il peut troubler les facultés intellectuelles. Je m'étonne même que ce judicieux médecin ait pu élever le moindre doute sur un fait aussi facile à concevoir, et qui s'explique naturellement par l'influence sympathique que l'estomac exerce sur le cerveau. Nous dirons plus tard qu'en vertu de cette influence, la gastralgie, boulimique ou non, entraîne souvent les symptômes hypocondriaques les plus prononcés. Or, de l'hypocondrie à une véritable aliénation mentale il n'y a qu'un pas, et il n'est pas étonnant que l'affection gastrique qui produit la première, puisse également déterminer la seconde chez des personnes d'un esprit faible et disposées à perdre la raison. Au surplus, le fait que nous venons de rapporter n'est pas le seul de cette nature : je puis citer d'autres exemples de névroses gastriques qui, s'étant propagées sympathiquement sur l'encéphale,

______

(1) *Journal général de médecine*, cahier d'avril 1826.

ont amené le désordre des facultés intellectuelles; et, bien que la boulimie n'ait point existé dans tous, ils n'en prouvent pas moins, par analogie ou induction, qu'elle peut occasioner ce désordre; car il n'y a aucune raison pour que la gastralgie qui cause cet appétit déréglé, ne puisse pas troubler les fonctions mentales, comme le fait une affection nerveuse de l'estomac qui ne donne pas lieu à la faim canine. Ceux qui ont éprouvé ce besoin excessif de manger, et qui connaissent, par expérience personnelle, l'empire qu'il exerce sur l'esprit, penseront même que la névrose gastrique qui le détermine est plus capable que toute autre d'entraîner la folie. Quoi qu'il en soit, en faisant les visites dont je suis chargé, conjointement avec le docteur *Marc*, dans les maisons de santé, j'ai trouvé chez M. *Pressat* un homme d'environ trente ans, qui était devenu fou à la suite d'une gastralgie traitée, pendant dix-huit mois, par les antiphlogistiques; et notre confrère le docteur *Abraham* m'a dit qu'il avait été témoin d'un cas tout-à-fait semblable. Enfin, une dame âgée de quarante-quatre ans, pour laquelle je fus consulté il y a environ six mois, était devenue folle au bout d'un an de traitement antiphlogistique et de régime lacté, qui lui avaient été ordonnés pour une prétendue gastrite chronique. L'alimentation fortifiante que je lui conseillai rétablit les forces et l'embonpoint; mais l'aliénation mentale existe toujours. On sait d'ailleurs que la plupart des auteurs qui ont écrit sur les vésanies, le professeur Pinel et le savant Esquirol entre autres, placent dans les viscères abdominaux le point de départ d'un grand nombre de ces névroses. Il est bien vrai que des médecins distingués de nos jours pensent que la folie a constamment son origine dans l'encéphale, mais cette opinion est contraire à l'expérience. *Aementia, id est absentia principii ratiocinantis, in homine habet sæpè sedem et causam in systemate nervoso ventriculi* (1); c'est-à-dire que chez l'homme la folie, ou l'absence de la raison, a souvent son siége et sa cause dans le système nerveux du principal organe digestif.

VIe OBSERVATION.

M. Legros, âgé de vingt-neuf ans, d'un tempérament lymphatique et nerveux, maître d'hôtel à la préfecture de police, avait depuis très-longtemps un mauvais estomac, et digérait avec peine les alimens d'une nature froide; plusieurs fois il lui était arrivé de vomir des fruits cinq ou six jours après les avoir mangés, bien que les autres substances qu'il avait prises pendant cet intervalle eussent été digérées. Trois ou quatre ans avant sa

---

(1) Boerhaave. *Prelect. acad. de morb. nerv.*

5*

dernière maladie, il eut des douleurs d'estomac qui s'exaspéraient par l'usage du lait, et qui se terminèrent spontanément au bout de quelques mois d'existence. En mai 1826, nouvelles douleurs épigastriques. principalement après les repas; digestions lentes et laborieuses, éructations, coliques flatulentes, constipation opiniâtre, mais point de fièvre ni de vomissemens, et continuation de l'appétit. Sangsues à la région de l'estomac, portées successivement à quatre-vingt-quinze, en cinq applications; eau de gomme, deux bains tièdes et deux lavemens par jour, diète absolue. Après cinquante jours de ce traitement, le médecin qui l'avait ordonné tomba malade, et je fus demandé : c'était le 6 juillet.

J'ai vu beaucoup de personnes atteintes de gastro-entéralgie et épuisées par les antiphlogistiques; mais je n'en avais pas encore rencontré une qui fût réduite au point où l'était M. Legros. On ne peut se faire une idée juste de son état qu'en se représentant un homme qui meurt d'inanition En effet, la maigreur avait atteint le dernier degré du marasme, et la faiblesse était si grande que le malade ne pouvait plus sortir de son lit : les yeux, ternes et mourans, et enfoncés dans les orbites, distinguaient à peine les objets qui s'offraient à eux; face pâle et portant l'empreinte d'un individu exsanguin; langue humide dans toute son étendue, blanche au milieu, rosée sur les bords et à la pointe; dégoût pour les boissons, et, depuis quelques jours, vomissemens de l'eau gommée; mais le désir des alimens, quoique léger, existait encore : pouls extrêmement faible, peau froide, surtout aux extrémités; urines aqueuses et abondantes; point de selles. Rien d'extraordinaire à la région épigastrique, si ce n'est que la paroi antérieure de l'abdomen s'appliquait contre la colonne vertébrale, et que les battemens du tronc cœliaque et de l'aorte étaient très-sensibles au tact et même à la vue. Le malade s'assoupissait, sans pouvoir jouir d'un véritable sommeil. Abattu au moral comme au physique, et complétement découragé, il croyait mourir à chaque instant.

Cette situation me donna de l'inquiétude; je craignais une lésion organique : mon pronostic fut douteux. Néanmoins je relevai le courage de M. Legros, en lui faisant espérer qu'un autre traitement le guérirait; et, après avoir proscrit tous les moyens employés jusqu'alors, j'ordonnai des bouillons gras, d'abord coupés avec de l'eau de poulet, et ensuite purs. Ces bouillons ayant bien passé, on les rendit plus nourrissans par l'addition d'un peu de biscote de Bruxelles. Le malade suça bientôt des viandes blanches rôties, et en avala quelques bouchées. Au douzième jour de ce nouveau régime, il digérait une aile de poulet, ou une côtelette de mouton, arrosée avec du vin de Bordeaux étendu de beaucoup d'eau. L'appétit devint si vif, qu'il avait besoin de toute sa raison pour ne pas manger davantage. Il est vrai que les digestions n'étaient pas toujours faciles : quelquefois elles lui causaient des malaises et des sensations particulières, dont il cherchait à me donner une idée en disant que ses alimens descendaient par *saccades ;* mais, encouragé par le rétablissement des évacuations alvines, le retour du sommeil, des forces et de l'embonpoint, il continua à prendre avec modération une nourriture tonique, et au bout de six semaines sa santé se trouva assez bien rétablie pour qu'il pût reprendre ses travaux accoutumés. Aujourd'hui, 12 octobre, il se porte très-bien. M. le docteur *Marc* a vu ce malade et peut attester la vérité du fait.

VIIe OBSERVATION (1).

« Madame Collier, âgée de quarante-deux ans, d'un tempérament lymphatique sanguin, et d'un grand embonpoint, était affectée de gastralgie depuis deux mois. Les alimens ingérés lui cau-

____

(1) Nous empruntons cette observation, ainsi que les deux qui la suivent immédiatement, aux *Archives generales de médecine*, cahier de mars 1827. Elles ont été insérées dans cet excellent recueil par M. Margot, médecin à Montdidier.

saient un dégoût insurmontable, et provoquaient des nausées et des vomissemens, en même temps qu'une chaleur brûlante dans la région épigastrique.

« Le 28 juin, le pouls était concentré, un peu vite et régulier, la langue pâle, la tête pesante, quoique sans douleur; légère tension du ventre, constipation, urines rares et rouges, douleurs vagues, tristesse, abattement. Pendant deux mois, les saignées générales et locales, les bains, les lavemens huileux, le régime lacté, l'eau de Sedlitz, n'ont procuré aucun amendement. L'application d'un emplâtre de thériaque, saupoudré de six grains d'acétate de morphine, des sinapismes aux pieds et des frictions d'eau de Cologne sur le dos et les extrémités font cesser les vomissemens. Ces moyens, continués pendant vingt jours, délivrent la malade d'une affection qui, depuis près de cinq mois, la jetait dans une mélancolie profonde. »

VIIIe OBSERVATION.

« Madame Rigault, âgée de trente-quatre ans, d'un tempérament nerveux, ayant sevré son enfant il y a quinze mois, est incommodée, depuis quelque temps, par des vomissemens. Elle se présenta à moi, en décembre 1825, dans un état de maigreur extrême : teinte jaunâtre de la peau, pouls vif et petit, langue sale, parsemée à son pourtour de quelques points rouges ; à la suite de l'ingestion des alimens, vomissemens spontanés, cardialgie, constipation, douleurs dans le dos, agitation générale. (Prescription : emplâtre de thériaque saupoudré de cinq grains d'acétate de morphine sur la région épigastrique, frictions avec l'eau de Cologne sur le dos et les extrémités ; infusion de mélisse et de feuilles d'oranger à l'intérieur.) Les vomissemens cessent pendant quelques jours, et reparaissent à la suite d'un écart de régime. (Nouvelle application d'acétate de morphine, administration d'une once de sirop de morphine dans huit cuillerées de l'infusion de mélisse et de feuilles d'oranger.) Plus de vomissemens. Les mêmes médicamens, continués pendant dix-huit jours, mènent à une guérison complète la malade, qui dès lors se soumet à un régime plus modéré.

IX* OBSERVATION.

« Le sujet de cette observation est une dame âgée de 44 ans, de tempérament nerveux, non réglée depuis trois ans, qui, en octobre 1825, à la suite de céphalalgie, avait été atteinte de vomissemens contre lesquels les antiphlogistiques n'avaient rien pu. Le 22 février 1826, les symptômes étaient ceux des gastralgies ci-dessus mentionnées. La première application de l'acétate de morphine sur l'épigastre, à la dose de six grains, son administration à l'intérieur, à la dose d'un demi-grain, n'eurent presque aucun résultat. (Nouvelle application d'acétate de morphine sur l'estomac; la dose à l'intérieur est portée jusqu'à un grain et demi pour vingt-quatre heures.) Plus de vomissemens. Ce traitement, suivi pendant cinq semaines, joint à un régime lacté, à l'usage de l'eau de Seltz dans les repas, et de l'eau de Sedlitz coupée avec le bouillon aux herbes chaque matin, rendit à la malade une santé qu'elle n'espérait plus. »

Xe OBSERVATION

Huguenin, âgé de 33 ans, d'un tempérament lymphatique et nerveux, employé à la préfecture de police, était sujet, depuis plusieurs années, à des douleurs d'estomac qui se déclaraient trois ou quatre heures après les repas, et disparaissaient quand la digestion était terminée. Bien portant d'ailleurs, et s'occupant peu de sa santé, il n'employait aucun médicament, et continuait ses occupations ordinaires. Une fois néanmoins, les souffrances épigastriques étant devenues plus intenses que de coutume, il fut obligé de s'aliter et d'appeler un médecin, qui ordonna des sangsues à la région de l'estomac, une boisson mucilagineuse et un régime sévère. En quatre jours, le calme se rétablit, et le malade fut en état de reprendre son travail.

Au mois de novembre 1826, les douleurs d'estomac se manifestèrent de nouveau quelques heures après les repas, et devinrent plus violentes qu'auparavant. En outre, Huguenin avait des nausées, et vomissait souvent, lorsque la digestion était achevée, une grande quantité de matières aqueuses. Du reste, appétit excellent, plus fort même que dans l'état naturel ; il n'y avait point de soif, ni de fièvre : le sommeil était bon, et, en se levant le matin, le malade se trouvait dispos, comme en parfaite santé.

Une saignée locale, l'eau de gomme et la réduction des alimens, furent encore ordonnées, mais sans succès ; pendant l'emploi de ces moyens, la maladie fit, au contraire, des progrès considérables, au point que l'ingestion d'une soupe était toujours suivie de fortes douleurs épigastriques, offrant cette particularité, qu'elles se dissipaient aussitôt que le malade se mettait au lit. On revint aux sangsues, dont le nombre fut porté à soixante, en quatre applications ; on prescrivit les bains tièdes, les lavemens mucilagineux, des cataplasmes émolliens sur la région de l'estomac, et le malade fut réduit à ne prendre que du lait pour toute nourriture. Plus tard, les symptômes continuant avec la même intensité, on remplaça les cataplasmes par un emplâtre de poix de

Bourgogne saupoudré de tartre stibié, et ensuite par un vésicatoire; mais on continua les antiphlogistiques à l'intérieur.

La maladie de Huguenin existait depuis cinq mois sans interruption, lorsque nous fûmes appelé auprès de lui, le 22 avril 1827. Il était maigre et faible; langue blanche au milieu, rose au pourtour et à la pointe; appétit léger, fausses faims, douleur d'estomac après avoir pris du lait, s'irradiant sur les parois thoraciques, le dos et les épaules, mais n'augmentant point par la pression; rapports, borborygmes, flatuosités; rien de particulier à la région épigastrique, ni dans le reste de l'abdomen; constipation opiniâtre, urine limpide et copieuse : sommeil tranquille, tristesse, ennui, découragement.

Cette situation ne pouvait laisser aucun doute sur le diagnostic : c'était une gastralgie qu'on avait entretenue, aggravée même par le traitement antiphlogistique et les irritans sur l'épigastre. Relever le courage du malade, calmer ses douleurs et fortifier son estomac, telles étaient les indications qui se présentaient, et que nous cherchâmes à remplir en lui persuadant qu'il serait bientôt guéri, en faisant appliquer sur la région de l'estomac un emplâtre de thériaque saupoudré avec six grains d'acétate de morphine, et en lui conseillant de passer graduellement à une nourriture plus corroborante.

Le 30 avril, la figure de Huguenin était meilleure, et son moral paraissait moins affecté. Cependant il éprouvait encore, presque tous les jours, des douleurs épigastriques qui se propageaient sous le sein gauche ; tantôt elles se développaient avant les repas, et disparaissaient par l'ingestion des alimens ; tantôt elles ne survenaient que deux ou trois heures après avoir mangé, et se terminaient à la fin de la digestion : le lait, les bouillons, les potages au gras ou au maigre les déterminaient indistinctement On continua l'emplâtre de thériaque, et le malade prit le sirop de morphine, à la dose de quatre cuillerées à café par jour. Les viandes blanches et brunes furent ajoutées à l'alimentation.

En insistant sur l'usage de ces moyens, et en augmentant par degrés la quantité d'acétate et de sirop de morphine, la gastralgie disparut, les digestions se firent bien, la liberté du ventre se rétablit, et le 18 juin, la guérison étant complète, Huguenin put reprendre ses travaux accoutumés.

XIe OBSERVATION.

Le 27 avril 1827, on vint me prier de voir une demoiselle âgée de 32 ans. Avant d'être malade elle était d'une constitution robuste et d'une forte corpulence. Il y avait trois années que la maladie

s'était déclarée par des digestions pénibles, une
constipation habituelle et des vomissemens d'eau
glaireuse, mêlée quelquefois d'alimens. Pour l'ordinaire néanmoins, les solides étaient digérés,
et les vomissemens ne se composaient que de matières liquides. Du reste, cette demoiselle ne se
portait pas mal, puisqu'elle avait de l'appétit, et
continuait ses occupations accoutumées. On consulta cependant un médecin, qui crut à l'existence d'une gastro-entérite chronique, ordonna
les saignées locales, les mucilagineux et un régime sévère. La maladie ayant fait des progrès
sous l'empire de ce traitement, on le rendit encore plus rigoureux : nonobstant des spasmes très-
intenses déterminés par chaque application de
sangsues, elles furent portées à plus de cent en
différentes fois ; on prodigua les boissons mucilagineuses, les lavemens, les bains, et, quoique
la faim n'eût point diminué, on réduisit les alimens à quelques tasses de lait.

Après dix-huit mois du traitement antiphlogistique, pendant lesquels il y eut des alternatives
de mieux et de pire, la maigreur et la faiblesse
étaient portées à un haut degré ; la malade vomissait presque tout ce qu'elle introduisait dans
son estomac, les solides comme les liquides, et
les vomissemens s'accompagnaient quelquefois de
fortes douleurs épigastriques, ou de spasmes
très-violens. En outre, elle était excessivement

irritable, et son moral se trouvait vivement affecté. Dans cette situation, on renonça aux médecins pour recourir à un *charlatan*, qui fit prendre des jus d'herbes et des pilules drastiques, lesquelles provoquèrent des selles fréquentes et copieuses, formées de matières dures, noires et fétides. Loin de produire les mauvais effets qu'on aurait pu en redouter, l'emploi de ces moyens perturbateurs eut des résultats très-avantageux : les douleurs d'estomac et les vomissemens disparurent; les alimens dont l'on fait habituellement usage, et surtout les viandes, étaient bien digérés; les forces et l'embonpoint se rétablissaient à vue d'œil, et l'on pouvait croire à une guérison définitive, lorsque, au bout de deux mois de ce rétablissement, la malade éprouva de violens chagrins qui rappelèrent tous les symptômes, et la réduisirent bientôt dans le triste état d'où elle venait de sortir. Cette rechute eut lieu vers la fin de juin 1826.

Un nouveau médecin qui fut alors consulté, déclara aux parens de la malade qu'elle avait une lésion organique de l'estomac, et à elle-même que sa maladie serait excessivement longue. Cependant il prescrivit une nourriture douce et facile à digérer, la magnésie, des pilules fondantes et une eau minérale dont on n'a pu me dire le nom. Les symptômes gastriques s'étant exaspérés par l'emploi de ces médicamens, ils furent discontinués au bout de quelques mois, et, le 10 octobre, l'on eut recours à un autre médecin qui, sans s'expliquer sur la nature du mal, ordonna les antiphlogistiques. Peu de temps après avoir commencé l'usage de ce traitement, la malade éprouva des spasmes très-douloureux dans l'estomac et les intestins, et vomit une quantité énorme d'eau glaireuse. Quelques jours plus tard, elle évacua, par le haut et par le bas, des matières brunâtres, et ensuite du sang pur, en grande abondance.

Deux célèbres praticiens furent appelés en consultation : l'un partagea l'opinion du médecin ordinaire, sur la nécessité de continuer les évacuations sanguines et les mucilagineux, tandis que l'autre fut d'avis de se borner aux adoucissans. Malgré ce dernier conseil et celui du professeur Dubois, qui, ayant aussi été demandé, s'opposa vivement à l'abus de la médication débilitante, en déclarant que la maladie lui paraissait nerveuse, on insista sur les sangsues, tantôt à l'anus, tantôt à l'épigastre, sur l'eau de gomme, les bains tièdes, les lavemens et l'alimentation lactée. Bien que les saignées locales déterminassent toujours des spasmes momentanés, la continuation des antiphlogistiques fut cependant suivie d'une amélioration sensible qui parut justifier leur emploi. En effet, les vomissemens cessèrent quarante jours, durant lesquels la malade digérait, sans difficulté, des potages et des viandes blanches. Mais, soit qu'elle eût commis quelque imprudence, soit par l'effet d'une autre cause, les accidens se renouvelèrent avec plus de force que jamais. On revint alors au lait pour toute alimentation, et les sangsues furent encore multipliées, au point qu'on évalue à plus de cent cinquante le nombre de celles qui furent mises depuis le 10 octobre. Cette fois, au lieu de calmer les symptômes, comme ils l'avaient fait précédemment, ces moyens les exaspérèrent de plus en plus, et affaiblirent tellement la malade, qu'elle ne pouvait plus sortir de son lit. Encore désespérée de sa position, découragée, et croyant être vouée à une mort certaine, elle abandonna de nouveau les médecins pour revenir à *l'empirique* qui l'avait déjà traitée. Les jus d'herbes et les pilules drastiques furent donc remis en usage, et produisirent également d'abondantes évacuations alvines; mais le résultat en fut tout différent de celui qui avait eu lieu la première fois : loin de s'éloigner et de diminuer d'intensité, les vomissemens et les spasmes devinrent plus rapprochés et plus violens, les extrémités inférieures s'infiltrèrent, et la malade arriva au dernier degré du marasme.

Nous la trouvâmes dans cette situation quand on nous appela pour lui donner des soins. La langue était d'un rouge violet dans toute sa surface, l'appétit ordinaire, le teint bon et le pouls faible, mais naturel d'ailleurs; les règles manquaient depuis six mois. Un examen attentif de l'épigastre et du bas-ventre ne nous fit découvrir aucun phénomène contre nature. D'après cet examen et le récit qu'on vient de lire, nous fûmes disposé à croire, avec M. le professeur Dubois, sans rien affirmer de positif, qu'il n'y avait point d'inflammation ni de lésion organique; qu'il était possible que la maladie ne consistât que dans une irritabilité excessive du système nerveux, et plus particulièrement des nerfs du tube digestif. L'indication nous parut donc fort simple : il ne s'agissait que de rassurer le moral de la malade, de calmer la trop grande sensibilité de son estomac, et de fortifier tout l'organisme. En conséquence, après avoir fait usage de tous les raisonnemens propres à relever son courage et à tranquilliser son esprit, nous conseillâmes, sur la région épigastrique, un emplâtre de thériaque saupoudré avec six grains d'acétate de morphine, et, pour nourriture, trois potages par jour, dont un au maigre et deux au gras.

Les 28, 29 et 30 avril, la malade se trouvait beaucoup mieux; elle se leva pour la première fois depuis six semaines, et se promena dans sa chambre. Mais le 1er mai, à cinq heures du matin, il se déclara, sans cause manifeste, si ce n'est un temps orageux, de violentes douleurs d'estomac et du tube intestinal, avec un gonflement énorme de l'abdomen, au point qu'on aurait pu croire qu'elle était atteinte d'une *ascite*, si on ne l'avait vue que dans ce moment. Cette attaque, dont je fus témoin, et pendant laquelle le pouls resta fort calme, se termina au bout de deux heures par deux selles de matières jaunâtres et par plusieurs vomissemens d'eau glaireuse. Immédiatement après, la malade eut quatre heures de sommeil, et s'éveilla ensuite en demandant à manger. Elle prit un potage au gras qui fut bien digéré. La journée du 2 se passa tranquillement. Le 3, quatre heures après avoir mangé des asperges avec du jus âcre et trop relevé, une attaque plus violente et plus longue que la première eut lieu, et se termina de la même manière, avec cette différence que l'eau rejetée fut beaucoup plus copieuse; elle remplissait deux grandes cuvettes. On continua le même régime et le même traitement médicinal, avec addition de quatre cuillerées à café par jour de sirop de morphine. Le 4, point d'accidens; les forces revenaient, et la malade resta levée toute la journée. Le 8, après avoir mangé des asperges aux petits pois, des vomissemens et des spasmes se manifestèrent encore, mais ils furent moins intenses et moins longs que dans les attaques précédentes. Les parens de la malade me firent alors observer qu'elle avait toujours eu de la peine, même avant la maladie, à digérer les substances végétales; ce qui me détermina à les rejeter entièrement de sa nourriture, et à lui consciller de ne manger que des potages au gras et un peu de viande.

Tel était son état le 12 mai, lorsque je fus obligé de m'absenter, et de la confier aux soins du docteur Vignardonne. A mon retour, le 15 du mois suivant, on m'apprit que le mieux avait d'abord continué; que la malade put bientôt sortir et faire de longues promenades en voiture et même à pied; que les alimens de toute espèce n'étaient pas mal supportés, quoiqu'il y eût encore quelques vomissemens : on m'apprit enfin qu'après un repas de noces et un dîner à Vincennes, dans lesquels elle avait mangé comme une personne en parfaite santé, et des substances fort indigestes, telles que de la pâtisserie et des petits pois, il lui était survenu de violentes douleurs abdominales, et d'abondantes évacuations sanguines, taut par le haut que par le bas, à la suite desquelles cette demoiselle avait succombé l'un des premiers jours de juin.

Réflexions. De quelle nature était cette maladie? L'ouverture du corps ayant été refusée, on ne peut faire que des conjectures à cet égard. Les intermissions des symptômes, la continuation de l'appétit, la facilité des digestions pendant de longs espaces de temps, le défaut de fièvre et de soif,

6

l'absence de tumeur et de douleur par une forte pression sur la région épigastrique, les améliorations considérables toutes les fois que l'esprit était calme, et le retour des accidens lorsque le moral s'affectait de nouveau ; enfin les mauvais effets du traitement antiphlogistique et le rétablissement de deux mois par les drastiques, qui, loin de produire ce succès, auraient dû rendre la maladie promptement mortelle si elle eût été organique ou inflammatoire, m'ont cependant fait présumer, et me laissent dans l'idée qu'elle était nerveuse, ou, du moins, que l'affection du système nerveux y a joué le premier rôle, et que les vomissemens aqueux, sanguinolens et glaireux, qui en ont constitué les principaux symptômes, n'étaient que des résultats de cette affection, ou des différens traitemens dont on a fait usage. On sait, en effet, que les affections nerveuses, qui occasionent quelquefois des inflammations, peuvent aussi donner lieu à des hémorrhagies qu'on nomme *spasmodiques*, et il n'est pas impossible que l'hématémèse et les autres évacuations sanguines qui ont existé chez la demoiselle dont il s'agit, fussent de cette nature. Ce qui autorise à le croire, c'est que ces évacuations étaient constamment précédées et accompagnées de spasmes abdominaux très-intenses. Quant aux vomissemens de matières aqueuses et glaireuses, que cette demoiselle a également éprouvés, et qui paraissaient inconcevables à son médecin, on les observe très-fréquemment dans les névroses gastriques, et leur source n'a rien d'incompréhensible : ces matières proviennent, soit d'une sécrétion morbifique de la muqueuse stomacale, soit des boissons que les malades introduisent dans leur estomac, et qui ne sont point digérées, par la raison que les liquides passent difficilement chez les individus atteints de ces névroses, comme nous l'avons déjà dit, et comme nous le dirons encore dans le chapitre du Diagnostic. Nous n'affirmons pas, toutefois, que notre malade n'ait point eu de lésion organique ; nous voulons seulement dire qu'on peut concevoir sa maladie sans recourir à une lésion de ce genre, attendu que des personnes chez lesquelles on a observé les mêmes symptômes ont cependant recouvré une santé parfaite ; qu'il est, par conséquent, dans les choses possibles que cette maladie fût nerveuse, et que la guérison aurait pu avoir lieu si le traitement avait été plus sage, et si de graves imprudences dans le régime n'avaient pas déterminé la mort. Du reste, nous livrons le fait aux méditations des praticiens.

XIIe OBSERVATION (1).

« Un jeune homme de vingt ans environ, bien constitué, jouissait d'une bonne santé. lorsqu'il s'adonna avec fureur à la masturbation. Un certain temps après qu'il eut commencé à contracter cette funeste habitude, ses digestions, faciles jusqu'alors, se dérangèrent : il sentait, après avoir mangé, une pesanteur incommode à l'épigastre ; en même temps, dépérissement, et bientôt apparition d'une céphalalgie frontale qui était très-pénible pour le malade. Ces accidens duraient déjà depuis quelques mois, lorsqu'un médecin fut consulté. Effrayé du mauvais état de sa santé, M.... ne se livrait plus à la masturbation ; et cependant les fonctions de l'estomac ne se rétablissaient pas ; la céphalalgie persistait. Il fut regardé comme atteint d'une gastrite chronique ; en conséquence, un régime sévère, une diète presque absolue, furent prescrits, et plusieurs fois des sangsues furent appliquées à l'épigastre. Aucun succès ne suivit ce traitement : la douleur de tête ne diminua pas, non plus que l'embarras des digestions. On changea alors de médication : le malade prit une nourriture plus substantielle ; on lui

---

(1) Cette observation, qui appartient à M. Andral père, est consignée dans le quatrième volume de la *Clinique médicale de la Charité*, publiée par M. Andral fils.

prescrivit l'usage du jus de viandes et de côtelet-
tes. Très-peu de temps après qu'il eut commencé
ce nouveau régime, la céphalalgie disparut, la pesanteur épigastrique cessa de se faire sentir, et
M.... fut bientôt rendu à une santé parfaite. »

XIIIe OBSERVATION (1).

« Dans le mois de septembre 1821, j'eus occasion de voir un jeune homme, âgé de seize ans,
qui, depuis quinze mois, dépérissait de jour en
jour. Sa maladie, me dit-on, s'était d'abord an-
noncée par des digestions pénibles, de la faiblesse
dans les membres, un dégoût total, des maux
de tête intenses, de fréquens frissons, un froid
continuel et insupportable aux extrémités inférieures. Pendant quelque temps, le jeune malade, occupé aux travaux des champs, avait lutté
contre son mal. En novembre 1820, un médecin
fut appelé, et aussitôt les purgatifs et les vomitifs
furent ordonnés. L'état du malade empira, et
bientôt il fut forcé de garder entièrement le lit;
un vésicatoire fut appliqué sans succès : le médecin perdit la confiance des parens, et le malade
fut livré aux seuls efforts de la nature. Les symp-

---

(1) On doit cette observation à M. Germain Sarrut, qui
l'a fait imprimer dans le *Journal universel des sciences
médicales*, cahier de mai 1827.

tômes se calmèrent en peu de jours, et la maladie revint à ses caractères primitifs ; le seul changement remarquable consistait dans le dépérissement physique et moral du malheureux jeune homme. Lorsque j'eus occasion de le voir, il était dans un état de marasme et d'hébétude effrayant ; le pouls cependant était élevé, la face assez colorée, la langue saburrale et un peu rouge à l'extrémité et sur les bords ; l'appétit quelquefois nul, d'autres fois très-grand. Je crus que la maladie n'était autre qu'une gastro-entérite chronique ; j'ordonnai des boissons gommeuses et l'application de quelques sangsues. On suivit la première partie de mon ordonnance, mais on ne put se procurer des sangsues. Quelques jours plus tard je revis le malade ; il était dans un état plus alarmant. Je le questionnai en particulier, et j'acquis la conviction que ce malheureux jeune homme avait le système nerveux très-irritable et souvent irrité. Je lui donnai des conseils particuliers sur la conduite qu'il avait à tenir. Je tranquillisai les parens sur la santé de leur fils. J'ordonnai des bouillons succulens, l'usage du veau et du poulet rôtis. Je prescrivis de boire modérément du vin vieux étendu d'eau très-froide, de se couvrir de flanelle, et de se promener jusqu'à commencement de fatigue, régulièrement tous les jours : quelques exercices gymnastiques furent mis en usage. Je ne perdis pas le malade de vue pendant près de quinze jours ; au bout de ce temps il s'était déjà opéré un changement favorable très-marqué. J'appris bientôt que ce jeune homme jouissait d'une excellente santé : sa croissance fut rapide. Guéri entièrement de son mal et de ses habitudes, il reprit ses travaux avec courage : aujourd'hui c'est un superbe homme.

» Je dois dire que, dans les premiers jours de ce dernier traitement, les digestions furent pénibles ; mais le malade et les parens, rassurés par moi, persistèrent à suivre mes conseils, qui furent, ainsi que je l'ai dit, couronnés d'un plein succès.

» Mon but, en publiant cette observation, est de prouver qu'il faut se défier de toute doctrine exclusive, qui dès lors cesse d'être vraie. Qu'avait vu chez ce malade le premier médecin consulté ? Je l'ignore, et ne puis me rendre raison de ses ordonnances. A ma première visite, *j'avais vu la maladie avec des yeux prévenus en faveur de la nouvelle doctrine ;* mais ayant de bonne heure pris l'habitude de ne rien ordonner sans observer et sans réfléchir mûrement, je reconnus bientôt que j'avais à combattre une vraie gastrodynie, une affection nerveuse de l'estomac. Je remontai à la source, et je dus le succès que j'obtins, autant aux soins que je mis à guérir mon malade de ses craintes et de ses habitudes, qu'au régime que je prescrivis. »

XIVe OBSERVATION.

M. de ***, âgé d'environ vingt-cinq ans, né d'un père qui a souvent éprouvé des affections de nerfs, et doué lui-même d'un tempérament très-nerveux, officier dans la garde royale, était malade depuis cinq années. Sa maladie avait commencé par des digestions longues, pénibles, laborieuses; des malaises, des pesanteurs, des douleurs même à la région de l'estomac, principalement après les repas; des gonflemens abdominaux, des coliques, des rapports, des flatuosités, des vomituritions glaireuses à la fin des digestions, et une constipation invincible. Le médecin consulté annonça une gastro-entérite chronique, prescrivit les sangsues à l'épigastre, l'eau d'orge avec le sirop de gomme arabique, des alimens atoniques et en petite quantité, quoique la faim fût aussi forte que dans l'état naturel. Sous l'empire de ces moyens, les symptômes gastriques prirent une nouvelle intensité, le sommeil se perdit, les forces et l'embonpoint diminuèrent, le malade s'affecta vivement et devint hypocondriaque.

Telle était sa situation quand il fut obligé, en 1823, de faire la guerre d'Espagne et de vivre militairement, c'est-à-dire de manger des viandes brunes, de boire du vin et de monter continuellement à cheval. Ce genre de vie eut des résultats extrêmement avantageux ; car les digestions se rétablirent, l'hypocondrie se dissipa, et M. de *** se porta très-bien durant toute la campagne, malgré les chaleurs brûlantes qu'il eut à supporter dans l'Andalousie. De retour en France, il s'abandonna au repos, du moins comparativement à l'exercice qu'il venait de faire : n'étant plus distrait par des occupations militaires aussi actives, son esprit fut bientôt assailli par de nouvelles inquiétudes chimériques sur sa santé ; quelques malaises du côté de l'estomac rappelèrent la fausse idée d'une inflammation de cet organe ; la peur d'exaspérer cette prétendue phlegmasie par une nourriture trop substantielle, le détermina à se priver des viandes brunes et du vin : peu à peu les fonctions digestives se troublèrent davantage, l'affection morale fit également des progrès, et, au bout d'un an, il se trouvait dans le même état qu'à l'époque de son entrée en Espagne.

Au mépris de l'expérience, qui avait constaté l'absence d'une phlegmasie et l'utilité des alimens toniques, un médecin distingué de la capitale crut encore qu'il y avait une gastro-entérite, ordonna des sangsues et un régime débilitant très-sévère. Ce traitement fut continué pendant dix-huit mois sans succès : à la vérité le malade éprouva plusieurs améliorations ; mais elles étaient bientôt remplacées par des rechutes, qui éloignaient le rétablissement définitif. On lui conseilla alors d'aller à la campagne, et de ne vivre que de laitage. Il y resta tout l'été de 1826, et revint à Paris plus malade qu'auparavant. Dégoûté de l'alimentation lactée, et convaincu de ses mauvais effets, il reprit, avec beaucoup de réserve, l'usage des légumes, du poisson, des viandes blanches et de l'eau rougie. Une amélioration sensible fut le résultat de ce changement de nourriture. Au mois d'avril 1827, M. de *** eut connaissance du *Traité sur les gastralgies*, qui avait paru depuis quelques jours ; la lecture de ce livre rassura son imagination effrayée, lui persuada que sa maladie n'était que nerveuse, et lui fit prendre la ferme résolution de passer à des alimens plus toniques. Il n'y avait pas encore un mois que ce nouveau régime était commencé, lorsque le malade vint me voir, le 6 mai, et déjà il allait parfaitement bien ; il sentait lui-même que la continuation d'une nourriture corroborante le rétablirait complétement, et ne se plaignait plus que de vomituritions glaireuses, pour lesquelles je lui conseillai la magnésie et l'eau de *Vichy*. Le mieux continua effectivement, et la guérison s'accomplit avec une grande promptitude. Dans le courant de juin, cet officier partit pour son pays natal, où il se porta bien pendant plusieurs mois. Tout faisait même espérer que sa santé s'y raffermirait de plus en plus, lorsqu'un léger retour de son affection glaireuse, qu'il aurait été facile d'arrêter par les moyens qui avaient déjà réussi, détermina un médecin à lui prescrire des remèdes fondans et purgatifs, qui produisirent une rechute physique et morale, pour laquelle je lui donnai, au mois de janvier 1828, de nouveaux conseils qui l'ont conduit à une guérison complète.

XVe OBSERVATION (1).

« Madame A....., jeune veuve anglaise, avait éprouvé quelques douleurs dans l'hypocondre droit, à la suite de chagrins profondément sentis. Elle fut d'abord traitée en Angleterre pour une hépatite. Arrivée à Paris, les douleurs étaient modérées. Le médecin qui fut consulté affirma que la malade était atteinte de *gastro-duodénite chronique* : en conséquence, il prescrivit les sangsues, la gomme et l'eau de poulet. Quelques mois après, je vis la malade en Italie : elle était pâle, maigre, faible, très-irritable ; le moindre bruit la faisait tressaillir. Elle dormait peu ; elle se sentait de l'appétit, mais elle n'osait pas manger dans la crainte d'aggraver son mal. Elle en était entièrement préoccupée ; sa tristesse et ses inquiétudes

---

(1) Cette observation a été publiée dans la *Gazette de santé du* 16 *septembre* 1827, par le docteur Matthey, de Genève.

morales l'empêchaient de se livrer aux distractions de la musique, du dessin, de la lecture, qui faisaient auparavant ses passe-temps les plus agréables. Le pouls était petit, serré, les extrémités froides. Suivant la consultation du médecin de Paris, elle n'avait pas cessé depuis six mois de s'appliquer régulièrement sur le côté droit vingt sangsues tous les quinze jours. Je parvins à la convaincre du danger de prolonger ce traitement devenu abusif; les sangsues furent supprimées. Je prescrivis un régime plus restaurant, des frictions sèches sur les jambes, l'exercice en plein air. En peu de jours il y eut une amélioration bien sensible ; la malade reprit peu à peu ses occupations ordinaires et de la gaîté. Un mois après ma première visite elle était très-bien, et se disposait à faire un voyage en Suisse.

» Nous comptons malheureusement un grand nombre de cas semblables, où l'art médical semble n'être employé qu'à nuire au malade : l'abstinence des remèdes est, dans ces cas, tout l'art de guérir. N'est-il donc pas possible d'éviter les excès de Brown sans tomber dans les excès de Sangrado ? Peut-on véritablement croire aujourd'hui que l'art de guérir repose tout entier sur des sangsues ? que toutes les maladies résident dans l'excès du sang ? qu'il ne faut plus compter pour rien, dans leur production comme dans leur guérison, l'influence nerveuse, ou les modifications variées de la sensibilité trop souvent inexplicables , il faut l'avouer, et bien propres à dérouter les plus ingénieuses théories du physiologiste , les plus savantes combinaisons du praticien ? »

XVIe OBSERVATION (1).

« Depuis quelques années, un malade ne saurait se plaindre de douleurs à l'épigastre , de difficulté dans les digestions, de vomissemens, de constipations, etc. , que quelques médecins ne voient dans ces symptômes les signes d'une gastro-entérite chronique, surtout si la maladie dure depuis quelque temps et qu'elle ne soit pas accompagnée d'une forte fièvre.

» Si ces innovations ne portaient que sur la nomenclature, la chose ne mériterait guère qu'on s'en occupât; mais malheureusement les conséquences en sont plus graves ; le traitement, totalement changé, répond aux idées que l'on s'est fait de la maladie. Au lieu des eaux minérales , des toniques , des calmans , des antispasmodiques combinés de différentes manières, on ne trouve plus que des sangsues, l'eau de gomme et la diète. Cependant la maladie s'aggrave , les forces diminuent, l'action nerveuse acquiert plus d'intensité,

---

(1) Le docteur Lannes , de Toulouse , a publié cette observation dans la *Gazette de santé du 25 septembre* 1827.

l'estomac finit par ne plus pouvoir supporter la présence d'aucun aliment, le marasme et la mort viennent terminer une existence misérable : heureux les malades assez peu dociles pour ne pas suivre exactement les prescriptions des médecins, et ceux que la vigueur de leur tempérament fait triompher à la fois de la maladie et de la méthode antiphlogistique !

» Le 12 octobre 1826, je fus appelé pour donner des soins à Mme B...y, âgée de quarante ans, d'un tempérament nerveux très-prononcé, douée d'une imagination exaltée. Mariée à l'âge de dix-huit ans, elle a eu quatre enfans, dont trois vivent encore ; ses règles ont toujours coulé avec plus ou moins de difficulté, souvent en petite quantité, accompagnées d'assez fortes douleurs dans les reins et la région pelvienne. Habitant la campagne, elle n'a depuis son enfance éprouvé aucune maladie grave ; des migraines, des douleurs plus ou moins fortes à l'épigastre, l'ont souvent fait souffrir, sans cependant la forcer à garder le lit ; l'appétit a toujours été fort irrégulier, quelquefois excellent. Mme B...y mangeait, pour me servir de ses expressions, autant qu'un portefaix ; d'autres fois, et c'était le plus souvent, il était presque nul, et les digestions laborieuses. Vive et très-active, ces variations de santé ne l'arrêtaient point, et depuis son mariage, jamais, hors du temps de ses couches, elle n'avait gardé le lit pendant vingt-quatre heures. En juin 1826, après quelques chagrins, que son imagination ardente avait contribué à rendre beaucoup plus cuisans, elle fut prise un matin d'une douleur vive, fixée principalement sur le sourcil droit, se portant de là vers le sommet de la tête en suivant le trajet du nerf ophthalmique, dans lequel elle ressentait des élancemens. La douleur continua à augmenter et atteignit son maximum vers dix heures, diminua ensuite pour finir à une heure de l'après-midi. Le reste de la journée la malade se trouva assez bien, quoique sans appétit. Le lendemain même accès, ainsi que les jours suivans, tantôt plus fort, tantôt plus faible, sans qu'on eût rien remarqué de particulier à cet égard.

» Après quelques accès névralgiques, l'estomac, qui jusque-là n'avait été le siége d'aucune douleur, en fit ressentir d'assez vives ; la présence des alimens devint insupportable, et déterminait le vomissement. La cardialgie fut presque continuelle, mais avec cette circonstance, que, loin d'augmenter les douleurs, la pression les soulageait constamment. La malade n'allait que très-difficilement à la selle ; les lavemens, ou n'étaient pas rendus, ou n'amenaient presque rien. A cette époque un chirurgien fut appelé ; il prescrivit un émétique qui détermina plusieurs vomissemens de matières verdâtres et point de selles. Deux mé-

7

decines furent ensuite administrées : cette fois il y eut des évacuations abondantes. La malade, après leur effet, sembla aller un peu mieux; les accès de névralgie avaient disparu, l'estomac supportait les alimens, quoique avec un peu de gêne; l'appétit était en partie revenu, et Mme B...y put vaquer à ses occupations habituelles.

» Vers la fin de juillet, retour de la cardialgie, des vomissemens accompagnés de douleurs sourdes dans tout le ventre, de constipation, de céphalalgie, et d'une douleur violente partant de l'aine gauche et se portant sur la cuisse du même côté. Un médecin fut appelé; celui-ci, imbu de la doctrine physiologique, reconnut une *gastro-entérite* d'abord chronique, mais que des remèdes intempestifs avaient exaspérée; en conséquence, application de vingt-cinq sangsues à l'épigastre, suivie d'un bain tiède dans lequel la malade perdit beaucoup de sang; diète, tisane d'orge édulcorée avec le sirop de gomme. Une grande faiblesse fut le seul résultat qu'on obtint de cette médication, qui, à l'exception des sangsues, fut continuée pendant dix jours.

» A cette époque, la douleur étant moindre, l'on permit un léger potage qui fut rejeté par le vomissement, ainsi que la tisane édulcorée. La douleur épigastrique revint plus intense que jamais, toujours avec cette circonstance que la pression apportait un grand soulagement, au point

que la malade demeurait le plus long-temps possible couchée sur le ventre, ayant ses deux mains
appliquées sur la région de l'estomac ; léger météorisme du bas-ventre, dû au gaz que renfermaient
les intestins. Le médecin, voyant une complication de péritonite, prescrivit une nouvelle application de sangsues, des fomentations émollientes
sur l'abdomen, et deux vésicatoires aux cuisses.
La malade se sentant défaillir après cette nouvelle
évacuation sanguine, crut ne pas devoir suivre à
la lettre le conseil de son médecin. S'en rapportant à celui du chirurgien, elle prit du bouillon
de volaille avec un peu de vermicelle, qui passa
avec peine. La constipation était toujours opiniâtre, les lavemens n'avaient que peu d'effet. L'on
continua le traitement antiphlogistique pendant
les mois d'août et de septembre avec des alternatives de bien et de mal ; enfin, au commencement
d'octobre, le ventre ayant acquis un volume
énorme, pendant que le reste du corps était d'une
maigreur affreuse, l'estomac ne pouvant presque
rien recevoir sans faire ressentir de vives douleurs,
qui étaient bientôt suivies de vomissemens de
matières ingérées, la malade se détermina à venir
à Toulouse, où je la vis pour la première fois le
12 du même mois. Voici quel était alors son état :

« Maigreur extrême ; face grippée ; ventre très-
volumineux, résonnant comme un tambour, un
peu inégal ; léger engorgement des jambes ; lan-

gue blanche ; point de soif, point d'appétit , sans qu'il y eût cependant aversion décidée pour les alimens ; la malade ne répugnait à en prendre qu'à cause des douleurs qui suivaient leur intro- duction dans le ventricule ; constipation opiniâ- tre; urines assez abondantes, claires et limpides ; poitrine en bon état ; pouls petit, lent, mais égal ; la tête n'offrait plus aucune douleur ; les facultés intellectuelles , à peu près dans l'état naturel, of- fraient cependant cette particularité que la malade était devenue taciturne, difficile à vivre , désirant la mort comme l'unique remède aux maux qui l'accablaient.

» Après un mûr examen , je pensai que les symptômes que j'observais étaient dus à une né- vrose de l'estomac; que le traitement antiphlogis- tique, qu'on avait employé seul depuis quelques mois, n'avait pas peu contribué à l'aggraver ; l'in- dication qui se présentait était une simple consé- quence de cette idée : elle consistait à mettre avec précaution la malade à l'usage d'un régime légè- rement tonique et nourrissant, dont on augmen- terait peu à peu l'énergie , et à ajouter quelques antispasmodiques. Après avoir consolé la malade et lui avoir fait espérer un meilleur avenir, l'avoir surtout rassurée sur la crainte qu'on lui avait inspirée qu'elle avait un squirre au pylore , nous prescrivîmes deux potages au vermicelle par jour, avec un peu de vin de Bordeaux étendu d'eau , et dans la journée quelques tasses d'infusion de fleurs de tilleul et de feuilles d'oranger. Quoique en petite quantité, ces alimens pesèrent sur l'estomac, leur digestion fut difficile ; cependant ils ne furent pas rejetés. Les jours suivans, la digestion étant moins pénible, nous augmentâmes un peu l'alimentation ; enfin, après six jours, nous ajoutâmes un œuf matin et soir.

» Le 18, la malade prenait trois potages, deux œufs et du vin de Bordeaux coupé avec deux tiers d'eau. La digestion étant assez facile, nous permîmes un peu de côtelette grillée, et pour médicament demi-gros de thériaque matin et soir.

» Ce régime fut continué jusqu'au 24 ; les digestions devenant de jour en jour plus faciles, nous permîmes une plus grande quantité d'alimens : la dose de la thériaque fut élevée à deux gros par jour.

» Le 1er novembre il ne restait presque plus de douleur à l'épigastre, le ventre était réduit au volume ordinaire ; la malade avait rendu beaucoup de vers et quelques matières fécales dures. Les forces et la gaîté revenaient ; nous prescrivîmes pour le lendemain deux onces d'huile de ricin en émulsion ; ce médicament produisit plusieurs selles copieuses mêlées de crottins très-durs.

» Après cette évacuation, les selles commencèrent à devenir plus faciles ; l'alimentation augmentée

graduellement passait avec facilité ; l'embonpoint
commençait à revenir ; et , vers la mi-novembre,
Mme B...y faisait beaucoup de promenades à pied
assez longues sans en être beaucoup fatiguée. Peu
à peu les selles reprirent leur cours ordinaire , et
Mme B...y son régime habituel ; enfin elle quitta
Toulouse le 7 décembre, ne conservant que le
souvenir de sa maladie. J'ai eu occasion de la re-
voir au commencement du carême, continuant à
jouir d'une bonne santé. »

XVIIe OBSERVATION (1).

» Madame Lerichomme, âgée de cinquante-
cinq ans , d'une santé frêle, sujette pendant long-
temps à des maux de tête très-violens , éprouvait
depuis quinze jours des douleurs à la région épigastrique, pour lesquelles elle vint me consulter.
Ces douleurs se manifestaient par intervalles et
d'une manière irrégulière. La digestion ne les
augmentait en aucune manière, et cependant cette
fonction était lente et pénible ; du reste, pas de
fièvre et nulle douleur à la pression. La langue
n'était point chargée, et il n'y avait ni vomissement ni constipation. Une fois déjà, la malade,
sans prendre aucun conseil, s'était appliqué des

______

(1) *Revue médicale , cahier de décembre* 1827 ; observation publiée par le docteur Guibert.

sangsues à l'épigastre, qui n'avaient absolument rien changé à son état, et n'avaient pas adouci les douleurs qu'elle éprouvait. Cette circonstance, jointe aux symptômes ci-dessus énoncés, me fit juger que l'affection dont se plaignait madame Lerichomme était purement nerveuse, que les émissions sanguines ne pouvaient par conséquent lui convenir, et que les antispasmodiques étaient préférables et devaient principalement constituer le traitement. Je recommandai donc à cette dame l'emploi des pilules d'extrait de valériane, dont l'expérience m'avait déjà souvent démontré l'utilité dans des cas semblables; et, cette fois, l'usage de ce médicament eut un succès tel, qu'une semaine fut à peine nécessaire pour calmer et dissiper entièrement cette gastralgie. J'ai revu depuis madame Lerichomme, qui s'est constamment bien portée ensuite, et m'a toujours rappelé avec la plus grande satisfaction l'avantage qu'elle avait retiré de ce genre de traitement. »

———

Réflexions. Dans un temps où l'on cherche à confondre les névroses avec les phlegmasies, à substituer les débilitans aux antispasmodiques, c'est-à-dire à remplacer le fruit de vingt siècles d'expérience par un jeu de l'imagination, le docteur Guibert mérite des éloges pour avoir rappelé aux praticiens les avantages que l'on peut obtenir

de l'extrait de racine de valériane dans le traitement de plusieurs maladies nerveuses. Mais nous
ferons observer que cette substance médicinale,
qui peut être administrée avec succès, même à
fortes doses, dans les affections spasmodiques des
autres parties du corps, ne serait pas toujours
exempte de dangers dans celles des premières
voies ; sa vertu stimulante et son application immédiate sur la partie affectée, pourraient occasioner des accidens fâcheux, surtout après l'abus
des antiphlogistiques, et chez des personnes très-
irritables. Ainsi, quoique cet extrait ait guéri
promptement la femme dont on vient de lire l'observation, il ne faut pas en conclure qu'il réussirait dans tous les cas de névroses gastriques, ni
renoncer à la circonspection avec laquelle un médicament de cette nature doit être administré dans
ces maladies.

XVIIIᵉ OBSERVATION (1).

« Un praticien distingué, M. Serrières, de
Nancy, séduit par de trompeuses lueurs, entraîné, comme il le dit lui-même, par les ouvrages
ingénieux de M. Broussais, expérimentait la nou-

-----

(1) *Revue médicale, cahier d'avril* 1828 ; extrait d'une
observation de M. le docteur SERRIÈRES, médecin en chef
des hôpitaux civils de Nancy, publié par Eug. Legallois.

velle méthode dans les hôpitaux placés sous sa direction médicale, *lorsque l'accroissement de ses tableaux de mortalité vint lui dessiller les yeux.* Une grande occasion se présente aujourd'hui de réparer un moment d'erreur : un homme recommandable par son rang dans la société, par sa fortune, et, ce qui vaut bien mieux, par ses vertus, la lui fournit ; il la saisit avec empressement, et c'est à ce zèle louable que nous devons l'observation dont je vais présenter une courte analyse.

» M. le comte de C... , âgé de soixante-trois ans, d'un tempérament bilieux, et sujet depuis plusieurs années à une gastro-entéralgie hypocondriaque, eut l'imprudence d'avaler, au retour de la chasse et le corps en sueur, une boisson trop froide. Peu de temps après, douleur très-vive dans la région duodénale, forte constriction à l'épigastre, teinte jaune de la face. (Application de deux cents sangsues en différentes fois, bains et lavemens émolliens, frictions stibiées sur l'abdomen, sinapismes aux jambes.) La douleur disparut, mais des symptômes adynamiques survinrent.

» La peau était sèche, les pommettes colorées, la face convulsée, la langue humide ; il y avait à l'épigastre un sentiment de constriction, de barre, que la pression diminuait ; le ventre était serré, le pouls petit avec de légères exacerbations irrégulières, les facultés intellectuelles affaiblies, et

les muscles d'un des bras tourmentés de contractions spasmodiques.

» M. le docteur Serrières, appelé dans ces circonstances, trouva la rate légèrement engorgée :
il y avait des battemens non isochrones à ceux du
cœur ; le colon était rempli de matières fécales endurcies. Il prescrivit un lavement laxatif, qui
procura une évacuation abondante d'excrémens
chocolacés, sous forme de marrons, et d'une odeur
infecte. Il y eut du mieux ; mais à la seconde visite,
le malade était dans un état de stupeur et de rê-
vasserie, la parole était altérée, le pouls à peine
sensible, la sensibilité pervertie. Tout espoir semblait perdu : on eut recours à un moyen qui
compte de nombreux succès entre les mains du
docteur Valentin, la poudre de James (sulfure
d'antimoine et phosphate de chaux). Le malade
en prit trois grains ; il survint une sueur générale et le pouls devint régulier. Quelques heures
après on doubla la dose, elle amena plusieurs
selles noires, visqueuses, infectes : tous les symptômes s'amendèrent, et les sinapismes, qui jusque-là avaient été sans effet, évacuèrent près
d'un litre de sérosité.

» On continua ; un dépôt sédimenteux dans
les urines compléta la crise. C'était le 3 novembre. Le 18 du même mois, le malade semblait
en convalescence.

» Le 20, les sinapismes des jambes furent tout

à coup desséchés ; puis douleur dans la région hypogastrique, dysurie, urines rouges et rares, sentiment d'ustion dans l'urètre. Traitement émollient pour la vessie, épispastiques sur les jambes.

« Depuis cette époque jusqu'au 1er décembre, tous les symptômes diminuèrent d'intensité. On permit des gelées, du poisson, du vin ; le malade en abusa ; il y eut deux rechutes. La dernière, celle du 7 décembre, inspira les plus grandes inquiétudes : pouls à peine sensible, lipothymies, météorisme du ventre, déjections fétides, involontaires ; froid glacial des extrémités, escarres gangréneuses aux jambes. Que faire? La méthode adoucissante restait sans succès ; les excitans avaient produit le mal, les toniques et les antispasmodiques le réparèrent. Le quinquina rouge, la valériane, l'assa fœtida furent donnés en lavemens ; le camphre et la valériane à l'intérieur, et, chose inconcevable pour un *physiologiste*, le quinquina, la valériane et l'assa fœtida sauvèrent le moribond.

» Ces moyens furent continués avec persévérance pendant trois jours ; le troisième seulement il parut une légère amélioration ; le quatrième, la diarrhée, le flux de ventre, car c'est le mot, était réduit à quatre selles. Il survint quelques accès fébriles ; le sulfate de quinine en triompha.

« Du 13 décembre au 4 janvier, le malade éprouva divers accidens qui, pour la plupart, reconnaissaient pour cause quelque écart de régime, et avaient pour siége les organes digestifs. Un jeune médecin appelé crut reconnaître une gastro-entérite chronique. Le 4 janvier, le malade était si bien qu'on crut pouvoir sécher sans précaution les vésicatoires des jambes. Trois jours après, digestions extrêmement laborieuses, rapports aigres et nidoreux, nausées, vomissemens, gastralgie. Des sinapismes aux jambes et des frictions éthérées dissipèrent ces symptômes.

» On eut recours à la diète lactée ; M. de C... ne s'en trouva pas bien. On revint à un régime animal et un peu plus substantiel. Cependant, après une nouvelle rechute plus faible que les précéden-tes, et malgré l'emploi des boissons nitrées, du vin, des cataplasmes de quinquina, l'ascite se déclara, et il fallut pratiquer la paracentèse. Une seconde ponction paraissait indiquée, lorsque l'administration simultanée du vin de Corvisart, du rob de Sureau et des bains de vapeurs alcooliques amena des sueurs abondantes, des urines copieuses, et la résorption du liquide. Enfin, après trois mois de convalescence, à l'aide d'un régime analeptique sagement modéré et d'un traitement tonique et même quelquefois excitant, M. de C... recouvra sa santé première.

» Que seraient devenus et la maladie et le malade, si le médecin, encore imbu de ses principes *physiologiques*, avait vu, dans le cruel assaut qu'éprouva M. de C... le premier décembre, une recrudescence de gastro-entérite ; si, au lieu du quinquina, de la valériane, du sulfate de quinine et du camphre, il eût insisté sur la diète et sur la méthode adoucissante? Je ne parle point des sangsues : il ne faut jamais rendre les gens plus ridicules qu'ils ne le sont, et Sangrado lui-même ne les eût point prescrites dans ce cas. M. de C..., au lieu de partir pour Paris avec sa famille, n'aurait-il pas fait six mois plus tôt un voyage un peu plus court?

» Étrange idée que celle qui ne nous montre dans une maladie que différentes figures du même être! Fascination inconcevable, par laquelle certains yeux ne peuvent plus être frappés que d'une seule couleur ! J'en conviens de bonne foi, les causes de la première maladie me paraissent éminemment excitantes ; je l'avoue encore, celles de la rechute l'étaient également. On veut en induire que toutes les lésions viscérales étaient inflammatoires? Je l'accorde pour la première, je le conteste pour la seconde ; et dans l'une et l'autre hypothèse, je ne conçois pas qu'on puisse en inférer que tous les accidens consécutifs étaient de la même famille. Il en est du monde pathologique comme de celui où nous vivons : un père engendre souvent des fils qui n'ont avec lui rien de commun que le nom. Une maladie est une succession de phénomènes, d'*entités*, si l'on veut, très-différens les uns des autres, et qui demandent chacun un traitement spécial. Les connaître, les distinguer, apporter à chacun le remède qui lui convient, voilà la science du vrai médecin. »

Aux remarques pleines de sens de M. Legallois, nous en ajouterons une qui ne sera peut-être pas sans utilité. M. le comte de C... était sujet depuis plusieurs années à une gastro-entéralgie hypocondriaque, lorsqu'il eut l'imprudence d'avaler, au retour de la chasse et le corps en sueur, une boisson trop froide qui détermina une violente douleur dans la région duodénale, une forte constriction à l'épigastre, etc. La cause immédiate de ces phénomènes pouvait bien faire craindre la phlegmasie de l'estomac ou des intestins, et motiver une saignée ; mais la névrose gastrique qui existait avant leur développement, devait rendre le médecin plus réservé sur les évacuations sanguines, attendu que les saignées immodérées aggravent constamment les maladies nerveuses. C'est ce qui eut lieu dans le cas dont il s'agit : les deux cents sangsues firent naître de nouveaux symptômes nerveux et un état adynamique, qui auraient certainement causé la mort du malade si un habile praticien, le docteur Serrières, ne les avait pas combattus par les toniques. En prouvant qu'une gastro-entéralgie peut être cachée derrière la gastro-entérite, et qu'il est alors dangereux de tirer une grande quantité de sang, cet exemple doit servir de leçon aux médecins qui ne voient jamais que l'inflammation de la muqueuse gastro-intestinale , et ne connaissent d'autre traitement que de fréquentes et copieuses évacuations sanguines. Deux cents sangsues ! c'était beaucoup trop , même pour une circonstance dans laquelle la gastro-entérite aurait été simple et dégagée de toute complication nerveuse. Quoique nous ayons rencontré de violentes phlegmasies de la muqueuse digestive , il ne nous est point encore arrivé de porter les sangsues au-delà de quatre-vingts en plusieurs applications ; ce nombre a toujours été suffisant pour arrêter la marche de la maladie : les mettre par centaines , comme on le voit souvent de nos jours , et même jusqu'à mille , comme je l'ai vu une fois , c'est en faire un étrange abus , au grand préjudice de l'humanité; car si les sujets ne meurent pas de ces pertes démesurées du fluide sanguin , ils languissent long-temps et ont une peine infinie à se rétablir : il y en a même quelques-uns qui restent toute leur vie valétudinaires.

XIXe et XXe observations (1).

» Madame B..., âgée de trente ans , grande et forte , mère de neuf enfans , jouissait de la meil-

---

(1) Ces deux faits intéressans m'ont été communiqués par le docteur Bodson ; c'est cet estimable médecin qui les a recueillis et rédigés.

leure santé , lorsqu'elle perdit une petite fille qu'elle aimait tendrement. Elle en eut un violent chagrin , et devint inopinément enceinte. Cette nouvelle grossesse, pendant les quatre à six premiers mois, fut très-orageuse : maux de cœur, vomissemens continuels, inappétence, toux fatigante, dépérissement, etc. Cet état ne fit qu'empirer jusqu'au cinquième mois, au point que la malade ne pouvait plus prendre ni aliment ni boisson, et qu'une cuillerée d'eau excitait des efforts de vomissemens très-douloureux. La grossesse constatée, on lui attribua ces phénomènes nerveux; quelques bains et le temps amenèrent du calme; les alimens légers furent supportés, les forces et l'embonpoint se rétablirent ; l'accouchement fut heureux. Madame B... nourrit son fils pendant quelques mois ; mais le lait ayant manqué, elle fut obligée de le sevrer, et presque dans le même temps tous les symptômes ci-dessus décrits se renouvelèrent avec plus d'intensité. Croyant à une nouvelle grossesse, nous pensâmes qu'il fallait attendre du temps une amélioration à laquelle nous n'étions point parvenus antérieurement, malgré une foule de moyens rationnellement employés. Cependant, au bout de trois mois la malade dépérissait, et les règles reparurent en petite quantité. A quatre mois, je voulus constater l'état de l'*utérus* ; mais cette dame, qui désirait une grossesse et une fille, ne le permit pas dans la crainte de voir son illusion détruite. Enfin, au cinquième mois, nous acquîmes la certitude qu'il n'y avait pas de grossesse, et que nous avions affaire à une maladie d'autant plus sérieuse qu'elle n'avait rien de sympathique avec l'*utérus*, comme la première fois. D'un autre côté, son espoir déçu, Madame B... devint plus irritable, et, pendant plusieurs mois, elle fut en proie à une toux vive, répétée à chaque instant la nuit et le jour ; point de sommeil, pouls fébrile et nerveux, oppression, constipation, céphalalgie intense, vomissemens répétés à l'ingestion de la moindre substance alimentaire, même d'une cuillerée à café d'eau ; léger soulagement par le rejet de quelques glaires mêlées de bile, lèvres souvent colorées, mais langue toujours pâle et épanouie. Mille remèdes furent employés sans succès : application de sangsues au siége, à la vulve, aux cuisses, à la gorge, à l'épigastre ; saignées du bras et du pied ; bains tièdes, frais et de vapeurs ; boissons de toute espèce, qui toutes étaient rejetées, à l'exception du lait coupé, qui passait encore de temps en temps, pourvu qu'il fût donné à petites doses et qu'on y ajoutât chaque fois deux à trois gouttes d'opium de Rousseau ; magnésie, huile de ricin, pilules antispasmodiques avec le musc, l'assa fœtida, l'opium et d'autres narcotiques de la famille des solanées ; lavemens de même nature, potion avec l'acétate de morphine , l'acide hydrocianique ; vésicatoires aux jambes et successivement aux cuisses , aux bras, à l'épigastre ; sinapismes, bains de pieds irritans , application de la glace sur la région épigastrique, frictions stibiées, liniment narcotique, emplâtre antispasmodique au creux de l'estomac ; acétate de morphine à forte dose sur les plaies des vésicatoires , cautère à la jambe, chemise de flanelle , tout fut inutile ; et madame B... paraissait toucher au dernier période de la vie, quand M. le professeur Fouquier fut appelé en consultation. Il reconnut facilement une affection toute nerveuse , mais dont l'issue semblait devenir funeste. Alors les vomissemens étaient mêlés parfois de stries et de petits caillots de sang, la toux continuelle , l'oppression forte ; pouls fréquent et filiforme , abattement physique et moral , désir de la mort. On remarquait cependant que la maigreur n'était pas en rapport avec la longueur de la maladie ; ce qui éloignait encore l'idée d'une lésion organique de l'estomac ou de la poitrine.

» En désespoir de cause, on revint à la glace dont on avait déjà fait usage ; on conseilla à la malade d'en prendre toute la nuit par petits morceaux, d'user d'un lavement purgatif avec une demi-once de séné et du miel, d'y revenir s'il ne faisait pas d'effet, d'essayer en même temps quelques grains de calomel, d'introduire ensuite un liquide nourrissant par l'anus, et de boire dès le

lendemain matin plusieurs tasses d'eau sucrée
très-chaude. La nuit fut mauvaise ; le matin, soif
ardente : on fit usage de l'eau chaude. Ce contraste sembla avoir de l'efficacité , et une grande
dose paraissait mieux supportée qu'une petite ; les
vomissemens d'ailleurs n'étaient plus aussi faciles.
Cependant la bouche paraissait contenir du fiel ,
tant elle était amère ; son odeur était saburrale,
d'une acidité très-prononcée , et souvent la malade annonçait qu'elle vomissait du vinaigre : les
liquides rendus dans un vase avec de grands efforts , exhalaient en effet une odeur acide qui
frappait vivement l'odorat. Enfin , après avoir
rempli deux cuvettes de glaires, de mucosités
sales et de bile, et après plusieurs selles liquides ,
bilieuses et fétides occasionées par les lavemens ,
le calomel, l'huile de ricin et l'eau magnésienne
saturée , madame B... se trouva soulagée , désira
boire un verre d'eau et de lait, qui fut digéré ; on
donna ensuite de l'eau de poulet et de bœuf qui
passa également ; et , pendant quatre jours , la
malade en prit jusqu'à quatre pintes dans les vingt-
quatre heures. Dès ce moment madame B... reprit courage et annonça qu'elle était guérie. La
grande altération se passa et l'appétit revint. On
se contenta d'alimens légers et pris en petite quantité. La toux spasmodique existait encore , mais
elle était moins fréquente , et variait suivant les
circonstances. Tout ce que l'hygiène offre de sa-

lutaire fut employé pour consolider et maintenir la santé de madame B... ; et bien que le succès ne répondît pas tout-à-fait à notre espoir, elle se maintint cependant dans un état satisfaisant jusqu'à la fin de l'automne 1827, époque à laquelle les mêmes symptômes commencèrent à reparaître et augmentèrent d'intensité au fur et à mesure que la température devenait plus froide. Les règles s'étant supprimées de nouveau, on fut d'avis de faire une saignée au pied, d'insister sur les pédiluves sinapisés, et d'appliquer à la partie interne des cuisses un emplâtre de poix de Bourgogne, saupoudré d'émétique. Ces moyens réussirent à rappeler faiblement les règles ; mais les fâcheux symptômes ne firent qu'augmenter, et tout faisait craindre le retour de cette cruelle maladie, lorsque, me rappelant que Cullen et son savant commentateur Bosquillon conseillaient les vomitifs dans la dyspepsie, je fis prendre sous mes yeux quinze grains d'ipécacuanha et un grain d'émétique à la malade, qui finit par vomir une grande quantité de liquides, de glaires et de bile. Ce remède fatigua un peu ; mais l'amélioration se fit comme par enchantement : dès le même jour on put prendre un léger potage ; les vomissemens disparurent, la toux fut presque nulle, l'appétit revint, et en peu de temps la convalescence fut parfaite. Nous purgeâmes cependant madame B... deux ou trois fois avec l'eau mangésienne. Quelques mois après elle fut encore menacée du re- tour de la maladie. Deux grains d'émétique pro- curèrent un vomissement abondant , suivi d'une légère jaunisse et d'une courbature, qui se dissi- pèrent par le repos et quelques laxatifs. L'effet de ce vomitif fut aussi prompt que la première fois, et depuis ce temps madame B... se porte fort bien. »

« Madame de L... , d'une forte organisation , après avoir éprouvé beaucoup de fatigue et s'être exposée aux intempéries du froid et du chaud, ressentit , vers l'époque de la cessation de ses rè- gles, des douleurs très-vives dans la région de l'*utérus*, et de tout l'abdomen qui était fortement tuméfié. En outre, constipation habituelle, bor- borygmes, éructations sonores cent fois répétées dans une demi-heure; vomissemens de mucosités, précédés et accompagnés d'efforts violens et déchi- rans ; sentiment de brûlure et douleur intolérable à la région épigastrique par l'ingestion des alimens, des boissons et des potions calmantes; parfois co- loration des lèvres et de la langue; pouls tantôt fébrile ou nerveux, et tantôt naturel ; insomnie. On attribua cette maladie à un rhumatisme qui occupait alternativement la matrice, l'estomac et les intestins, où il occasionait de grandes souf- frances. Les moyens les plus actifs, les mieux in- diqués furent successivement employés par quatre médecins, appelés les uns après les autres. Saignées, sangsues à la vulve et à l'épigastre, fomentations émollientes, onctions huileuses et opiacées, bains tièdes et de vapeurs, sinapismes aux extrémités, vésicatoires à la cuisse et au creux de l'estomac, lavemens calmans, boissons et potions de même nature, quand il était possible de les ingérer. Appelé à mon tour auprès de la malade, je ne pus qu'applaudir au traitement de mes confrères, tout insuffisant qu'il avait été, et je revins à la saignée, aux sangsues, au vésicatoire sur l'estomac et aux sinapismes. Même résistance de la maladie, même intensité des symptômes. Les règles reparurent sans produire de soulagement marqué : néanmoins la douleur de l'*utérus*, qui était fixée à l'orifice du museau de tanche, se dissipa ; mais l'insomnie, l'agitation, le gonflement du ventre, notamment des hypocondres, la douleur dans ces régions subsistèrent, ainsi que les violens efforts pour vomir et les éructations bruyantes. Toutefois le pouls était rarement dérangé, et l'embonpoint ne se perdait que lentement.

« Je me décidai à changer de médication, dans l'espoir de trouver un moyen propice. Il y avait six semaines que cette dame souffrait, et elle croyait toucher à sa dernière heure, lorsque je l'engageai à prendre des lavemens froids et un bain très-frais. Quoiqu'elle n'eût pu l'endurer que fort peu de temps, elle s'en trouva passablement bien. Encouragé par cet essai, je lui conseillai de prendre de petits morceaux de glace, et rien autre chose. Cette substance fut supportée ; l'état de la malade s'améliora promptement : on continua, et en peu de jours elle put digérer des potages, puis d'autres alimens. Enfin la convalescence fut courte et la guérison sans récidive. —

» Le premier fait ne prouve-t-il pas qu'il existe des maladies de l'estomac par simple irritation nerveuse, et que cette irritation peut être portée à un haut degré sans que la gastrite se manifeste? Ce qui me paraît constant du moins, c'est que la maladie de madame B... ne consistait que dans l'exaltation et la perversion de la sensibilité et de la contractilité organique de l'estomac ; que le spasme s'étendait au foie, au duodénum, et peut-être à d'autres parties. Le diaphragme participait également à l'état nerveux, et causait cette petite toux si répétée, si fatigante, sans expectoration, mais avec un prurit à la gorge et des étouffemens. Quoiqu'on ne s'abusât point sur le caractère nerveux de la maladie, on voit combien elle a été rebelle aux dérivatifs, aux calmans, aux antispasmodiques, ainsi qu'aux évacuations sanguines ; que c'est le *contraste*, pour ainsi dire, du froid et du chaud qui a rompu le spasme et mis la malade hors de péril. On voit enfin que dans deux circonstances presque analogues, un vomitif administré franchement a produit le même avantage, et plus rapidement encore. Dans le second fait, même caractère nerveux de la maladie, dont la glace triompha en peu de jours, après six semaines de médications de toute espèce. »

Je n'aurais rien à ajouter à ces réflexions judicieuses du docteur Bodson, si je ne voulais pas avertir les praticiens de ne point se laisser séduire légèrement par le succès qu'il a obtenu des vomitifs ; cet exemple pourrait être dangereux. Il en est de l'ipécacuanha et du tartre stibié comme des autres préparations stimulantes : ils peuvent enlever une gastralgie en changeant d'une manière brusque la sensibilité vicieuse des organes digestifs et en la ramenant à son état normal ; mais les cas où ils exaspèrent cette névrose, et occasionent même des accidens mortels, sont infiniment plus nombreux que ceux dans lesquels ils rétablissent la santé. L'observation rapportée à la page 76 de cet ouvrage fournit une preuve des bons et des mauvais résultats de semblables moyens. En effet, la première fois qu'un charlatan ordonna les drastiques à la demoiselle qui en était affectée, ils produisirent une grande amélioration, qui aurait probablement été suivie d'une guérison définitive, si des chagrins n'avaient pas déterminé une rechute ; tandis qu'administrés plus tard par le même empirique, ils contribuèrent puissamment à l'issue funeste de la maladie. À propos de cette observation, nous ferons remarquer qu'elle ressemble sous plusieurs rapports, principalement sous celui des vomissemens aqueux et glaireux, au premier fait décrit par M. Bodson, et que j'ai eu raison, par conséquent, de dire que des personnes qui offraient les mêmes symptômes que notre malade, pouvaient arriver à un rétablissement complet.

XXIe OBSERVATION.

M. R...., âgé de trente ans environ, d'un tempérament nerveux et lymphatique, avait déjà éprouvé, dix ans avant sa dernière maladie, des douleurs d'estomac et des vomituritions glaireuses, qui, après une durée de cinq à six mois, cédèrent à une nourriture et à des médicamens toniques. Depuis ce moment il était sujet à quelques retours de ces symptômes toutes les fois qu'il prenait une certaine quantité de légumes, de poisson, de lait ou de fruits; en sorte qu'il était obligé, pour se bien porter, de vivre presque exclusivement de viandes, qui passaient très-bien, même les plus indigestes, comme celle de cochon. Cependant la vie sédentaire, les fonctions de commis aux écritures qu'il remplissait dans un grand magasin de Lyon, et surtout le travail du cabinet après le repas, ayant la région épigastrique appuyée contre le bord d'une table, rappelèrent ses douleurs d'estomac et ses vomituritions glaireuses, vers le milieu de l'année 1826. Le succès des toniques dans la première maladie, et les difficultés que M. R.... éprouvait à digérer la nourriture maigre, auraient dû éclairer le diagnostic ; mais l'esprit de système l'emporta sur la raison et l'expérience : le malade fut déclaré atteint d'une gastro-entérite chronique et traité par les antiphlogistiques. Les symptômes s'étant aggravés sous l'emploi de cette médication, on revint plusieurs fois aux sangsues, on prodigua les boissons mucilagineuses, et on diminua de plus en plus la quantité des alimens; on finit enfin par les réduire à du lait coupé. Au bout d'une année de ce traitement, le malade avait perdu ses forces et son embonpoint, et son moral était affecté au plus haut degré. Désespéré de sa situation, et voulant en sortir d'une manière ou de l'autre, il prit, de sa propre autorité, le remède de *Leroy* ; les premières doses n'ayant produit aucun effet, il les doubla pendant six jours consécutifs. Malgré cette précaution, le vomi-purgatif n'eut d'autre résultat que quelques évacuations de matières fécales : du reste, il ne fit ni bien ni mal, preuve certaine qu'il n'y avait pas de gastro-entérite; car, si la muqueuse digestive eût été enflammée, ce remède aurait nécessairement exaspéré la maladie. Toutefois le médecin n'en persista pas moins à croire que cette inflammation avait lieu ; mais, ne pouvant rendre le traitement antiphlogistique plus rigoureux, attendu qu'il avait été porté aussi loin que possible, il engagea le malade à aller prendre les eaux d'Aix en Savoie.

En revenant de ces eaux, qui ne lui avaient procuré aucun soulagement, M. R ... passa à Chambéry, où il consulta un médecin dont j'ignore le nom. Plus éclarié et moins systématique, ce médecin lui assura que sa maladie n'était que nerveuse, et, pour toute prescription, il lui remit un exemplaire du *Traité sur les gastralgies*. Ayant reconnu dans cet ouvrage tous les symptômes qu'il éprouvait, le malade prit le parti d'apaiser sa faim dévorante, et il commença par avaler la moitié d'un poulet, qui passa très-bien. Rassuré par le succès de ce premier essai, il continua à manger de la volaille deux fois par jour. Au moyen de cette alimentation il reprit bientôt un peu de force, et vint à Paris en novembre 1827. Quoiqu'il n'y eût qu'un mois qu'il avait commencé à manger, son état physique et moral était considérablement amélioré ; néanmoins il était encore très-maigre, et son esprit s'occupait toujours de son estomac, où il éprouvait par momens des sensations particulières, et quelquefois une douleur plus ou moins vive qui se manifestait sous les cartilages des fausses côtes droites : en outre il rejetait presque tous les jours, avant les repas ou après la digestion, une matière glaireuse de la consistance et de la couleur des huîtres. Du reste l'appétit était bon, l'épigastre souple et indolent au toucher, le sommeil parfait, et le ventre libre. Comme jusqu'alors il n'avait mangé que du poulet, nous lui conseillâmes de prendre quelques autres alimens de même nature, et de boire un peu de vin, dont il n'avait pas encore osé faire usage. Pour seconder le régime, nous prescrivîmes l'extrait de gland de chêne torréfié, la magnésie et l'eau de Vichy. Le mieux continua sous l'empire de ce traitement, et, à la fin de décembre, M. R.... repartit pour le département de l'Isère, son pays natal. Il n'était pas entièrement rétabli, mais il ne lui fallait plus que du temps pour arriver à une guérison parfaite.

XXII° OBSERVATION.

On m'envoya le récit suivant d'Avignon, le 18 février 1828. M. L....., lieutenant au 29° régiment de ligne, est né dans le nord de la France; mais depuis dix ans il habite le midi, où il n'a jamais été en parfaite santé. Cependant sa maladie, qui consistait dans de fortes douleurs d'estomac, n'éclata qu'à son retour de la dernière guerre d'Espagne, et après quelques excès de vins capiteux. Les premiers médecins de Montpellier et de Marseille déclarèrent qu'il avait une gastrite chronique. Le régime qui lui fut prescrit consistait à ne manger que des viandes blanches bouillies et des légumes au maigre;

pour tisane on ordonna de l'eau de gruau et de mauve. « Il y avait quatre ans, dit-il, que je suivais ce traitement sans qu'il m'eût jamais procuré de soulagement sensible, lorsque le hasard me fit rencontrer à Marseille un de mes amis que je n'avais pas vu depuis long-temps. La première chose que l'on peut se demander en pareil cas, c'est l'état de sa santé, et certes je ne pouvais pas lui dire que je me portais bien, puisque je souffrais continuellement de ma maladie, dite gastrite chronique. Je lui en fis donc l'aveu. Alors il me dit qu'il serait mon médecin, et qu'il passerait chez moi. A vous dire vrai, je crus qu'il me plaisantait ; ce qui fut cause que je le quittai assez froidement. J'avais tort, car le soir même je vis arriver mon ami, tenant à la main votre *Traité sur les gastralgies*, et voici ce qu'il me dit : J'ai eu comme vous une prétendue gastrite chronique, je l'ai gardée pendant plusieurs années, et je ne m'en suis débarrassé qu'après avoir suivi les conseils du docteur Barras, qui étaient d'abandonner le régime débilitant pour prendre, par gradations, une nourriture tonique.

» Cet exemple et la lecture de votre ouvrage, dans lequel je reconnus ma situation, me déterminèrent à changer de traitement ; les tisanes, les viandes bouillies et les légumes au blanc furent remplacés par du vin vieux et une alimentation succulente. Depuis deux mois que je fais usage de ce nouveau régime, la plupart des symptômes que j'éprouvais ont disparu, et je me trouve infiniment mieux. Néanmoins je ne suis pas entièrement rétabli : en m'éveillant le matin je ressens encore un feu dans la poitrine, comme si j'avais bu la veille des liqueurs spiritueuses; mon appétit est vorace, mais je ne puis le satisfaire sans éprouver des pesanteurs d'estomac quelques heures après les repas; des picotemens se font sentir au bout de la langue, qui est blanche dans toute son étendue; il est rare que mes urines soient troubles, le plus souvent elles sont claires et abondantes. Tel est mon état actuel. Veuillez me dire ce que je dois faire pour compléter ma guérison, et si vous croyez que les eaux minérales me seraient utiles; dans le cas où vous les approuveriez, je demanderai un congé pour aller les prendre aussitôt que la saison le permettra. »

Mon avis fut que M. L..... demandât un congé, non pour aller prendre les eaux, qui ne sont presque jamais avantageuses dans la position où il se trouvait, mais pour faire un voyage dans son pays natal, ou dans toute autre région qu'il pourrait préférer. En outre, je lui conseillai l'usage de l'eau à la glace, et, au besoin, du gland de chêne torréfié, en extrait ou en infusion. Il est probable que ces moyens ont achevé son rétablissement, puisqu'il devait m'en informer, s'ils ne réussissaient pas, et qu'il ne m'a point écrit de nouveau. Je crois d'autant plus à sa guérison qu'elle était déjà très-avancée quand il me demanda des conseils, et que le régime seul pouvait la terminer.

XXIIIᵉ OBSERVATION.

M. T...., âgé de quarante-deux ans, d'un tempérament bilioso-nerveux, capitaine dans un régiment d'artillerie à pied, habita le midi de la France, l'Italie et l'Espagne jusqu'à l'âge d'environ trente ans. Depuis, il séjourna à Auxonne, Metz et la Fère, pays très-humides. De trente à trente-cinq ans, cet officier fit un fréquent usage de vomitifs, parce qu'il était souvent tourmenté par la bile. A l'âge de trente-huit ans, il travailla beaucoup, rechercha la solitude, eut quelques maux de tête, et devint vaporeux. On lui conseilla de ne vivre que de lait, de fruits, de poisson et de légumes, pris même en petite quantité, et de ne boire que de l'eau. Ce régime troubla les fonctions digestives, et occasiona de la gêne dans la région épigastrique, qui n'était cependant pas douloureuse. Mais une dispute et un accès de colère produisirent bientôt, au creux de l'estomac, une douleur assez cuisante, qui se renouvelait de temps à autre. Cette douleur et la gêne de l'épigastre déterminèrent M. T.... à consulter un médecin de Metz, qui le traita pour une gastro-entérite chronique, c'est-à-dire avec les sangsues, l'alimentation débilitante, le bouillon de veau et l'eau de gomme. Au bout de six mois de ce traitement, qui avait aggravé les symptômes, le malade alla prendre les eaux de *Niéderbronn*. Il n'éprouva pas un grand bien de ces eaux ; mais comme il se nourrissait mieux, ses forces revinrent, et son extérieur annonçait de la santé. Néanmoins il avait toujours de la gêne dans l'estomac, une constriction de cet organe et de la constipation. Arrivé à la Fère, il mangea peu, des légumes plutôt qu'autre chose, et il ne but presque pas de vin. Ses digestions redevinrent pénibles, et cinq à six doses d'un remède anti-glaireux, dont on lui indiqua l'usage, réveillèrent la douleur épigastrique. Un nouveau médecin remit M. T.... aux débilitans, qui le rendirent toujours plus malade. Il retourna aux eaux de *Niéderbronn*. Le voyage et une nourriture plus substantielle lui redonnèrent une apparence de santé, et il ne se serait point mal porté en effet, si le serrement d'estomac n'eût pas continué. Pendant l'été et l'automne de 1827, le malade passa un congé de semestre en Franche-Comté, où le raisin, qu'on lui avait recommandé de manger en abondance, rappela la douleur d'estomac. Dix sangsues à l'épigastre et un régime sévère furent encore suivis de maigreur et de faiblesse. Une meilleure alimentation rétablit de nouveau les forces, et le mieux continua l'hiver dernier ; l'embonpoint augmenta même, et les fonctions digestives se faisaient assez bien, quoique la constriction de l'estomac persistât. Le désir de se débarrasser de ce symptôme, qui n'avait point cessé depuis le commencement de la maladie, détermina M. T.... à prendre l'eau artificielle de Vichy, à la dose d'une bouteille par jour ; mais, loin de faire du bien, cette eau renouvela tous les accidens et les rendit plus graves que jamais. En effet, la douleur épigastrique, qui se faisait sentir tantôt avant et tantôt après les repas, prit une intensité qu'elle n'avait point encore eue ; la sensation de serrement à l'estomac s'étendit aux intestins ; la constipation devint si opiniâtre qu'on ne pouvait obtenir une selle que tous les quatre ou cinq jours et à force de lavemens ; vif par momens, l'appétit était faible dans d'autres ; la digestion des potages, seul aliment que le malade osât prendre, ne s'achevait qu'avec peine et durait long-temps : il semblait à M. T.... que son canal digestif était *bouché*, et que rien ne pouvait le parcourir. (Ce sont les expressions dont il s'est servi pour me faire comprendre son état.) Cependant il n'avait ni fièvre ni chaleurs, et le sommeil était bon.

Telle était la situation de M. T.... le 5 mai 1828, lorsqu'il m'adressa le mémoire à consulter qui m'a fourni les détails qu'on vient de lire. Le

diagnostic n'était point obscur : les causes prédisposantes et occasionelles, les symptômes qui se
présentaient, les mauvais effets que le traitement
antiphlogistique avait toujours produits, et les
améliorations constantes obtenues par les alimens
substantiels, disaient assez que la maladie était
nerveuse pour que l'on n'eût pas le moindre doute
à cet égard. Nous conseillâmes donc un régime
analeptique, secondé par l'usage intérieur de la
glace, ou, à défaut de cette substance, d'un mélange de sirop de morphine et de quinquina à
l'eau. Nous ajoutâmes que le malade ferait bien
d'essayer les bains frais, ainsi que les demi-lavemens à l'eau presque froide, et, dans le cas où la
constipation ne céderait pas, de prendre, à quelques jours d'intervalle, soit dix-huit grains de
rhubarbe dans la première cuillerée de sa soupe,
soit un demi-gros de magnésie dans de l'eau sucrée.
L'exercice, des occupations agréables, des distractions de tout genre, et la tranquillité de l'esprit, furent recommandés comme moyens acces-
soires qui devaient puissamment contribuer à la
guérison.

La glace ne fut point employée, faute de pouvoir s'en procurer; la potion au sirop de quin-
qui na produisit à l'estomac un sentiment de chaleur qui effraya le malade; les bains furent pris
trop froids, et lui causèrent aussi des sensations
pénibles qui les firent suspendre. Quant à la nour-

riture substantielle et aux autres moyens conseillés, M. le capitaine T.... n'osa pas en faire usage avant de s'être soumis à notre examen. C'est pourquoi il vint à Paris le 27 mai. Sa situation était à peu près telle qu'il me l'avait écrit, si ce n'est que la douleur avait disparu, et qu'il ne se plaignait plus que du serrement habituel à la région épigastrique. Du reste, cette région était souple et indolente au toucher, la langue blanche, large et épanouie, l'embonpoint passable; les forces étaient intactes. Mais la crainte d'exaspérer la gastro-entérite chronique dont il se croyait affecté, et les malaises qu'il éprouvait souvent après avoir mangé une petite soupe, affectaient son esprit et l'empêchaient de se nourrir. Les digestions se faisaient néanmoins; car il n'avait jamais eu de vomissemens, et les fréquentes éructations qu'il éprouvait n'étaient pas de mauvaise nature; elles avaient quelquefois le goût des alimens ingérés; le plus ordinairement elles ne sentaient rien, et n'étaient composées que de gaz purs.

Cet examen me fortifia dans l'opinion où j'étais que M. T.... avait une gastro-entéralgie, et non une inflammation gastrique. Cependant la sécheresse de ses fibres, sa grande irritabilité physique et morale, et l'extrême sensibilité que les substances un peu relevées provoquaient dans son estomac, me firent sentir le besoin de modifier ma première prescription, d'insister d'abord sur la mé-

dication et la nourriture adoucissantes, et de ne passer que graduellement aux toniques actifs. Ainsi je
conseillai d'ajouter le sirop de guimauve à la potion,
de prendre les bains et les demi-lavemens à vingt
degrés, et de vivre d'alimens doux, avec la recommandation d'augmenter l'énergie de ce traitement
au fur et à mesure que l'irritabilité diminuerait.
En outre, persuadé que le calme de l'esprit et
une alimentation convenable étaient les principaux
moyens curatifs, j'engageai fortement le malade à
réprimer ses impatiences et à éloigner les craintes
qu'il avait de manger.

Le 23 juin, M. T.... m'écrivit qu'il prenait une
soupe le matin, deux œufs ou une côtelette à
midi; un potage, du bœuf et des légumes à dîner;
que la digestion de ces alimens ne se faisait pas
trop mal, bien qu'il éprouvât encore un peu de
gêne et des malaises à l'épigastre, quelques maux
de cœur et une salivation abondante : il ajouta que
les selles étaient rétablies, et que son embonpoint
revenait sensiblement.

XXIVe OBSERVATION.

M. F...., âgé d'environ cinquante ans, d'une
constitution très-nerveuse, employé supérieur
dans une administration, vint chez moi au commencement de juillet 1827, et me rapporta l'histoire de sa maladie en ces termes : « Depuis plus

de dix ans mes digestions se faisaient mal; après avoir mangé j'éprouvais habituellement des malaises et des pesanteurs à la région de l'estomac; j'avais des rapports, des vents et des coliques; mon ventre était gonflé, et je ne pouvais aller à la garde-robe qu'à force de lavemens : néanmoins l'appétit se conservait, et je continuais à remplir mes fonctions administratives. Mais en 1825 les digestions devinrent beaucoup plus pénibles, je ressentais de violentes douleurs d'estomac après les repas, et je commençais à prendre de l'inquiétude sur mon état. Le médecin que je fis appeler me dit que j'avais une gastro-entérite chronique; qu'il fallait appliquer des sangsues à l'épigastre, boire de l'eau gommée, vivre de lait, de poisson, de légumes, de fruits, etc., et ne contenter qu'une partie de l'appétit. La maladie ayant fait des progrès par l'emploi de ce traitement, on crut qu'il n'était pas assez actif; en conséquence on revint plusieurs fois aux sangsues, on varia les boissons, et on rendit le régime de plus en plus sévère. Ennuyé et désespéré de ma situation, qui s'aggravait toujours, je me décidai, avec l'approbation de mon médecin, à aller prendre les eaux de Plombières, où je passai deux mois de l'été de 1826, et d'où je revins encore plus malade qu'avant de m'y rendre. Je ne sais par quelle fatalité les antiphlogistiques et même les sangsues furent continués, malgré l'avis du professeur Dubois, qui vint me voir comme ami, et qui m'engagea fortement à cesser tout traitement médicinal, et à ne prendre que des alimens substantiels. Bref, à la fin de l'hiver 1827 je ne vivais que de bouillon de poulet, d'eau lactée, de potages au maigre, et mon estomac avait de la peine à les supporter; la constipation était invincible, le sommeil nul ou très-agité; je n'avais plus de forces, et j'étais réduit au dernier degré du marasme : l'esprit était si vivement affecté que je croyais succomber à chaque instant, et que la mort me paraissait un bienfait.

» Dans cette fâcheuse position, j'eus connaissance de votre *Traité sur les gastralgies*. En me faisant sentir qu'au lieu d'une gastro-entérite je n'avais qu'une affection nerveuse de l'estomac et des intestins, la lecture de ce Traité tranquillisa mon imagination, ranima mon courage, et me fit espérer que j'obtiendrais ma guérison en suivant le régime qui y est indiqué pour les cas analogues à celui où je me trouvais. Mon espoir ne fut point trompé : aussitôt que j'eus commencé à prendre des alimens toniques, ma situation s'améliora d'une manière remarquable. Encouragé par cette amélioration, je continuai le même régime; et, quoiqu'il n'y ait pas encore deux mois que je l'ai adopté, ma santé est presque entièrement rétablie; il ne me reste plus qu'un peu d'agitation et quelques inquiétudes qui disparaîtront par la suite. Aussi ne viens-je pas vous voir aujourd'hui pour vous demander des conseils, mais pour vous remercier d'avoir publié votre ouvrage. » Ayant revu plusieurs fois M. F.... depuis cette époque, j'ai la certitude qu'il continue à se bien porter.

XXVe OBSERVATION.

M. L...., colonel, âgé de cinquante-deux ans, d'un tempérament nerveux, prit sa retraite en 1824, et se fixa dans une grande ville de province. Quoiqu'il ait toujours été délicat et irritable, il se porta fort bien dans le temps où il faisait la guerre, et sa santé n'a jamais été meilleure que pendant la désastreuse campagne de Russie. Mais une fois qu'il fut retiré dans ses foyers, et livré à une vie sédentaire, ses digestions se dérangèrent ; il éprouva des douleurs d'estomac, et devint hypocondriaque. Le médecin auquel il s'adressa, croyant reconnaître une gastro-entérite latente, prescrivit les sangsues à l'épigastre, un régime sévère et composé d'alimens atoniques. Pressé par la faim, et sachant d'ailleurs que les alimens de cette nature lui avaient toujours été contraires, le malade ne se soumit qu'avec répugnance à ce traitement, et il avait raison ; car, sous son emploi, la gastralgie et le trouble des digestions s'accrurent beaucoup, la maigreur devint considérable, les forces tombèrent, le sommeil se perdit, et le moral s'affecta au plus haut degré. Dans cette situation, M. L.... fut envoyé, en juin 1826, aux eaux de Plombières, dont il ne tira aucun soulagement. De retour chez lui, il continua l'usage de la nourriture débilitante, et passa l'hiver sans éprouver de mieux. Enfin, au bout de dix-sept mois de maladie, il entendit parler du *Traité sur les gastralgies*, et se décida à venir à Paris pour me consulter : c'était au mois de juillet 1827.

L'imagination de ce malade était si vivement frappée, qu'après m'avoir fait le récit qu'on vient de lire, il me demanda s'il devait faire son testament. Son état n'avait cependant rien de fâcheux. Il est vrai que la maigreur approchait du marasme ; mais il avait eu assez de force pour faire quatre-vingts lieues en diligence, et les douleurs d'estomac, qui avaient été fort intenses dans le commencement de la maladie, étaient presque nulles ; il ne se plaignait plus que d'un malaise et d'une sensation d'anéantissement à la région épigastrique, de gonflemens abdominaux, de borborygmes et d'une constipation opiniâtre. Du reste, le teint était bon, la langue blanche et épanouie, l'appétit violent, et il n'y avait point de soif.

L'indication était très-simple ; il ne s'agissait que de nourrir le malade et de rassurer son esprit. Nous lui prescrivîmes donc des alimens toniques, pris avec modération, et nous employâmes tous les raisonnemens propres à lui persuader qu'il ne tarderait pas à se rétablir. Notre prédiction s'accomplit, et même beaucoup plus tôt que je ne m'y attendais : quinze jours après avoir commencé ce régime, les fonctions digestives se faisaient bien, les selles se rétablissaient, les forces et l'embonpoint revenaient à vue d'œil; le moral était tranquillisé; et, convaincu qu'il n'avait qu'à continuer la même alimentation pour guérir complétement, M. L.... retourna dans son pays, où la guérison s'acheva sans la moindre rechute. C'est ce dont j'ai pu m'assurer dans un voyage qu'il fit à Paris seize mois après, c'est-à-dire en novembre 1828, époque à laquelle il allait toujours bien, si ce n'est qu'il conservait encore une grande irritabilité, comme cela arrive souvent à la suite des gastro-entéralgies hypocondriaques, surtout chez les individus d'une constitution nerveuse. Une fois que les nerfs ont été fortement et long-temps agités, ils ne reviennent que peu à peu à leur état normal.

XXVIe OBSERVATION.

M. R....., âgé d'environ quarante ans, d'un tempérament nerveux et sanguin, employé dans les bureaux de la préfecture de police, était sujet à une douleur d'apparence rhumatismale, qui occupait tantôt le flanc droit et tantôt la hanche ou les muscles thoraciques du même côté. Au mois de décembre 1827, cette douleur se porta vers la région épigastrique ; mais elle ne siégea probablement que dans les parois de cette région, car il n'y avait point de fièvre, et les fonctions digestives se faisaient bien. Le docteur qui fut appelé n'en déclara pas moins que c'était une gastrite chronique; il ordonna les sangsues à la région de l'estomac, les boissons mucilagineuses, et défendit les viandes brunes. La douleur épigastrique diminua d'intensité ; mais les digestions furent alors plus longues, s'accompagnèrent de pesanteurs à l'épigastre, de malaises, de gonflemens abdominaux, et d'une somnolence à laquelle il était impossible de résister; les selles devinrent fort rares et difficiles On répéta les sangsues, et le malade fut enfin réduit à ne vivre que de lait coupé. Le moral s'affecta, l'embonpoint et les forces diminuèrent rapidement : toutefois M. R.... allait encore à son bureau ; mais la course étant assez longue, il était obligé de se reposer en route.

Effrayé de sa situation, et de ce que son médecin lui avait prédit que sa maladie durerait fort long-temps, qu'il maigrirait et s'affaiblirait encore davantage, il vint me consulter le 16 mars 1828. Il n'y avait rien à l'estomac, mais un peu de sensibilité à l'hypocondre droit, et peut-être un léger empâtement du foie; l'appétit était violent, la langue blanche, le pouls faible et d'une lenteur extrême ; en un mot je ne vis aucun symptôme de gastrite. Tout annonçait, au contraire, un état de faiblesse et d'excitabilité des premières voies créé par la faim, les sangsues, les boissons mucilagineuses et l'alimentation débilitante ; car le trouble des digestions ne s'était manifesté qu'après l'usage de ce traitement. A part son ancienne douleur, qui avait repris sa place à l'hypocondre droit, M. R..... n'avait donc, lorsqu'il me consulta, d'autre maladie que celle occasionée par les antiphlogistiques, et il ne lui fallait, pour rétablir son estomac, qu'une bonne nourriture. La preuve, c'est qu'au bout d'un mois de l'alimentation substantielle que nous lui conseillâmes, tous les symptômes de sa prétendue gastrite étaient dissipés, et qu'il n'avait plus que sa douleur ordinaire, qui, bien qu'elle changeât de situation comme autrefois, occupait néanmoins plus particulièrement la région des fausses côtes droites, où elle devenait très-vive quand il faisait mauvais temps. Depuis, cette douleur a disparu par l'usage des eaux de Plombières, que M. R..... vient de prendre, et aujourd'hui, 10 août 1828, sa santé serait complétement rétablie, s'il ne lui restait pas encore un peu de faiblesse.

———

Réflexions. Cette observation prouve avec quelle

facilité la doctrine physiologique fait commettre des erreurs. On conçoit qu'une névrose de l'estomac puisse être prise pour une gastrite, attendu qu'il est des cas où ces deux maladies offrent, sinon une analogie parfaite, au moins quelques traits de ressemblance; mais chez M. R..... il n'y avait pas même de gastralgie; le principal organe digestif n'était point affecté, puisqu'il ne souffrait pas et qu'il remplissait toutes ses fonctions. Cet individu n'avait qu'une douleur qui, de l'hypocondre droit où elle siégeait le plus souvent, s'était étendue vers la région épigastrique; et c'est ce qui fit penser au médecin physiologiste que la muqueuse de l'estomac était enflammée. C'est uniquement d'après ce symptôme que le malade fut mis à un traitement antiphlogistique sévère, qui l'a conduit à un état voisin du marasme, et qui l'aurait peut-être entraîné au tombeau s'il ne l'eût pas discontinué. J'ai vu beaucoup de méprises des médecins physiologistes; mais je n'en avais point encore rencontré de cette force, et j'avoue que j'aurais eu de la peine à y croire si elle ne s'était pas passée sous mes yeux. Cependant, comme il est permis de se tromper au début d'une maladie, on pardonnerait à un médecin d'avoir admis aussi légèrement l'existence d'une inflammation gastrique; mais ce qui est vraiment impardonnable, c'est de n'avoir pas vu ensuite que c'étaient les débilitans qui troublaient les digestions, faisaient maigrir M. R....., lui ôtaient ses forces, et le rendaient hypocondriaque. A l'apparition de ces phénomènes, qui n'existaient point avant l'usage de la médication et de la nourriture atoniques, un praticien qui n'aurait pas été aveuglé par une fausse théorie aurait reconnu sa faute, et se serait empressé de la réparer par un autre régime ; tandis que l'élève de la nouvelle doctrine n'y a vu qu'un indice des progrès de l'inflammation imaginaire, et la nécessité de rendre le traitement antiphlogistique encore plus rigoureux. Son erreur était même si profonde, qu'après avoir appris que M. R..... commençait à prendre des alimens, il lui fit dire que sa maladie était réellement une gastrite chronique, et qu'il se *tuerait* s'il continuait à manger, et ne revenait promptement au lait coupé pour toute alimentation. Heureusement que le malade, se trouvant bien de la nourriture qu'il prenait, ne tint pas compte de ces menaces, qui auraient pu lui faire beaucoup de mal. C'est ce qui est arrivé à un autre hypocondriaque qui était aussi venu me consulter après avoir été épuisé par les antiphlogistiques : le médecin qui l'avait traité, et qui était son ami, lui ayant dit qu'il *mourrait* de sa gastro-entérite chronique s'il suivait mes conseils, il accourut tout effrayé pour me rapporter cette conversation, et j'eus mille peines à le rassurer. Je laisse à d'autres le soin de juger ce procédé de quelques médecins physiologistes , qui exhalent ainsi sur leurs malheureux patiens l'humeur qu'ils ont contre un confrère qui ne partage pas leur manière de voir. Quant à moi , loin de me plaindre de ces médecins, si je ne gémissais pas sur le sort de leurs victimes , je serais presque tenté de leur faire des remercîmens pour les belles cures qu'ils me préparent ; car je dois un grand nombre de guérisons qui ont paru surprenantes , à l'abus que l'on fait aujourd'hui des antiphlogistiques, comme le docteur Pomme en dut beaucoup à l'abus que les médecins de son temps faisaient de la méthode stimulante. Parmi les succès que les médecins physiologistes m'ont ménagés, celui que j'ai obtenu dans le cas suivant est l'un des plus beaux.

XXVIIe OBSERVATION.

M. A....., âgé de trente-quatre ans, d'une forte constitution , lieutenant d'infanterie, fut pris, en mai 1827, après un long usage du baume de copahu, d'une douleur d'estomac qui se renouvelait par l'ingestion des alimens , et se terminait aussitôt que la digestion était achevée. Quoiqu'il n'y eût point de fièvre et que l'appétit se conservât, le chirurgien major de son régiment attribua cette douleur à une gastrite chronique, prescrivit les sangsues à l'épigastre, l'alimenta-

tion débilitante , et les boissons mucilagineuses.
N'éprouvant aucune amélioration de ce traitement antiphlogistique , le malade vint à Paris
au mois de juillet , et entra au Val-de-Grâce.

Dans cet hôpital on lui fit encore plusieurs applications de sangsues , tantôt à l'anus et tantôt à
la région épigastrique ; on insista sur l'eau de
gomme , les bains , les cataplasmes , les lavemens ;
et sa nourriture fut réduite à quelques crêmes de
riz. Sous l'emploi prolongé de cette médication et
de ce régime , la douleur d'estomac disparut ,
mais l'appétit , l'embonpoint et les forces du
malade se dissipèrent également, et le moral s'affecta à un haut degré. Vers le milieu de septembre , on lui permit des soupes maigres , du
poisson, des légumes , des pruneaux , etc. Comme
cela devait arriver, ces alimens produisirent des
malaises et des pesanteurs à l'épigastre, beaucoup
de rapports et de vents , et une constipation invincible. Toutefois se trouvant mieux , M. A.....
sortit de l'hôpital l'un des premiers jours de novembre pour aller chez ses parens , où le docteur du Val-de-Grâce continua à le soigner conjointement avec un autre médecin.

Son état ayant peu varié pendant les deux mois
qui suivirent sa sortie, on ne changea rien au
traitement jusqu'en janvier 1828 , époque à laquelle ces deux médecins lui mirent un long séton
au milieu du flanc gauche. Ce moyen n'amena

aucun changement favorable : les digestious étaient toujours fatigantes sans être douloureuses ; le dépérissement, la faiblesse et l'hypocondrie faisaient des progrès rapides. Pour remédier à cette position, on supprima de nouveau les alimens, et, à la fin de février, on appliqua deux larges sinapismes aux cuisses.

Lorsque le malade me fit appeler, le 6 mars, il ne prenait que du bouillon de poulet, de l'orgeat, de l'eau gommée et quelques pruneaux. Sa langue était recouverte d'un limon blanc dans toute son étendue ; il n'y avait rien de particulier à la région épigastrique, si ce n'est des pulsations momentanées ; le pouls ne battait pas plus de quarante-cinq fois par minute. L'émaciation et la faiblesse étaient considérables. Cependant M. A....., dont le moral était affecté au point qu'il annonçait sa mort prochaine, aurait pu sortir et faire des promenades à pied, si le séton et les sinapismes ne l'eussent pas forcé de garder le repos. Le sommeil était excellent.

D'après cet exposé le diagnostic ne pouvait pas être douteux : une gastralgie avait eu lieu dans le principe, mais elle était dissipée depuis longtemps ; et quand je fus consulté, il n'existait d'autre maladie que celle qui avait été produite et qui était entretenue par l'abus des antiphlogistiques. Tout ce qu'il y avait à faire pour guérir le malade, c'était de supprimer le séton et les sina-

pismes, de tranquilliser son esprit, et de lui conseiller de prendre, par gradations, une nourriture
substantielle. Nous ajoutâmes néanmoins qu'il était
à propos de seconder le régime par une cuillerée
à bouche, avant chaque repas, de sirop de quinquina à l'eau, et par des frictions épigastriques
avec un liniment composé de teinture d'écorce du
Pérou, de laudanum et d'éther. De plus, nous
insistâmes beaucoup sur la nécessité de l'exercice
et des distractions. Ce traitement eut un plein
succès : à part quelques malaises à l'épigastre et
une grande flatulence, les digestions, les selles,
l'embonpoint, les forces et le moral se rétablirent
sans difficulté, et même avec tant de promptitude, que M. A.... se trouva en état de partir le
21 avril pour joindre son régiment, qui était en
garnison à Carcassonne. J'en ai eu des nouvelles
au mois de juillet ; il n'avait éprouvé aucune rechute, et continuait à jouir d'une bonne santé.
Au dire de sa lettre, son embonpoint avait même
pris un tel accroissement, que ceux qui l'avaient
vu partir de Paris ne l'auraient pas reconnu.

Réflexions. Nous pourrions, s'il en était besoin,
rapporter une foule d'exemples plus ou moins
analogues aux derniers qui viennent d'être exposés. Il se passe peu de jours, en effet, sans que
nous soyons consulté par des *gastralgiques* qui,

avant la publication de notre ouvrage, languis-
saient sous le poids d'une gastro-entérite chronique imaginaire et du traitement antiphlogistique.
Parmi ces nombreux malades , il y a des individus
qui , comme ceux dont nous venons de parler , se
rétablissent avec une étonnante rapidité , parce
que n'ayant besoin, pour atteindre ce but, que
de tranquilliser leur imagination et de se nourrir,
ils ont le courage de chasser impitoyablement
l'idée chimérique d'une inflammation de l'estomac , et de prendre sans crainte une nourriture
fortifiante. Chez d'autres le rétablissement est plus
difficile à obtenir , et ne marche pas avec autant de
promptitude, par la raison que cette malheureuse idée est si fortement empreinte dans leur
esprit qu'ils ne peuvent s'en débarrasser que peu à
peu, et parce qu'ils n'osent prendre une suffisante
quantité d'alimens convenables. Ce qui les empêche d'user de ces alimens, ce sont des sensations pénibles , quelquefois même douloureuses ,
qui se manifestent à la région épigastrique, ou
dans le ventre , les premières fois qu'ils en font
usage : effrayés de ces sensations, qu'ils attribuent à la gastro-entérite , bien qu'elles ne soient
que l'effet d'une alimentation tonique sur des
organes dont la sensibilité a été exaltée par l'abus
des antiphlogistiques , et qu'elles se dissipent au
fur et à mesure que l'estomac et les intestins s'ac-
coutument à cette alimentation , ils reviennent

aux substances atoniques et à un régime sévère, s'exposant ainsi à mourir de faim pour ne point mourir d'une phlegmasie qu'ils n'ont pas. Le plus grand nombre d'entre eux cependant finissent par arriver à une guérison complète, à moins que la maladie nerveuse ne soit devenue constitutionnelle, auquel cas le régime que nous leur conseillons de suivre a toujours le grand avantage d'améliorer considérablement leur situation.

Chose remarquable! l'erreur que nous cherchons à détruire, et qui consiste à regarder les névroses de l'estomac comme des phlegmasies, fait surtout des victimes parmi ceux qui adoptent la doctrine physiologique sans discernement. Une pareille singularité a déjà eu lieu dans le temps où l'illustre *Corvisart* répandait une si vive lumière sur le diagnostic des maladies du principal organe de la circulation : la plupart de ses auditeurs croyaient avoir un anévrisme au cœur ; ils se tâtaient le pouls, appliquaient la main sur leur région cordiale, et, s'ils s'apercevaient de quelque mouvement désordonné, que la frayeur leur donnait souvent, ils se regardaient comme perdus.

On m'a assuré qu'à l'époque où le célèbre professeur *Baumes* faisait des leçons sur la phthisie pulmonaire, beaucoup d'étudians de Montpellier s'imaginaient aussi être affectés de cette maladie. Aujourd'hui, les élèves et les médecins de la nouvelle école ne craignent que la gastro-entérite chronique : dès qu'ils ressentent quelque douleur du côté de l'estomac, ou seulement quelque trouble de la digestion, ils examinent leur langue devant une glace ou se la montrent réciproquement, et, pour peu qu'ils la trouvent ou qu'ils croient la trouver rouge sur les bords et à la pointe, ils se déclarent atteints d'une inflammation de la muqueuse gastro-intestinale. Cette fausse idée les conduit à l'application des sangsues, à l'eau de gomme, au lait et à la privation des alimens nécessaires à l'entretien de la santé. Au bout d'un certain temps, ils veulent reprendre l'usage de la viande et du vin; mais leur estomac, dont la susceptibilité s'est accrue par la soustraction du sang, les boissons mucilagineuses, le régime atonique et sévère qu'ils se sont imposé, est extrêmement incommodé de cette nourriture succulente; car il en est de cet organe comme des yeux, qui, après avoir été soustraits à l'action de la lumière, ne peuvent plus souffrir le grand jour; privé quelque temps de ses stimulans habituels, l'estomac ne peut plus supporter leur contact. Persuadés alors que la gastro-entérite n'est point enlevée, les malades insistent sur l'emploi des antiphlogistiques. Cependant leur imagination continue d'agir sur le système gastrique, déjà trop sensible; celui-ci réagit sur le cerveau, et cette influence réciproque du moral sur le physique et du physique sur le moral augmente l'intensité de la maladie. Il serait encore facile de la guérir par la sécurité de l'esprit et un régime convenable, auquel le principal organe de la digestion s'accoutume peu à peu ; tandis que les médecins physiologistes, la regardant toujours comme une inflammation de la muqueuse digestive, ne font que prolonger son existence par la continuation des débilitans.

Telle est l'histoire de la maladie dont beaucoup d'élèves et de médecins sont attaqués de nos jours. C'est une véritable gastro-entéralgie hypocondriaque, née de la crainte qu'ils ont d'avoir une gastro-entérite chronique, de la diète et du mauvais traitement auxquels ils se condamnent, dans l'intention d'anéantir cette phlegmasie imaginaire. Sans rappeler l'observation qui m'est personnelle, je pourrais appuyer ce que j'avance ici par un grand nombre de faits venus à ma connaissance ; mais je me bornerai à en rapporter quatre : le premier prouve que les meilleurs esprits ne peuvent se garantir de la faiblesse que nous signalons.

XXVIIIe OBSERVATION.

Il y a plusieurs mois, j'eus l'occasion de rencontrer un professeur distingué qui publie un excellent ouvrage par livraisons successives, dont plusieurs ont déjà paru. Après l'avoir félicité sur le succès mérité de son entreprise, je l'engageai à accélérer la publication des autres. « Mon intention,

me dit-il, est bien de continuer, tous les matériaux sont préparés; mais c'est un travail fort abs-
trait; il me fatigue beaucoup, et aussitôt que j'ai
rédigé une livraison, *je suis affecté d'une gastrite
chronique* qui me force à suspendre ce travail. »
Ayant de bonnes raisons pour me méfier de la fréquence de cette gastrite chez les médecins (parce
qu'ils ne se livrent pas ordinairement aux excès
qui la produisent), je le priai de me dire quels
symptômes il éprouvait, et, d'après ses réponses,
il me fut facile de voir que ce n'était qu'une simple gastralgie, causée sans doute par de vives contentions d'esprit, mais évidemment entretenue par
la fausse idée qu'il se faisait de la maladie, non
moins que par le régime antiphlogistique auquel
il s'assujettissait. Je désire avoir réussi à désabuser
cet auteur, d'abord par l'intérêt que je prends à
sa santé, et ensuite afin que ses craintes chimériques ne nous privent pas plus long-temps des dernières livraisons de l'un des meilleurs livres de médecine qui aient été publiés depuis longues années.

XXIXe OBSERVATION.

M. N...., âgé d'environ quarante ans, d'une
constitution nerveuse, médecin dans une ville de
province, était très-sujet à des douleurs d'estomac,
qui cédaient ordinairement à l'emploi de la rhubarbe. Une fois, étant prisonnier de guerre en

Hongrie, il s'en débarrassa par des applications de glace sur la région épigastrique. La doctrine physiologique parut, et M. N.... en adopta les principes. Au mois de septembre 1824, ce médecin fut pris d'une nouvelle gastralgie : oubliant alors les moyens qui lui avaient réussi, il se fit appliquer des sangsues à l'épigastre, prit des boissons mucilagineuses, et se condamna à un régime sévère. Il en résulta d'abord un mieux très-prononcé, on pouvait même croire à la guérison ; mais peu de temps après, M. N.... ayant été exposé une journée tout entière à la pluie et à l'humidité, la maladie reprit de l'intensité et fit de nouveaux progrès. Deux confrères crurent, comme le malade, à l'existence d'une gastro-entérite chronique, et conseillèrent de nouvelles sangsues : le nombre en fut porté à cent vingt, y compris celles de la première application. Du reste on continua les mucilagineux et les alimens atoniques, dont on diminua encore la quantité. Loin de s'améliorer, la névrose gastrique s'aggrava de plus en plus.

En janvier 1825, M. N.... fut appelé à Paris pour des affaires particulières, et s'empressa de consulter un médecin physiologiste. En confirmant le diagnostic erroné, ce médecin ne jugea pourtant pas à propos de revenir aux sangsues ; mais il insista sur l'usage du lait et des autres moyens employés jusqu'à ce moment. Le malade ayant fait observer que le lait n'était pas bien supporté, on décida que l'alimentation consisterait en quatre petits potages faits avec de l'eau, des fécules, un peu de beurre et un grain de sel ; c'est tout au plus si l'on permit quelquefois, pour changer, de la semoule dans du bouillon de poulet. Des bains froids complétèrent la prescription : c'était un bon moyen ; mais ils ne pouvaient contre-balancer les mauvais effets du régime. Aussi la maladie devint-elle plus intense ; la sensibilité de l'estomac s'exalta au point que les potages en question excitaient de vives douleurs, des nausées et des malaises insupportables : la langue rougit : il y avait beaucoup de flatuosités et une constipation invincible. Le moral s'affecta vivement ; les forces et l'embonpoint diminuèrent à vue d'œil. Pour remédier à cet état, on réduisit les potages à quatre ou cinq cuillerées chaque.

Cependant M. N.... mourait de faim ; il ne pouvait passer devant la cuisine d'un restaurateur ou la boutique d'un pâtissier sans dévorer des yeux tout ce qu'il voyait. Désespéré de sa situation, et fortement sollicité par un médecin de ses amis, qui gémissait depuis long-temps de le voir insister avec tant d'opiniâtreté sur le régime antiphlogistique, il se hasarda enfin, vers les mois de juillet ou d'août, à prendre des bouillons gras et une petite quantité de poulet ; mais, à l'exemple de *Revillon*, il avait une balance sur sa table et n'avalait rien sans l'avoir pesé. Cette nouvelle nourriture, secondée par un séjour de deux mois à la campagne, produisit une grande amélioration. La sensibilité extraordinaire de l'estomac ayant diminué, les digestions furent moins pénibles, les forces et l'embonpoint revinrent un peu, et la susceptibilité nerveuse générale se calma d'une manière évidente.

La première partie de mon mémoire, qui venait de paraître dans la *Revue médicinale* du mois de novembre, étant tombée sous les yeux de notre confrère, il reconnut sa maladie dans celle que j'avais éprouvée, et vint me demander des avis. Son état physique n'était pas excessivement altéré, bien qu'il y eût encore une maigreur considérable; mais son imagination continuait à être très-affectée. L'idée d'avoir une gastro-entérite chronique le dominait sans cesse et absorbait toutes ses pensées; il ne mangeait qu'en tremblant, dans la crainte d'exaspérer sa phlegmasie imaginaire. La seule indication qu'il y eût à remplir consistait à le dissuader de cette fausse idée, à lui faire sentir que cette crainte était chimérique, et à insister vivement pour qu'il prît une suffisante quantité d'alimens toniques. Ce conseil ayant été suivi, le mieux marcha ensuite rapidement. Au bout de deux mois, la guérison était à peu près parfaite, et à la fin d'avril M. N.... partit en assez bonne santé pour retourner en province. Il a cependant éprouvé de nouvelles douleurs d'estomac un mois après son départ, mais elles ont cédé facilement au sirop de diacode. Depuis cette rechute, qui paraît avoir été occasionée par l'usage d'une eau de mauvaise qualité, il digéra très-bien, pourvu qu'il ne prît que des substances convenables, et son rétablissement aurait été complet s'il ne lui fût pas encore resté une légère teinte d'hypocondrie, dont il est néanmoins débarrassé maintenant, comme j'ai pu m'en convaincre dans un voyage qu'il a fait à Paris au printemps dernier.

XXXe OBSERVATION.

M. P...., âgé de vingt-six ans, d'un tempérament nerveux et sanguin, exposé dès son enfance à des tourmens domestiques continuels, et s'étant livré avec ardeur dans un âge plus avancé au travail du cabinet, qu'il prolongeait quelquefois fort avant dans la nuit, éprouva depuis sa sixième jusqu'à sa dixième année, des migraines fréquentes ; à quinze ans, des douleurs vésicales qui furent attribuées à la présence d'un calcul, et de seize à dix-neuf ans, des esquinancies souvent répétées. De plus, il a toujours eu l'estomac *capricieux*, et il était sujet, durant les dix dernières années, à des insomnies et à des anxiétés qui l'obligeaient constamment à changer de place. Néanmoins il ne digérait pas mal jusqu'à l'origine de sa dernière maladie, qui eut lieu pendant l'automne de 1823, après un voyage dans le midi de la France. Ce fut alors que ses fonctions digestives se troublèrent progressivement : d'abord diminution de l'appétit et langue saburrale ; puis douleurs d'estomac, accélération du pouls, rougeur des pommettes et serremens à la gorge. Ces derniers phénomènes ne se manifestaient que dans le temps de la digestion. Le vin et le café, ensuite les viandes brunes, et plus tard les viandes blanches, furent supprimés, et finalement le malade fut réduit à ne prendre que des potages. Malgré cette réforme considérable dans la nourriture, et un demi-grain d'opium sans narcotine pris avant les repas, M. P...., qui avait peu d'appétit, mais de faux besoins, éprouvait de violentes douleurs épigastriques deux heures après l'ingestion des alimens, et une constipation des plus opiniâtres. Cette augmentation successive de la maladie dura plus de huit mois.

A la fin d'avril 1824, évacuation fréquente, par l'anus, de mucosités fortement sanguinolentes, sans matières fécales et sans tenesme ; douleur vive du ventre, augmentée par la pression ; rapports nidoreux, nausées ; sentiment de strangulation continuel, langue blanche et très-épanouie ; pouls accéléré, sec, brusque et concentré. Diète absolue, eau de riz bue en grande quantité, plusieurs applications de sangsues au fondement et sur l'abdomen, lesquelles exaspérèrent considérablement les douleurs ; cataplasmes émolliens, lavemens,

demi-bains prolongés, un grain d'opium par jour.
A l'aide de ces derniers moyens, les accidens se
calmèrent au bout de trois semaines; les évacuations furent remplacées par une constipation invincible, et la faim devint impérieuse. On permit
des crêmes de riz. L'amélioration continua sans
que le rétablissement s'accomplît; car après les
repas, qui se composaient de lait, de potages au
gras et au maigre, et de quelques légumes,
comme les épinards, il y avait du malaise à l'épigastre, un serrement à la gorge, le pouls était nerveux et les pommettes se coloraient. Pendant cette
rémission, on employa les bains simples et sulfu-
reux, pris alternativement, et l'on fit usage à l'intérieur des eaux de Bonnes. Les bains d'eau sul-
fureuse irritèrent prodigieusement la peau, et
c'est sous leur influence que la première rechute
se développa.

Au milieu de juillet, tous les accidens, qui n'é-
taient que diminués, redoublèrent; malaise et
douleur épigastrique, surtout après avoir mangé;
accélération du pouls, impossibilité de supporter
les alimens, rapports nidoreux et fétides, constipation continuelle. Abstinence et même boisson.
Les sangsues à l'épigastre et deux saignées du bras
augmentèrent encore les symptômes d'une manière étonnante; mais ils se calmèrent par les
demi-bains. L'affection fut alors jugée plus nerveuse qu'inflammatoire, et, dans cette idée, on

appliqua deux larges vésicatoires aux cuisses. Nouvelle exaspération de la maladie ; pendant huit jours qu'ils causèrent une douleur excessive, la fièvre, la douleur épigastrique, etc. , furent beaucoup plus intenses qu'auparavant. On les supprima pour en mettre un au bras, qui produisit les mêmes effets. Continuation de l'opium et usage des bains, qui parvinrent de nouveau à adoucir les souffrances ; la pression exercée au moyen d'une serviette autour du ventre soulageait aussi. Au bout d'un mois de ces accidens, on consentit à laisser prendre quelques potages au maigre, du lait et des pêches.

Envoyé à la campagne vers la fin d'août, M. P.... fut bientôt obligé de réduire à un seul les potages dont il se nourrissait, et plus tard le malaise, quelquefois même la douleur qu'il occasionait, déterminèrent à le supprimer, pour le reprendre quelque temps après. Le lait constituait alors la principale nourriture ; le malade en prenait deux pintes et demie dans les vingt-quatre heures. Trois mois s'écoulèrent de cette manière, vivant tantôt de lait et de potages, tantôt de lait seul, mais mangeant toujours des pêches et du chasselas. Pendant ce temps la langue était blanche et épanouie, et l'isthme du gosier un peu rouge ; il existait constamment du malaise ; la faim était remplacée par une sensation incommode que le potage faisait cesser ; mais une ou deux heures après son ingestion, l'accélération du pouls, la rougeur des pommettes et la douleur d'estomac manquaient rarement de se renouveler. Les selles, qu'on était forcé de provoquer par des lavemens, contenaient des mucosités, et quelquefois du sang, ce qui n'arrivait cependant que quand la constipation avait été extrême. On fit, durant ces trois mois, plusieurs applications de sangsues, et toujours avec augmentation de symptômes.

La première quinzaine de décembre fut mauvaise, et au milieu de ce mois tous les symptômes reparurent avec une vigueur effrayante; il se manifesta même de nouveaux accidens : douleur atroce à l'épigastre et autour de l'ombilic, n'augmentant point par le toucher, mais s'exaspérant par la plus petite quantité de boisson; tous les quatre à cinq jours, céphalalgie horrible, commençant vers le milieu de la journée, se prolongeant jusqu'à minuit, et ne pouvant être calmée que par des applications d'éther sur le front; fièvre continuelle, sueurs nocturnes, œdème des extrémités inférieures. On ouvrit la veine du pied, et, pour la première fois, une évacuation sanguine soulagea : bains tièdes de huit heures de durée; eau d'orge coupée avec un quart de lait sans sucre, parce qu'il causait de la douleur et des aigreurs. On supprima l'opium pour lui substituer l'extrait de jusquiame, qui fut discontinué trois mois après. L'acide prussique et le sirop de nymphéa furent tentés inutilement. Néanmoins les souffrances épigastriques diminuèrent peu à peu d'intensité ; la céphalalgie ne se renouvela pas si souvent, quoiqu'elle conservât les mêmes caractères ; la fièvre cessa d'être continue, les sueurs nocturnes se dissipèrent, et l'œdématie diminua. La faim, qui jusqu'alors avait été très-modérée, devint excessivement vive ; plus tard elle augmenta avec les accidens ; quand le mieux existait, elle était moindre, ou même nulle. Les raisins et les oranges n'étant plus supportés, le malade ne prit que de la pulpe de pommes. Ce traitement dura quatre mois, pendant lesquels les symptômes s'exaspéraient de temps en temps. Le phénomène qui revint le plus souvent, ce fut la rougeur de la gorge ; elle se manifestait à peu près toutes les semaines , et chaque fois on revenait à la saignée du pied.

Malgré les souffrances que M. P.... venait d'éprouver, le régime plus que sévère qu'il avait subi, et les trop nombreuses saignées qu'on lui avait faites, ses forces étaient bonnes et l'amaigrissement modéré. Le 3 mars 1825, il commença à sortir en voiture. A la fin d'avril on diminua la durée et la fréquence des bains. Un peu de lait de chèvre pur était supporté, et cependant le lait coupé fut continué comme boisson et principal aliment. L'été se passa dans des alternatives de bien et de mal, quittant et reprenant les bains, usant de la saignée de temps en temps , et mangeant des fruits de la saison. Quelques potages furent essayés ; ils soulageaient dès leur ingestion , mais ils ne tardaient pas à produire des douleurs et à faire blanchir la langue. S'apercevant enfin que les substances relâchantes ne réussissaient plus, on se permit, en septembre, des pieds de mouton , des riz de veau, du poulet , quelques légumes et du pain : ces alimens furent bien digérés, et l'hiver s'écoula ainsi avec des variations de mieux et de pire. Au mois de mars 1826, on conseilla le vin de Bordeaux ; le malade en consomma à peine quatre cuillerées en une semaine ; mais, soit par cette cause, soit par l'influence du printemps, les accidens reparurent ; la fièvre, les douleurs, l'état saburral de la langue, et la constipation, qui , sans cesser entièrement, avait été moins opiniâtre , se manifestèrent de nouveau. On pratiqua encore plusieurs saignées ; l'usage des bains fut recommencé , et l'alimentation se composa de lait seul. L'exercice du cheval , ajouté à ces moyens, fut avantageux.

Au mois de mai , le malade reprit quelques légumes, tels qu'épinards, laitue, etc. , *sans pain.* En juillet, il osa se remettre aux viandes blanches, et au pain en août. Mais la digestion de ces alimens se faisait rarement sans peine ; presque toujours, après les repas, il survenait un sentiment de distension de l'estomac, puis de la difficulté de respirer, de l'accélération dans le pouls, de la chaleur à la

peau. Quoique ces symptômes devinssent quelquefois fort intenses, on se bornait alors à diminuer
la quantité des alimens ou à les supprimer. Une
fois cependant, à la suite de quelques accidens
qui eurent lieu au mois de juin, on fit une application de sangsues à l'anus; mais elle fut inutile
comme soulagement, et nuisit beaucoup en augmentant les phénomènes nerveux, et en affaiblissant considérablement le malade. A cette époque
on tenta les bains frais à 21 degrés; on les prenait
de six à sept heures consécutives : ils calmaient
les douleurs et l'agitation, et diminuaient l'état
fort incommode de chaleur à la peau.

Cette narration intéressante, qui m'a été communiquée par le malade lui-même, se termine en
octobre 1826, et voici quelle était alors sa situation : il se nourrissait de lait, de pain de gruau,
de biscotes, de poulet, de pieds de mouton, d'épinards, de chicorée, de haricots verts, et d'eau pour
boisson, le vin de Bordeaux ayant été essayé de
nouveau sans succès. Ces substances alimentaires
causaient encore des gonflemens épigastriques, de
l'oppression, de la chaleur cutanée, etc., et il
existait presque constamment du malaise à l'épigastre et autour de l'ombilic, quelquefois même
de la douleur. Cependant les forces n'étaient pas
mauvaises et l'embonpoint était passable; la peau,
qui avait été jaunâtre pendant quelque temps, présentait sa couleur naturelle; le sommeil était tou-

jours agité et très-léger, le ventre plus libre, bien qu'il restât de la tendance à la constipation.

M. P.... finit enfin par trois remarques importantes : 1° les bains tièdes, qui réussissaient auparavant, occasionent maintenant un malaise et une anxiété considérables ; 2° l'estomac est devenu si capricieux, que les substances qui passent bien pendant un certain temps, ne sont plus supportées quelques jours après ; 3° depuis trois mois, une simple diminution dans la quantité des alimens fait disparaître, en peu de jours, les redoublemens de symptômes, pour lesquels les évacuations sanguines, les bains et la diète, étaient autrefois mis en usage ; ce qui prouve, soit dit en passant, que ces moyens ont souvent été employés mal à propos.

———

Réflexions. Si jamais un fait a donné matière à des réflexions, c'est assurément celui que je viens d'exposer. J'en ferai peu néanmoins, précisément parce qu'il y en a trop à faire. Chaque praticien l'interprétera à sa manière, selon la théorie qu'il a embrassée. Les partisans de la nouvelle école ne verront là qu'une gastro-entérite chronique des plus manifestes, tandis que d'autres médecins pourront n'y voir qu'une névrose. M. P.... croit que sa maladie a été plus inflammatoire que nerveuse, et moi, je suis d'une opinion opposée. Je ne dis pas qu'il n'a point existé d'inflammation pendant cette longue maladie; mais, à mon avis, une simple irritation nerveuse du canal digestif, devenue très-violente par momens, en a toujours constitué la base fondamentale, et la phlegmasie n'a été qu'un phénomème consécutif, une suite de l'état nerveux. Je pense donc que notre confrère a une gastro-entéralgie hypocondriaque, qui s'est compliquée d'une assez forte entérite à la première exaspération, et peut-être d'un léger degré de gastrite dans quelques-unes des exaspérations suivantes. Je pense encore qu'on a abusé des antiphlogistiques, notamment des saignées, et que cet abus n'a pas peu contribué à enraciner l'affection nerveuse, à entretenir cette vive sensibilité gastrique qui fait que la présence des alimens est si incommode. Je pense enfin que le malade se rétablira complétement en accoutumant peu à peu son estomac à une nourriture plus tonique, en faisant beaucoup moins d'attention à cet organe, et en tranquillisant son moral, dont l'affection se décèle par des remarques minutieuses, des craintes puériles et des inquiétudes chimériques au moindre malaise qu'il éprouve.

Voilà ce que je disais l'année dernière, dans la seconde édition de mon ouvrage. Aujourd'hui, 12 juillet 1828, je puis annoncer la guérison complète de M. P....; depuis six mois il jouit d'une bonne santé.

XXXI· observation.

Nous avons reçu cette curieuse observation le 30 avril 1828, de M. le docteur D.........., médecin dans le département des Deux-Sèvres. « Imbu, dit-il, des principes de la médecine physiologique, je crus dernièrement que j'étais atteint de gastro-entérite chronique; mais les avis contenus dans votre ouvrage sur les *gastralgies et les entéralgies* m'ont presque radicalement guéri. Toutefois j'ai encore besoin de vos conseils, et j'espère que vous ne me les refuserez pas; je compte d'autant plus sur votre obligeance à me les donner, qu'ayant été, comme moi, victime de la nouvelle théorie médicale, vous sentirez mieux que personne le bien que votre réponse pourra me faire.

» J'ai trente-deux ans, un tempérament nerveux et sanguin, la peau colorée, les cheveux châtains, une taille moyenne, et, en bonne santé, un embonpoint médiocre. Mon imagination est excitable, et mon caractère très-irascible, au point que je ne puis supporter la plus petite injure, le plus léger sarcasme, sans les repousser avec vivacité. Ma jeunesse a été fort orageuse, surtout pendant mon séjour à Paris et à Montpellier, où je me suis livré à des excès de tout genre; mais depuis sept ans que j'ai été reçu médecin et que je suis

établi, ma vie est des plus régulières. A l'exception d'une fièvre scarlatine qui me survint à l'âge
de seize ans, et de quelques rhumes auxquels je
suis habitué durant les hivers, je n'ai eu aucune
maladie. Jamais je n'ai éprouvé de maux de nerfs;
cependant, lorsque quelque chose était de nature
à m'émouvoir, je le sentais vivement, ma figure
se colorait, je devenais tremblant, et ma circulation s'accélérait; mais ces phénomènes étaient de
courte durée.

Une légère constipation, à laquelle j'étais sujet, me fit craindre la gastro-entérite chronique,
et me détermina à proscrire les excitans dont je
faisais quelquefois usage. Quoique je mangeasse
bien et que je trouvasse tout bon, je ne pris presque plus de viande, et seulement en ragoût; les
œufs et les légumes, notamment les haricots, constituaient ma principale nourriture; mon vin était
trempé des quatre cinquièmes d'eau. En suivant
ce régime, ma santé physique, sans être parfaite,
n'était pas très-mauvaise; mais j'étais triste et morose, je recherchais la solitude, et quand j'étais
seul, je me livrais à de profondes réflexions; le
désir d'un avenir heureux me faisait repaître de
quelques projets chéris, auxquels je revenais constamment, et avec lesquels je m'endormais. Mon
sommeil était souvent troublé par des rêves, surtout pendant l'été et lorsque j'avais éprouvé de
grandes chaleurs; il était assez bon durant l'hiver,

et je me portais toujours mieux à cette époque de l'année.

» Il y a six mois, en sortant de table, j'éprouvai un sifflement dans l'oreille gauche, mes jambes faiblirent, et si je ne m'étais pas assis, je crois que je serais tombé en syncope. Je détachai ma cravate, demeurai un instant au grand air, et montai ensuite à cheval. L'hiver se passa sans que je ressentisse rien de pareil. Cette année, vers le 7 ou le 8 mars, après avoir bien déjeûné avec des haricots et du pain tendre, je fus appelé auprès d'un malade du bourg que j'habite. A peine arrivé dans sa maison, j'éprouvai des bouffées de chaleur à la tête, puis une espèce de faiblesse. Je revins de suite chez moi. Au bout de dix minutes, une sensation de chaleur se fit sentir à la région cordiale, et il me sembla que des courans chauds se portaient au cerveau avec rapidité. Effrayé de ce phénomène, je courus à la croisée, me lavai la tête avec de l'eau froide, et pris un pédiluve sinapisé. Au premier moment, je redoutai une apoplexie idiopathique; ensuite je réfléchis, et, après m'être examiné, j'en conclus qu'à trente-deux ans, sans réplétion, avec des membres plutôt grêles que charnus, ce ne pouvait pas être ce que je craignais. Cette idée cessa donc de m'occuper; mais une autre chimère la remplaça : quoique je n'aie jamais eu de véritables douleurs d'estomac ni des intestins, la pensée que j'avais une gastro-entérite chronique, qui, agissant sympathiquement sur l'encéphale, pourrait déterminer un épanchement sanguin dans cette partie, vint m'obséder, et me fixa sur ce que je devais faire. Avant d'agir, je voulus voir cependant si ces symptômes se renouvelleraient, comme j'en avais le pressentiment. Le lendemain, à peu près à la même heure, je sentis en effet des chaleurs; et dans la crainte que le sang ne se portât encore à la tête, je me fis d'abord faire une ample saignée, puis je me soumis à une diète sévère; je pris des lavemens, de l'eau de gomme en boisson, et je m'appliquai des cataplasmes émolliens sur la région de l'estomac.

Pendant les huit premiers jours je ne fus point à la garde-robe; j'éprouvais tous les soirs des bourdonnemens et des tintemens d'oreilles; si j'y faisais attention dans la journée, j'en éprouvais également, mais ils me tourmentaient beaucoup plus vers la nuit, parce qu'ils m'empêchaient de reposer. Quelquefois, étant au lit, ces maudits battemens d'oreilles et des bouffées de chaleur m'incommodaient au point de me forcer à me mettre sur mon séant, à me découvrir la tête et la poitrine: la fraîcheur les modérait; je finissais par m'endormir, et le reste de la nuit était tranquille. Cependant j'avais toujours faim; je sentais avec plaisir tous les mets que l'on servait autour de moi, et je trouvais délicieux les petits potages avec lesquels je me nourrissais : mon appétit était même si fort que j'aurais trouvé excellent tout ce qu'on aurait pu me donner. Mais vous devez penser que le régime auquel je m'étais condamné, et l'inquiétude que j'éprouvais ne me rendaient pas très-fort; néanmoins, ayant encore plus de force que je ne l'aurais imaginé, je voulus profiter d'un jour de beau temps pour me promener, et je fis à pied tout doucement environ un huitième de lieue. Le soir, après avoir mangé une soupe au bouillon de veau et à la farine de pommes de terre, je ressentis des chaleurs au côté gauche, des battemens de cœur avec irradiation vers le cerveau. Ce phénomène me tourmenta : je crus que la fatigue et la soupe au bouillon de veau, que je prenais seulement depuis trois jours, avaient sur-irrité le canal digestif, et le lendemain je m'appliquai vingt sangsues à l'épigastre. Enfin, pendant un mois et demi, je fus dans le même état, sauf l'émaciation qui allait en augmentant.

» Il me parut alors certain que je n'avais plus que les nerfs de malades, parce que mon état de maigreur m'ôtait toute idée de congestion encéphalique. Toutefois sans votre ouvrage, dans lequel je reconnus tout ce que j'éprouvais, je n'aurais jamais osé faire usage des toniques. Avant de l'avoir lu, je prenais bien de plus fortes soupes au lait, au beurre et à l'oseille, qui m'occasio-

naient des éructations continuelles , des borborygmes, des flatuosités et une constipation opiniâtre ; mais une fois que je fus convaincu que
j'avais une gastro-entéralgie au lieu d'une gastro-
entérite, je me mis de suite à la soupe grasse, au
veau , au bœuf , au vin vieux bien dépouillé , et
je mangeai presque autant qu'à l'ordinaire. Trois
jours après avoir commencé ce régime , mes selles
se rétablirent sans lavemens , les flatuosités qui
me tourmentaient diminuèrent considérablement,
mes digestions se firent bien , et continuent à
être bonnes , surtout quand il m'est possible de les
oublier ; lorsque malgré moi mon attention se
fixe sur l'estomac elles sont plus lentes. J'ai donc
lieu de penser que je suis à peu près guéri de ma
névrose gastro-intestinale , mais ma tête a encore
besoin d'être rassurée. C'est pour cela que je vous
demande des conseils. Ayez, je vous en prie , la
bonté de me répondre, et de ne pas faire attention aux détails puérils dans lesquels je suis entré;
croyez, pour l'honneur de la médecine , que sur
la maladie d'un autre individu que moi, je rai-
sonnerais tout différemment. La preuve, c'est que
je viens de faire par la méthode indiquée dans
votre ouvrage , deux cures rapides sur des personnes que je traitais depuis deux mois pour une
gastro-entérite chronique. Je ne crains pas d'a-
vouer, même publiquement, que dans bien d'autres cas j'ai pris une affection nerveuse de l'esto-

mac et des intestins pour une inflammation de la muqueuse digestive, et que je me suis écarté du véritable traitement qui convenait pour obtenir la guérison. Plusieurs de ces individus sont encore malades; mais je vais m'empresser de les tirer de l'état fâcheux dans lequel plonge une méprise de cette nature. »

Comme M. le docteur D........... prenait déjà des alimens propres à fortifier son physique et à raffermir ses nerfs, nous n'avions plus qu'à soutenir son esprit par des raisonnemens capables de lui faire comprendre que sa maladie n'avait été qu'une affection hypocondriaque, qui se dissiperait bientôt complétement s'il pouvait tranquilliser son moral. Je sais que ce conseil est plus aisé à donner qu'à suivre; mais le rétablissement définitif dépendait de son exécution, et notre confrère avait trop à se plaindre de la médecine physiologique, pour qu'il ne cherchât point à éloigner les terreurs paniques qu'elle lui avait inspirées. Le 8 juin, il m'écrivit que sa guérison aurait été parfaite s'il n'eût pas conservé quelques inquiétudes, dont il ne pouvait pas se débarrasser entièrement. Du reste ses forces et son embonpoint étaient revenus comme avant sa maladie, et il digérait très-bien la plupart des alimens usités en bonne santé, même du jambon et des petits pois, qui auraient cependant pu lui faire du mal, et que la prudence ne permettait pas dans son état.

171

Réflexions. La médecine physiologique est comme *Saturne*, elle dévore ses propres enfans. On en voit une nouvelle preuve bien évidente dans la maladie que nous venons de décrire; car le médecin qui en est le sujet ne l'aurait point éprouvée s'il n'avait pas été fortement imbu des principes de la nouvelle école. C'est à la crainte mal fondée de la gastro-entérite chronique qu'il doit attribuer l'origine de ses maux. Effrayé de cette inflammation qu'il croyait imminente, il abandonna les alimens substantiels dont il faisait usage, pour suivre un régime débilitant. De la tristesse, de la morosité, des sifflemens d'oreilles, des bouffées de chaleur vers le cerveau, des faiblesses, etc., se manifestèrent. Ces symptômes venaient de l'atonie des premières voies, et même de tout le corps, produite par l'alimentation débilitante; ils étaient purement nerveux, et caractérisaient un commencement d'hypocondrie. Je ne crois pas du moins qu'on ose dire que les végétaux qui servaient de nourriture presque exclusive à M. D.........., avaient enflammé la muqueuse digestive. L'imagination toujours préoccupée de phlegmasie gastro-intestinale, il crut cependant qu'il en était affecté, et que les phénomènes qu'il éprouvait du côté de la tête en dépendaient, parce qu'un élève de la doctrine physiologique, M. Richond, si je ne me trompe, a écrit que l'apoplexie était un effet sympathique de la gastro-entérite chronique. Conformément à cette théorie, les saignées, les boissons mucilagineuses, les lavemens émolliens, furent employés, et l'alimentation fut réduite à quelques potages au maigre ; mais, loin de calmer les accidens, ces moyens augmentèrent le trouble des digestions, rendirent tous les symptômes physiques plus intenses, détruisirent les forces, amenèrent le marasme, et portèrent l'hypocondrie à son comble. La lecture du *Traité sur les gastralgies* dessilla enfin les yeux du malade ; elle lui donna la certitude que sa gastro-entérite chronique était imaginaire, qu'il n'avait qu'une simple affection nerveuse ; et l'alimentation fortifiante produisit une amélioration rapide. Il serait difficile de citer un fait qui montrât plus à découvert le funeste empire que la nouvelle théorie médicale exerce sur la production des névroses gastro-encéphaliques, et qui fît mieux sentir la nécessité de traiter le moral des personnes qui en sont affectées. Du reste, M. le docteur D.......... s'est rendu digne d'éloges en avouant l'erreur qu'il a commise, tant sur lui-même que sur d'autres individus. Passons maintenant à une autre série de faits.

Rien ne fait mieux ressortir les inconvéniens d'une méthode curative, que les avantages obtenus par une méthode opposée. C'est pourquoi, après avoir rapporté des faits qui démontrent les mauvais résultats des antiphlogistiques dans le

traitement des maladies nerveuses de l'estomac, il
ne sera peut-être pas inutile d'exposer d'autres
exemples de gastralgie dans lesquels la médication
tonique a eu de grands succès. On en trouve dans
beaucoup d'auteurs, surtout dans les différens
écrits que *Fréd. Hoffmann* a publiés sur les affections nerveuses des premières voies ; mais je les
choisirai de préférence dans le troisième volume
du recueil d'observations de *Schmidtmann* (1),
imprimé à Berlin en 1826, et dont le neuvième
chapitre est une excellente dissertation sur la cardialgie (2). Comme cet ouvrage est peu répandu
en France, on ne me saura pas mauvais gré d'en
extraire quelques histoires particulières, et de faire
connaître, chaque fois que l'occasion s'en présentera, ce que l'auteur pense de cette affection. Un
autre motif me déterminera à m'appuyer souvent
de son autorité ; c'est que sa doctrine sur les névroses gastriques est entièrement conforme à celle
que je m'en suis faite, et que je n'ai pu me défendre d'une vive satisfaction en voyant que mon opinion était confirmée par l'expérience de l'un des
plus célèbres praticiens de l'Allemagne. Son suffrage a d'autant plus de poids, que, la cardialgie

---

(1) *Summa Observationum medicarum ex praxi clinicâ
trigenta annorum depromtarum.*

(2) On sait que ce mot est synonyme de gastralgie ; je
m'en sers ici parce que Schmidtmann l'a employé.

étant presque endémique dans la contrée où il exerce la médecine, il a eu de nombreuses occasions de l'étudier sous toutes ses formes, de se faire une juste idée de sa nature, et de la traiter convenablement.

XXXIIe OBSERVATION.

La fille d'un riche paysan, âgée de seize ans, robuste et bien constituée, mais chez laquelle le flux menstruel n'était pas encore établi, quoique son extérieur présentât toutes les apparences de la nubilité, était affectée depuis un an de fortes douleurs épigastriques, qui avaient cela de particulier qu'elles s'exaspéraient pendant plusieurs jours de chaque mois. Elle se plaignait en outre d'une fréquente céphalalgie et d'amertume de la bouche, plus prononcée le matin que dans le reste de la journée; l'appétit était médiocre, la langue un peu chargée, le ventre gonflé et tendu; les souffrances de l'estomac devenaient plus vives après les repas : les évacuations alvines étaient régulières.

Telle était la situation de la malade au 15 septembre 1790, lorsque ses parens prièrent Schmidtmann de lui donner des soins. Il ordonna des pédiluves tièdes, des fumigations dirigées vers les parties génitales, et une mixture faite avec le tartrate de potasse et de fer, le fiel de bœuf, l'extrait aqueux de myrrhe, l'eau de menthe poivrée et le sirop d'écorce d'orange.

Le 21, la céphalalgie et l'amertume de la bouche avaient disparu ; les douleurs d'estomac et l'intumescence de l'abdomen étaient diminuées. Même traitement. Le 28, la cardialgie n'existait plus ; mais la malade avait encore des borborygmes et des coliques flatulentes. Continuation des mêmes moyens. Le 16 octobre, l'évacuation menstruelle parut pour la première·fois, et de ce moment la santé fut parfaitement rétablie. On conseilla néanmoins d'user pendant quelque temps de l'élixir viscéral d'Hoffmann avec le vin martial. Autant que le médecin a pu s'en assurer, cette jeune personne n'a éprouvé aucune rechute.

XXXIIIe OBSERVATION.

La femme d'un marchand, âgée de vingt-deux ans, en proie à de longs et profonds chagrins, se portait mal depuis plusieurs années ; indépendamment du *ténia,* qui fut expulsé par de forts purgatifs, elle avait des digestions pénibles, de la cardialgie, quelques vomissemens, des coliques flatulentes et de la constipation : le flux menstruel, d'abord irrégulier, copieux et douloureux, se supprima presque entièrement après l'usage d'une boisson froide, et fut remplacé par des flueurs blanches. Dès lors le trouble des fonctions digestives s'accrut par degrés : dans l'état de vacuité de l'estomac, douleur à peu près continuelle de cet organe et des intestins, s'exaspérant beaucoup par l'ingestion des alimens et des boissons, notamment après avoir pris du vin ou du café, mais se calmant ensuite par le vomissement d'une grande partie de la nourriture; spasmes douloureux du dos et de la poitrine, céphalalgie, toux sèche. Cependant appétit excellent, porté même quelquefois jusqu'à la faim canine; éructations amères le matin, langue recouverte d'un mucus blanc et jaunâtre, soif et légère fièvre dans la soirée. Du reste la physionomie était bonne, et rien à l'extérieur du corps n'annonçait un état de maladie, si ce n'est que cette dame était très-irritable, et que la moindre émotion la faisait trembler.

Cette situation de la malade ne l'empêcha pas de se marier, car il n'y avait que huit jours qu'elle avait contracté l'hyménée quand Schmidtmann fut appelé pour lui donner des soins, le 10 mai 1790. Après un examen attentif, il conseilla l'oubli de toutes les affections de l'âme, une nourriture douce et de facile digestion, beaucoup d'exercice, des frictions sur le ventre, du petit lait préparé avec le suc de citron, et des pilules composées de racine de valériane, d'assa fœtida, d'extrait de ménianthe et d'absinthe, et d'un peu d'aloès. Au bout d'un mois de l'usage de ces pilules, tous les symptômes étaient dissipés. Néanmoins, pour consolider le rétablissement, on prescrivit encore un élixir amer, dont l'effet fut une guérison si complète qu'il ne survint aucune récidive pendant un grand nombre d'années que la personne dont il s'agit resta sous les yeux de Schmidtmann. Ce médecin croit que le mariage a contribué à la rétablir, et il est difficile de ne pas être de son avis, quand on connaît l'empire que les fortes commotions exercent sur les maladies nerveuses.

XXXIVe OBSERVATION.

Une fille de vingt-deux ans, ayant une inclination que ses parens regardaient comme la cause de sa maladie, fut atteinte d'une fièvre bilieuse qui se termina après l'emploi de deux émétiques et de deux médecines. Néanmoins il lui resta une céphalalgie incommode et de violentes douleurs d'estomac, pour lesquelles on fit une saignée; mais au lieu d'apporter du soulagement, cette évacuation sanguine augmenta considérablement les souffrances : c'est pourquoi Schmidtmann fut appelé le 27 mars 1789.

Forte et robuste auparavant, cette fille était alors très-faible, et avait de fréquentes dispositions à tomber en lypothymie; elle se plaignait d'une céphalalgie rémittente, de vertiges, d'une douleur assez vive et presque continuelle à la région épigastrique, augmentant d'intensité par l'ingestion d'une très-petite quantité de nourriture ; il y avait beaucoup de flatuosités, l'appétit était médiocre, la langue nette et le goût nullement altéré ; les menstrues et les évacuations alvines étaient aussi dans l'état naturel : pouls débile, tristesse et tendance à pleurer. Le médecin ordonna des alimens légers, faciles à digérer, et une décoction de quinquina et de racine de valériane, avec addition d'extrait de quassia, de liqueur anodine d'Hoffmann et de sirop d'écorce d'orange.

Au 1er avril, les vertiges et les propensions aux défaillances n'existaient plus, et la douleur d'estomac était moins forte ; mais la malade éprouvait de grandes anxiétés et des sueurs nocturnes. On continua la même décoction, dans laquelle la liqueur d'Hoffmann fut remplacée par l'élixir acide d'Haller.

Le 9, il y avait encore de la céphalalgie ; quant à la douleur d'estomac, elle était presque entièrement dissipée : appétit violent, la langue et le goût naturels ; mais un mucus abondant tapissait la gorge : en outre la malade ressentait des picotemens dans les hypocondres, et une espèce de torpeur dans les membres, qui la forçait de rester au lit. Schmidtmann prescrivit des pilules de valériane, d'assa fœtida, de fiel de bœuf, d'extrait de petite centaurée et d'absinthe, au moyen desquelles tous les symptômes disparurent. A la fin de mai cette fille jouissait d'une parfaite santé.

XXXVe OBSERVATION.

Un horloger, âgé de trente-six ans, d'une constitution délicate, né d'un père et d'une mère qui
furent souvent affectés de cardialgie, en avait déjà
eu plusieurs attaques lui-même, lorsque cette affection le saisit de nouveau pendant le printemps
de l'année 1818. D'après le conseil de quelques
amis, il alla prendre les eaux minérales de Pyr-
mont, espérant qu'elles le guériraient; mais il fut
cruellement trompé dans son attente, car l'usage
de ces eaux exaspéra tellement la maladie, qu'il se
vit dans la nécessité de les quitter au bout de huit
jours.

De retour chez lui, il s'empressa de consulter
Schmidtmann : c'était le 6 juillet. La douleur
d'estomac était atroce; chose rare, elle s'exaspérait
par le toucher, interceptait la respiration, et obli-
geait le malade à se tenir continuellement courbé
en avant, même pour marcher : pâleur de la face
et froid glacial des extrémités, angoisses inexprimables, pouls petit, dur et concentré, urines
aqueuses, langue pure, saveur naturelle, appétit
nul, constipation invincible. Des alimens légers
et adoucissans furent conseillés ; pour médicamens, on prescrivit une potion composée d'extrait
de racine de belladone, d'eau distillée de menthe
poivrée et de laurier-cerise.

12*

Le 8, trois cuillerées de cette potion avaient fait disparaître la douleur épigastrique, ainsi que les spasmes qui l'accompagnaient : l'appétit était revenu ; mais les repas déterminaient des rapports nidoreux. A la première ordonnance on substitua une autre potion faite avec l'eau de menthe poivrée, l'extrait de gentiane et l'huile essentielle d'écorce d'orange. Le 12, point de mal d'estomac, faim excessive ; les éructations fétides n'avaient plus lieu, et les digestions se faisaient bien. Même prescription. Le 18, légère oppression momentanée à la région épigastrique, faiblesse considérable. Elixir amer avec le vin martial de Boerhaave et l'eau de laurier-cerise.

Le 7 août tous les symptômes étaient dissipés, à l'exception d'un goût désagréable qui revenait encore de temps en temps. On continua l'élixir amer, et la guérison fut si parfaite qu'il ne survint aucune rechute pendant les trois premières années qui la suivirent. Ayant ensuite perdu de vue cet horloger, Schmidtmann ignore s'il en a éprouvé plus tard ; ce qui était à craindre, attendu que sa maladie paraissait tenir à une disposition héréditaire.

XXXVI⁰ OBSERVATION.

Un boucher, âgé de cinquante et quelques années, d'un tempérament bilioso-nerveux, disposé à la colère, irritable et hypocondriaque, très-

sujet aux coliques , fut attaqué d'une forte cardialgie immédiatement après avoir éprouvé un
grand chagrin. Appelé à son secours le jour suivant, 5 mai 1814, Schmidtmann le trouva courbé
sur le ventre et immobile dans son lit , jetant les
hauts cris, à cause de la violence des douleurs
qu'il ressentait à la région de l'estomac , et qui s'é-
tendaient vers le dos et les épaules. En outre,
langue chargée, bouche amère, rapports causti-
ques , anorexie , soif , dyspnée , borborygmes,
urines jaunâtres ; yeux tristes , exanimés ; figure
affaissée , tiraillée par des mouvemens convulsifs
et annonçant de vives souffrances ; tremblement
général , pouls à peine sensible , serré , dur et
concentré ; froid glacial des pieds et des mains ;
augmentation des douleurs épigastriques par le
plus léger mouvement du corps.

Ces symptômes annonçaient une cardialgie compliquée d'embarras gastrique. En conséquence le
médecin ordonna de la limonade et la poudre aérophore (1) , mélangée avec la rhubarbe, la valé-

---

(1) Voici la composition de cette poudre , très-usitée en
Allemagne :

R. Carbonate de soude , une partie ;

Acide tartarique , une partie et demie;

Sucre blanc, une partie.

Faites dessécher à une douce chaleur ; mêlez et conser-
vez dans un vase fermé.

riane et la noix vomique. Cette poudre devait être prise à doses suffisantes pour exciter des évacuations alvines.

Le 6, plusieurs selles de matières âcres, et corrodant l'orifice inférieur du rectum, produisirent un grand soulagement. Le 7, légères évacuations; cardialgie beaucoup moins violente, langue nette, saveur naturelle, retour de l'appétit, toux sèche. Décoction de lichen d'Islande, de chardon-bénit et de racine de valériane, avec addition d'extrait de noix vomique, d'eau de laurier-cerise et d'esprit de nitre dulcifié.

Le 11, de tous les phénomènes qui avaient existé vers la région de l'estomac, il ne restait qu'un peu de malaise et une palpitation fort incommode. Avidité pour les alimens, toux modérée, avec des crachats muqueux. On continua l'usage de la décoction ci-dessus. Le 15, le malaise de l'épigastre avait disparu; mais les battemens de cette partie se renouvelaient encore par intervalles, et le malade était très-faible. Vin généreux pris avec modération, élixir et extraits amers.

Le 23, la palpitation épigastrique était dissipée, et la guérison aurait été complète s'il ne fût pas resté une grande prostration de forces. Vin médicinal, dans lequel on fit entrer la limaille de fer, le quinquina, l'écorce d'orange, la valériane et la gentiane. Le 10 juin, il ne restait aucune trace de la maladie.

XXXVIIe OBSERVATION.

La femme d'un capitaine prussien, âgée de trente-six ans, sujette, depuis un grand nombre d'années, à plusieurs affections nerveuses, parmi lesquelles la cardialgie était la plus fréquente, paraissait débarrassée de ces affections, lorsqu'il lui survint un violent prurit à la peau, et une hémorrhagie vaginale, qui n'avait lieu cependant que par les efforts pour aller à la garde-robe, et qui ne dérangea pas le flux menstruel. Consulté le 6 janvier 1799, Schmidtmann prescrivit, pour remédier à la démangeaison cutanée, une mixture composée d'extrait de douce-amère, de fumeterre et de ménianthe, et du vin antimonial d'Huxham.

A l'hémorrhagie des parties de la génération, qu'il attribuait à quelques varices du vagin, il opposa des injections avec l'eau de rose, la gomme kino et le sucre de saturne.

Le 13, les menstrues, qui étaient venues à l'époque accoutumée, n'avaient coulé que deux jours, tandis qu'auparavant elles se prolongeaient une semaine, et l'hémorrhagie vaginale avait entièrement cessé. Mais aussitôt après sa disparition il se déclara une violente cardialgie, pour laquelle le médecin ordonna la poudre aérophore mêlée avec celle de valériane et le magister de bismuth. Du reste, on continua la mixture déjà prescrite.

Le 20, pas de cardialgie, mais douleurs atroces du dos et de tous les membres. D'après ces phénomènes, Schmidtmann pensa que la maladie dépendait d'un vice goutteux qui s'était montré sous différentes formes, et prescrivit la décoction de quassia avec la liqueur arthritique d'Eller, le camphre, l'extrait d'aconit, le vin antimonial d'Huxham, et un emplâtre de cérat sur le dos.

Le 28, douleurs déchirantes des muscles et des articulations du bras gauche : celles des autres parties avaient disparu ; mais l'hémorrhagie vaginale s'était renouvelée et s'accompagnait d'un tenesme fort incommode. A la dernière prescription on ajouta des pilules de résine de gaïac, d'antimoine cru, de fleurs de soufre, de savon de Venise, et d'extrait de gentiane, à prendre matin et soir.

Le 15 février, il n'y avait plus de douleurs, si ce n'est une céphalalgie frontale qui avait succédé aux autres souffrances, et qui se renouvelait assez souvent. Continuation des mêmes remèdes Le 20 avril, l'hémorrhagie vaginale était arrêtée, et la malade ne se plaignait que d'un spasme de la vessie. Des pilules d'extrait de gentiane, de petite centaurée, de valériane et de limaille de fer, ayant encore été ordonnées, elles ne tardèrent pas à produire une guérison complète.

Réflexions. Il serait superflu, je crois, de traduire un plus grand nombre d'observations ; ceux qui en désireraient davantage, pourront consulter avec fruit le recueil où je les ai puisées : on y trouve d'autres exemples de cardialgie, simple ou compliquée, idiopathique ou symptomatique, dans lesquels l'usage des toniques, modifié selon les circonstances, a également eu un plein succès. Ce n'est pas que je propose le traitement suivi par Schmidtmann comme un modèle à imiter ; il serait trop actif dans notre climat : les Français sont, en général, d'une constitution trop irritable pour qu'ils puissent supporter impunément des substances médicinales aussi excitantes. D'ailleurs les formules en sont trop compliquées, et c'est avec raison que nos grands médecins ont abandonné cette dégoûtante polypharmacie : des prescriptions plus simples, mais composées de médicamens choisis, produisent de meilleurs effets. Cette méthode curative ne convient qu'aux tempéramens mous et apathiques de la plupart des habitans de l'Allemagne ; encore peut-on supposer qu'elle y détermine quelquefois des accidens graves, puisque Schmidtmann a observé que la cardialgie des personnes confiées à ses soins se changeait souvent en gastrite ou en lésion organique de l'estomac ; ce qu'il est permis d'attribuer, au moins dans plusieurs cas, aux médicamens énergiques qu'il emploie. Il est vrai que cet observateur, du reste si judicieux, admet trop légèrement l'existence des altérations de tissu ; car il est impossible de croire qu'un véritable squirrhe de l'estomac ait été guéri dans l'espace d'un mois à six semaines, comme il en cite des exemples : c'était évidemment une simple névrose qu'il a prise pour une lésion organique ; d'où l'on est en droit de soupçonner que les squirrhes, provoqués chez ses malades, par la cardialgie, sont moins fréquens qu'il ne le pense. Quoi qu'il en soit, les toniques doux, administrés en temps opportun et avec prudence, loin de produire cette métamorphose, conduisent presque toujours à la guérison. Ainsi les reproches que l'on peut adresser au traitement tonique ne doivent s'appliquer qu'aux abus qu'on en fait, et il n'en reste pas moins prouvé par les observations que nous venons d'exposer, d'après le praticien de *Melle*, et par mille autres semblables, que ce traitement guérit les névroses gastriques dans un court espace de temps ; tandis que le traitement antiphlogistique les aggrave et les prolonge des années entières, comme cela est démontré par les premiers faits que nous avons rapportés, et par un grand nombre de ceux que nous rapporterons encore dans le cours de notre travail.

On dira peut-être que les observations de Schmidtmann ne ressemblent point à celles qui les précèdent, et que leur comparaison et la conséquence pratique qui me paraît en découler manquent par conséquent de justesse. Mais l'identité de ces deux séries de faits ne saurait être contestée; ce sont des nuances ou des variétés de la même maladie, et rien de plus; s'ils offrent une différence remarquable, ce n'est que sous le rapport de leur durée. Or, cette différence résulte uniquement de ce qu'ils n'ont pas été traités par la même méthode. Nul doute, en effet, que l'emploi inconsidéré des antiphlogistiques n'eût aussi prolongé indéfiniment les cardialgies décrites par le praticien d'Allemagne, et que les gastralgies dont nous avons rendu compte, avant de traduire les observations de ce praticien, ne se fussent également dissipées en quelques semaines par l'usage des toniques et des sédatifs. Une chose incontestable, c'est que ces moyens, employés dès le principe de la maladie, ou quand la vive irritation est calmée, ne tardent pas à enlever des névroses de l'estomac tout-à-fait analogues à celles que l'on éternise aujourd'hui par les antiphlogistiques. Il y a beaucoup d'exemples de cette nature dans les auteurs, et j'en ai vu un grand nombre moi-même. La ressemblance des maladies que nous venons de comparer serait donc très-exacte, si les personnes qui les ont éprouvées avaient été soumises au même traitement, et la conclusion, favorable à la méthode fortifiante, que nous avons tirée de cet examen comparatif, est entièrement conforme à l'expérience clinique. Les premiers

faits que nous allons exposer sont de nouvelles
preuves de cette assertion.

XXXVIIIe OBSERVATION.

Huguenin, dont nous avons rapporté l'observation à la page 73, après avoir repris toutes ses
forces, un embonpoint remarquable, et joui d'une
très-bonne santé pendant l'été de 1827, éprouva
une rechute vers la fin de septembre, pour laquelle il vint me consulter le 8 octobre suivant.
La gastralgie s'était renouvelée avec beaucoup d'intensité, et elle offrait tous les caractères qu'elle
avait eus dans la dernière attaque, si ce n'est
qu'il n'y avait point de vomituritions glaireuses
comme l'autre fois. A cela près, c'était la même
maladie : les douleurs d'estomac n'augmentaient
nullement par la pression, mais elles retentissaient
sur les parois thoraciques, le dos et les épaules;
elles se manifestaient tantôt avant les repas et tantôt trois ou quatre heures après avoir mangé :
dans le premier cas, elles cessaient par l'ingestion des alimens, et dans le second, lorsque la
digestion était achevée. La langue était d'un rose
pâle dans toute son étendue, et l'appétit naturel;
il n'y avait ni fièvre ni soif; les évacuations alvines
étaient rares. Après avoir rassuré l'esprit du malade, qui commençait à s'affecter, nous lui conseillâmes de vaquer à ses occupations habituelles,

et de continuer la nourriture tonique dont il faisait usage, mais d'en prendre un peu moins qu'avant le retour de la maladie. En outre, nous prescrivîmes sur la région épigastrique l'emplâtre de thériaque saupoudré avec huit grains d'acétate de morphine, et pour l'intérieur l'extrait muqueux d'opium, à la dose d'un tiers de grain, incorporé dans le beurre de cacao et pris trois fois par jour. Le 17 octobre, les douleurs d'estomac étaient plus rares et moins violentes ; mais elles reprirent toute leur intensité les premiers jours de novembre : ce qui me détermina à remplacer l'extrait muqueux d'opium par le sirop de morphine, à la dose de quatre cuillerées à café dans la journée. La gastralgie résistant toujours, on doubla les doses des préparations de morphine, tant à l'intérieur qu'à l'extérieur, et finalement, après quelques nouvelles alternatives de pire et de mieux, la guérison fut complète le 8 décembre. Depuis cette époque la maladie n'est pas revenue.

Réflexions. Si l'on veut comparer maintenant la première maladie de Huguenin à la seconde, on n'hésitera plus à admettre des névroses gastriques, ni à reconnaître que ce ne sont pas les antiphlogistiques, mais bien les toniques et les sédatifs, qui constituent leur véritable traitement.

Attaquée d'abord par les sangsues, les boissons mucilagineuses, les cataplasmes émolliens et le régime atonique, la première dura sept mois, et aurait duré beaucoup plus long-temps, si l'on n'eût pas renoncé à ce régime et à ces moyens médicinaux. De plus, cette maladie obligea Huguenin à garder la chambre, et souvent le lit, durant cet espace de temps; elle le rendit extrêmement maigre, très-faible et hypocondriaque. La seconde, qui fut combattue de suite par des médicamens sédatifs et la nourriture fortifiante, se termina au bout de deux mois, pendant lesquels le malade n'eut point le moral affecté, continua ses occupations ordinaires, et conserva toutes ses forces, ainsi que son embonpoint. D'où peut résulter une différence si considérable entre deux maladies absolument identiques, qui eurent lieu sur le même sujet, et se manifestèrent par les mêmes symptômes? de ce qu'on regarda la première comme inflammatoire, et qu'on la traita conformément aux règles d'une doctrine erronée, tandis que la seconde fut reconnue pour une névrose, et traitée selon les principes de la saine médecine. Il faudrait désespérer de la conversion d'un médecin qui ne se rendrait pas à une preuve de cette espèce. Quoique les observations suivantes manquent d'un point de comparaison aussi exact, elles n'en plaident pas moins en faveur de la cause que nous défendons; elles détruisent cette objection que les toniques n'avaient réussi sur moi-même, et chez les nombreux individus auxquels je les ai prescrits, que parce que l'inflammation avait été enlevée auparavant par les moyens contraires. Nous pensons du moins qu'après les avoir lues, tout praticien de bonne foi conviendra qu'elles sont de même nature que les faits exposés dans le commencement de notre travail, et que les maladies dont il va être question, auraient duré aussi long-temps que ces faits, si on les avait également traitées par les antiphlogistiques : plusieurs des sujets qui les ont éprouvées avaient même le moral très-affecté, et offraient de grandes dispositions à la gastralgie hypocondriaque, telle qu'on la détermine si souvent de nos jours par l'abus de la méthode débilitante.

XXXIXe OBSERVATION.

M. L......, âgé d'environ quarante-cinq ans, d'un tempérament nerveux et irritable, habitant un port de mer, éprouva, au mois de mai 1827, de violentes douleurs en urinant, pour lesquelles un chirurgien distingué de Rouen le sonda avec l'attention la plus scrupuleuse, sans trouver de calcul ni d'altération de la vessie. Le lendemain de cette opération, M. L...... fut atteint d'une fièvre éruptive qui se manifesta d'une manière très-intense, et parcourut ses périodes ordinaires. Le septième jour, les sueurs, qui étaient fort abondantes, se supprimèrent tout à coup, et une douleur des plus vives se fit sentir. à l'estomac. Pour l'apaiser, le médecin jugea à propos d'appliquer un large vésicatoire sur la région épigastrique. Deux jours après, cette douleur avait un peu diminué; mais le malade souffrait horriblement en rendant les urines, et la transpiration ne reparaissait pas. La fièvre fut forte pendant tout ce temps. Le douzième jour, le malade étant un peu plus tranquille, on lui fit prendre une médecine, qui ne produisit d'autre effet que d'exaspérer la douleur d'estomac. Dix jours plus tard, une nouvelle purgation occasiona vingt-deux selles en six heures, et fatigua beaucoup le malade. Cependant il se remit peu à peu de cette secousse, mais il conserva de violentes douleurs épigastriques, qui se déclaraient tantôt avant les repas, pour disparaître par l'ingestion des alimens, et tantôt après avoir mangé.

Depuis cette époque, M. L...... dépérissait sensiblement : la constipation était habituelle, et la gastralgie le faisait cruellement souffrir; l'appétit était capricieux et variable; les digestions étaient faciles par momens et laborieuses dans d'autres circonstances; les alimens, qui passaient bien un jour, causaient une indigestion le lendemain. Des accès fébriles, accompagnés de sueurs partielles, revenaient de loin à loin, et d'une manière fort irrégulière. Le moral était affecté. Dix sangsues à l'anus, mises au mois d'août, avaient affaibli le malade sans le soulager. Le médecin voulait continuer le traitement antiphlogistique, dans l'idée qu'il y avait une gastro-entérite latente; mais M. L...... s'y refusa, et vint me consulter à Paris le 11 septembre, six mois après l'invasion de la maladie.

Le développement de la gastralgie immédiatement après la suppression des sueurs, l'abus que l'on avait fait des purgatifs, et l'augmentation de la douleur par une forte pression sur l'épigastre, augmentation qui n'avait cependant lieu que par momens, pouvaient faire penser que M. L...... était réellement affecté d'une phlegmasie chronique de la muqueuse gastro-intestinale. Toutefois la grande irritabilité du sujet, l'existence antérieure d'une sciatique, les intermissions de la douleur épigastrique, la blancheur et l'épanouissement de la langue, le défaut de soif, l'appétit momentané et capricieux, la facilité des digestions pendant certains temps, la constipation habituelle, la conservation du teint, des forces et d'un embonpoint passable; enfin l'inutilité des sangsues qui avaient été appliquées à l'anus, me firent croire que la maladie ne consistait que dans une forte irritation nerveuse de l'estomac, et me déterminèrent à prescrire un traitement adoucissant, tonique et sédatif, c'est-à-dire une alimentation douce et substantielle, l'emplâtre de thériaque saupoudré de huit grains d'acétate de morphine sur l'épigastre, et à l'intérieur quatre cuillerées à café par jour de sirop de morphine. En outre, l'esprit du malade fut tranquillisé autant que possible, et les distractions de tout genre, dont il sentait le besoin, lui furent conseillées.

Le résultat de ce traitement prouve que j'avais raison : les douleurs d'estomac disparurent en peu de temps, et, dès les premiers jours d'octobre, M. L......, ne se plaignant plus que de lenteur dans les digestions, repartit pour son pays, d'où il devait m'écrire si les souffrances revenaient. N'ayant pas reçu de ses nouvelles, j'ai lieu de croire qu'il n'a éprouvé aucune rechute.

XL° OBSERVATION.

M Lamb....., âgé de cinquante ans, d'une constitution lymphatique et nerveuse, directeur des hôpitaux militaires sous le gouvernement impérial, fut licencié après la restauration, et perdit, avec sa place, tous ses moyens d'existence. Le profond chagrin qu'il ressentit en se trouvant dans la misère, lui occasiona de fortes douleurs d'estomac qui se reproduisaient deux ou trois heures après le dîner, et qui cessèrent spontanément au bout de trois mois. Depuis cette époque, il se passa peu d'années sans que M. Lamb.....

éprouvât quelques attaques de gastralgie, lesquelles étaient plus ou moins longues et se terminaient toujours d'elles-mêmes. Vers la fin de
1826, les souffrances épigastriques le reprirent
avec plus d'intensité que les autres fois et durè-
rent beaucoup plus long-temps; car il y avait dix
mois qu'elles existaient quand il vint me consulter, en juillet 1827. Quoique son aspect extérieur
fût cachectique et qu'il annonçât une mauvaise
nutrition, ce malade ne se plaignait que de douleurs d'estomac, et assurait que sa santé serait
parfaite s'il pouvait se débarrasser de ces douleurs. Le diagnostic n'offrant pas la moindre incertitude, je prescrivis une alimentation analeptique, le sirop de morphine à l'intérieur, à la
dose de quatre cuillerées à café par jour, et sur
l'épigastre un emplâtre de thériaque saupoudré
de huit grains d'acétate de morphine. Ces médicamens calmèrent la gastralgie sans la détruire
entièrement; mais des pilules de beurre de cacao
et d'un tiers de grain d'extrait muqueux d'opium,
que l'on substitua au sirop de morphine, la firent
disparaître en peu de jours, et je n'ai point appris qu'elle se soit renouvelée.

XLIᵉ OBSERVATION.

Félicité M...., âgée de quarante-six ans, d'un
tempérament bilioso-nerveux, d'une stature éle-

13*

vée et d'une forte corpulence, cuisinière, vint me consulter le 12 janvier 1828. Depuis quelques semaines elle éprouvait de fortes douleurs d'estomac, qui se renouvelaient différentes fois dans la journée, tantôt avant et tantôt après les repas, et qui n'augmentaient point à la pression. Quoiqu'il n'y eût chez cette fille aucun autre symptôme physique, et que ses digestions s'exécutassent assez bien, son moral était très-affecté, parce qu'ayant vu périr, il n'y avait pas long-temps, quelqu'un de sa connaissance d'un squirrhe au pylore, elle croyait avoir cette maladie et être vouée à une mort inévitable. Ce ne fut pas sans peine que je parvins à tranquilliser un peu son imagination effrayée; elle ne se rassura même tout-à-fait que quand elle vit que les douleurs cédaient sans difficulté au traitement que je lui avais prescrit, et qui se composait de quatre cuillerées à café par jour de sirop de morphine, d'un emplâtre de thériaque et d'opium sur l'épigastre, d'une nourriture douce, tonique et légère. Quinze jours après cette prescription, Félicité M.... revint me voir : sa physionomie, qui portait auparavant l'empreinte des souffrances et de la terreur, était riante, et la gastralgie presque entièrement dissipée. Il ne lui restait plus que des coliques venteuses, qui dépendaient de la faiblesse du tube digestif, et que l'infusion de gland de chêne torréfié, dont nous conseillâmes l'usage, fit bientôt disparaître entièrement, car la maladie n'a pas récidivé jusqu'à ce jour.

XLIIᵉ OBSERVATION.

Madame P....., âgée de cinquante-deux ans, d'une forte corpulence, d'un tempérament lymphatique et nerveux, nous fit appeler, le 22 janvier 1828, pour une violente douleur d'estomac dont elle était atteinte depuis une quinzaine de jours, et qui paraissait avoir été occasionée par un profond chagrin. Cette douleur se développait à neuf heures du soir, c'est-à-dire quatre heures après le dîner, par une sensation de tortillement à la région épigastrique; elle retentissait ensuite dans le dos, et durait presque toute la nuit; plusieurs fois elle s'accompagnait de défaillances et d'anxiétés si pénibles, que la malade craignait de succomber à une nouvelle attaque. A part ces souffrances, la santé de madame P..... n'était pas altérée, et l'accès fini, il ne lui restait qu'un sentiment de fatigue jusqu'au renouvellement des symptômes. Une alimentation douce et de facile digestion, l'infusion de tilleul et de feuilles d'oranger, des frictions anodines sur l'épigastre et une potion fortement opiacée, empêchèrent le retour de la gastralgie dès le premier jour de leur emploi. Néanmoins ce traitement fut continué pendant huit à dix jours, dans le but de prévenir une rechute, qui n'a point eu lieu jusqu'à ce moment.

XLIIIe OBSERVATION.

Madame D......, âgée de quarante-deux ans, d'une constitution nerveuse et lymphatique, mère de plusieurs enfans, quitta Marseille, où elle avait toujours demeuré, pour venir habiter Paris. Quelque temps après son arrivée dans la capitale, elle fut prise, sans cause manifeste, d'une violente douleur d'estomac, qui s'exaspérait considérablement par l'ingestion d'une petite quantité de nourriture. Au rapport de la malade, cette douleur s'était déjà manifestée plusieurs fois, et elle avait constamment cédé à l'emploi des opiacés. Un quart de grain d'extrait muqueux d'opium, incorporé dans le beurre de cacao, et pris toutes les qua're heures, produisit encore le même résultat, car la guérison fut complète au bout de trois jours. Depuis deux ans que j'ai observé cette gastralgie, elle n'a point récidivé.

XLIVe OBSERVATION (1).

« Une jeune fille de dix-neuf ans fut prise, le 19 juin, d'une violente douleur qui de l'estomac, où

____

(1) Diemerbroeck. *Observ. méd.* 93.

elle avait son principal siége, s'étendait, tantôt à droite, tantôt à gauche, et le plus souvent jusqu'à la région des lombes. Cette douleur s'accompagnait de vomissemens de toutes les substances alimentaires, mêlées quelquefois d'un liquide noirâtre et d'une pituite épaisse, dans lesquels surnageaient des corpuscules de la grosseur d'une aveline, et de consistance butireuse. Après trois à quatre heures de soulagement ou d'une intermittence complète, ces symptômes revenaient avec la même intensité. Il n'y avait point de fièvre, ni aucun indice d'embarras dans les viscères abminaux. Plusieurs moyens intérieurs et sous forme topique ayant été mis en usage sans succès, on donna, le 29 juin au soir, deux scrupules de *philonium romanum* (1) délayés dans un peu de vin. Il en résulta quatre heures de sommeil, dont la malade était privée depuis le commencement de sa maladie. Le lendemain les accidens se renouvelèrent; mais ils furent moins intenses, et les vents sortaient avec beaucoup plus de facilité. Au moyen d'une seconde prise de la même subs-

---

(1) On sait que le *philonium romanum*, dont nos prédécesseurs faisaient un grand usage, est un électuaire composé de plantes toniques et d'opium. C'est un médicament fortifiant et sédatif qui, sous le rapport de sa composition et de ses vertus, ressemble beaucoup à la thériaque.

tance administrée le 1ᵉʳ juillet, la douleur fut encore plus légère, et les vomissemens n'eurent pas lieu. En continuant l'usage de ce médicament, et en donnant quelques pilules de *Ruffus* pour faire cesser la constipation, les symptômes s'affaiblirent de plus en plus, et la guérison fut parfaite le 9 juillet. La maladie récidiva cependant le 23 novembre suivant ; mais le *philonium* et les pilules de *Ruffus* la firent bientôt disparaître de nouveau, et pour toujours. »

XLVᵉ OBSERVATION (1).

« La fille Niquet, âgée de vingt-cinq ans, entre à l'hôpital le 17 novembre 1824, pour des douleurs très-aiguës, des déchiremens qu'elle disait ressentir dans la région de l'épigastre. Elle accuse en même temps une forte douleur dans le point du dos qui regarde cette région. Elle pleure, elle crie, elle se tient courbée dans son lit, les poings appuyés sur le creux de l'estomac. On lui fait prendre un bain tiède, on lui donne par cuillerées une potion faite avec eau distillée de roses, de fleurs d'oranger, de sirop de capillaire, de chaque une once ; laudanum liquide de Sydenham, un demi-gros. Les douleurs se calmèrent

(1) Barbier d'Amiens, *Précis de Nosologie et de Thérapeutique.*

bientôt : le lendemain elle était bien , elle demandait à manger. »

———

Réflexions. M. Barbier donne ce fait pour un
exemple d'irritation de la partie dorsale des méninges rachidiennes ; mais il est plus vraisemblable que la maladie avait son principal siége
dans l'estomac ; que c'était une gastralgie aiguë,
qui céda à une potion opiacée, ainsi que cela arrive dans d'autres cas. Ce que nous pouvons assurer, c'est qu'une douleur du dos tout-à-fait
analogue à celle que cette fille a ressentie , et
qui est attribuée par le médecin d'Amiens à
l'irritation des membranes du rachis, accompagne très-souvent les névroses stomacales, soit
comme effet sympathique, soit comme symptôme
immédiat d'une névralgie de la portion de l'estomac qui s'applique contre les vertèbres. On ne
peut douter qu'une pareille douleur n'ait son point
de départ dans le principal organe digestif quand
elle se développe avec la gastralgie, et qu'elle disparaît en même temps que cette névrose par une médication appliquée sur cet organe. Je pense bien
que l'irritation des enveloppes membraneuses de
la moelle épinière peut déterminer quelques phénomènes nerveux du côté de l'estomac ; mais il
m'est impossible de convenir qu'elle ait occasioné
la gastralgie de la fille Niquet : la douleur de la
région de l'épigastre était trop forte pour ne pas

croire qu'elle constituât l'affection primitive ; elle avait, en outre, tous les caractères d'une gastralgie idiopathique. Si l'on disait que les névroses de l'estomac dépendent de l'irritation des méninges rachidiennes, il faudrait dire aussi que la névralgie sous-orbitaire dépend de l'irritation des méninges encéphaliques ; ce qui serait absurde. M. Barbier ne me paraît pas plus fondé lorsqu'il attribue l'hypocondrie à l'irritation du plexus solaire ; c'est placer dans un endroit obscur ce que l'on a pour ainsi dire sous les yeux, c'est expliquer le connu par l'inconnu ; car on connaît mieux les maladies de l'estomac que celles de ce plexus. Il n'y a aucune raison d'ailleurs pour que le principal organe digestif soit exempt de névroses essentielles, qui peuvent affecter presque toutes les parties de l'organisme. On conçoit, au contraire, que l'estomac doit y être plus sujet que les autres parties, à cause de la grande quantité de nerfs dont il est pourvu, des nombreux agens provocateurs qui agissent sur lui, et des fonctions importantes qu'il est chargé de remplir. Je regrette sincèrement qu'un médecin aussi distingué use son génie à faire des quintessences pathologiques, à créer des subtilités qui sont au moins inutiles si elles ne nuisent pas, en assignant aux maladies un autre siége que celui qu'elles ont réellement ; je regrette qu'il abuse à ce point de la fécondité de son imagination et de sa grande facilité pour écrire.

Les prétendues gastro-entérites chroniques, qui durent, dit-on, dix ans, vingt ans et plus, ne sont autre chose, le plus souvent du moins, que des affections nerveuses de l'estomac et des intestins, entretenues, soit par la continuation de leur cause, soit par l'imagination du malade, soit par le mauvais traitement auquel on le soumet, soit enfin par le concours de plusieurs de ces circonstances. De véritables inflammations du canal digestif produiraient, tôt ou tard, quelque désorganisation de ce canal, et ne laisseraient pas vivre aussi long-temps les personnes qui en seraient affectées. Ce qui prouve encore la vérité de notre assertion, c'est que ces longues gastro-entéralgies ne sont pas toutes uniformes : il y en a qui se manifestent par accès plus ou moins éloignés, pendant les intervalles desquels les malades ne se portent pas mal ; pour l'ordinaire néanmoins, leur marche est continue ou n'offre que des rémissions : quelquefois elles imitent certaines fièvres intermittentes qui, après avoir été périodiques, deviennent continuelles par le rapprochement successif de leurs accès. C'est ce qui est arrivé chez une demoiselle de cinquante ans, à laquelle je donne maintenant des conseils : la gastralgie dont elle ressentit la première atteinte en 1808, et qui, jusqu'en 1814, ne se répétait que tous les deux ou trois ans, revint ensuite toutes les années, puis tous les mois, et prit enfin une marche, sinon continue, au moins rémittente, qu'elle conserve depuis le printemps 1827. Quel que soit, au reste, le type des gastralgies de longue durée, elles sont très-communes. *Trnka* (1) en a rassemblé une multitude d'exemples, et nous en avons observé un grand nombre qui mériteraient d'être publiés : cependant nous n'en rapporterons que quelques-uns des plus remarquables.

XLVIe OBSERVATION.

M. de M...., âgé de quarante-huit ans, d'une corpulence maigre et d'une constitution excessivement nerveuse, est sujet, depuis un très-grand nombre d'années, à des accès de gastralgie qui sont ordinairement provoqués par des chagrins, des contrariétés, des excès de travaux intellectuels, ou un changement de température, et qui se développent aussi quelquefois sans cause appréciable. Dans tous les cas, ils débutent par un froid douloureux aux mains ou aux pieds, et se caractérisent ensuite par une violente douleur épigastrique, des angoisses inexprimables, une grande agitation et des nausées si fortes que le malade ne peut s'empêcher de s'introduire les doigts dans le gosier, pour déterminer des vomissemens qui n'auraient point lieu sans cette manœuvre. Les ma-

---

(1) *Historia Cardialgiæ.*

tières vomies se composent d'un liquide glaireux et verdâtre, des boissons et des médicamens ingérés dans l'estomac ; mais, chose singulière, on a souvent remarqué que les bouillons gras passaient bien, tandis que toutes les autres substances étaient rejetées aussitôt après avoir été prises. Témoin plusieurs fois de ces attaques, je me suis assuré qu'il n'y avait point de fièvre, et que les souffrances de l'épigastre n'augmentaient nullement par une forte pression. Quand l'accès est fini, M. de M.... éprouve de la fatigue pendant quelques jours, et jouit après d'une bonne santé.

Les antispasmodiques, les narcotiques, les antiphlogistiques, le quinquina, et une foule d'autres remèdes, ont été inutilement employés, tant pour prévenir les accès que pour les calmer lorsqu'ils existaient; malgré ces moyens, ils se renouvelaient ordinairement tous les deux ou trois mois, quelquefois même plus souvent, et se prolongeaient d'une à deux semaines. Consulté par ce malade il y a un an, je conseillai, 1° d'éviter, autant que possible, les causes qui déterminent les attaques; 2° d'abandonner l'alimentation atonique dont il faisait usage, et de prendre des alimens substantiels ; 3° de combattre les accès avec du bouillon de poulet pris très-froid, des applications de glace ou d'éther sur la région épigastrique, et des pédiluves sinapisés. Depuis l'emploi de ce traitement, les attaques de gastralgie sont plus éloignées, moins violentes, et ne durent pas aussi long-temps; mais elles n'ont point encore entièrement disparu.

XLVIIe OBSERVATION.

Une dame, âgée de cinquante-un ans, d'une corpulence médiocre et d'une constitution très-nerveuse, vint me consulter, le 23 janvier 1828, pour une gastralgie dont l'origine remontait à une première grossesse, qui eut lieu à l'âge de vingt-un ans. A la vérité, depuis trente ans qu'elle s'était manifestée pour la première fois, cette douleur d'estomac avait eu des interruptions : la malade n'en éprouvait aucune atteinte quand elle était obligée de se livrer à des affaires importantes et sérieuses; mais aussitôt que ces affaires étaient terminées, et que son esprit n'avait plus d'occupation, les souffrances épigastriques se renouvelaient. Or, les temps d'oisiveté ayant toujours été plus longs et plus nombreux chez cette dame que ceux du travail, il en résulte qu'elle était plus souvent malade que bien portante. Il est encore vrai qu'aux époques où elle souffrait, la gastralgie ne venait pas tous les jours, et qu'elle cessait pendant la nuit; mais elle entraînait une affection vaporeuse très-prononcée, qui était presque continuelle et ne laissait que peu de repos à la malade. A en juger par son extérieur, on aurait cependant cru qu'elle jouissait de la meilleure santé ; car ses forces, son embonpoint et sa fraîcheur s'étaient si bien conservés, qu'elle ne paraissait pas avoir plus de quarante ans, et la menstruation n'avait subi aucun trouble jusqu'à l'époque où elle cessa par l'effet du temps critique : elle avait habituellement de l'appétit, et, quoique la douleur d'estomac fût quelquefois très-violente, les fonctions digestives ne se seraient point mal faites, si elle n'eût pas été en proie à une constipation des plus opiniâtres. Un grand nombre de moyens ayant été employés sans succès, la malade avait renoncé à toute médication, et s'en tenait au régime débilitant, afin d'éviter la gastrite, lorsque le *Traité sur les gastralgies* lui donna l'idée de me demander des conseils. L'ancienneté de la maladie devait faire craindre qu'elle ne fût profondément enracinée dans l'organisme, et ne laissait pas un grand espoir de guérison. Néanmoins je prescrivis l'usage intérieur de la glace, des frictions opiacées sur l'épigastre, et une nourriture tonique ; en outre, j'insistai sur la nécessité de prendre de l'exercice, de s'occuper de quelques objets intéressans, et de se distraire par tous les moyens possibles. L'exécution de ce dernier précepte était d'autant plus importante que la mollesse et l'oisiveté avaient toujours rappelé la douleur ; tandis que l'activité et les occupations l'avaient constamment éloignée.

La malade est revenue me voir le 3 février. La

gastralgie avait cessé complétement ; mais une tasse de chocolat à la vanille la rappela après dix jours de calme. La glace, qui avait pourtant enlevé la douleur, mais qui paraissait ne plus faire de bien depuis son retour, fut remplacée par le sirop de morphine, à la dose de trois cuillerées à café dans les vingt-quatre heures. Le 7 mars, j'appris que ce médicament avait aussi calmé la douleur pour un certain temps, mais qu'elle était également revenue après l'usage de quelques alimens indigestes. Je déclarai alors à la malade que sa guérison n'aurait jamais lieu, si elle ne voulait pas se conformer au régime convenable, et je l'engageai à continuer l'usage du sirop de morphine, mêlé avec le sirop de quinquina à l'eau. Ne l'ayant pas revue depuis, j'ignore quel a été le résultat de ce mélange. Il est à présumer toutefois que l'état de cette dame n'a point changé, et qu'il restera encore long-temps le même, bien qu'il soit vraisemblable, d'après les bons effets qu'elle venait d'obtenir, que sa situation aurait pu s'améliorer considérablement si elle avait été plus docile pour la nourriture, et si elle eût mis de la constance dans l'emploi des autres moyens que je lui avais ordonnés.

XLVIIIᵉ OBSERVATION.

Depuis six ans je donne des conseils à une dame de moyen âge, pour une gastralgie hypocondriaque survenue après de profonds chagrins domestiques. Pendant que j'étais à la campagne, cette dame fut demander des avis dans une consultation publique, d'où elle sortit pleine d'espoir. Son bulletin, signé par deux médecins renommés, portait : *Superbe gastro-entérite chronique,* qui guérira en six semaines, moyennant douze sangsues à l'épigastre, l'usage de l'eau de gomme, du lait et des bains tièdes. Trompeuses espé-rances ! Ce traitement affaiblit beaucoup la malade sans calmer ses douleurs ; elles subsistent encore, et subsisteront aussi long-temps que leur cause, qui ne paraît pas près de cesser. Du reste, l'embonpoint est peu diminué, et le teint n'a presque rien perdu de sa fraîcheur naturelle.

XLIXe OBSERVATION.

On m'a envoyé de Rambouillet l'histoire très-curieuse d'une gastralgie hypocondriaque constitutionnelle ; mais elle est trop longue pour l'insérer en totalité : je n'en donnerai que l'analyse. Il s'agit d'un homme de trente-six ans, d'une corpulence grêle et d'une constitution excessivement nerveuse, d'un caractère irritable et colérique, aimant le travail et la solitude. Délicat dès sa plus tendre enfance, cet individu n'a jamais passé une année de sa vie sans éprouver au moins trois mois de maladie, et toujours l'estomac était l'organe le plus affecté. De plus, les fonctions digestives se sont toujours mal faites ; car dans les temps même où il jouissait de la meilleure santé, il avait souvent des douleurs épigastriques et des indigestions. A l'âge de dix-huit ans, un amour malheureux, l'onanisme et des chagrins de famille, rendirent ces douleurs permanentes, et firent développer tous les autres symptômes de la gastralgie hypocondriaque la mieux caractérisée, tels que la constipation invincible, des renvois et des flatuosités, des chaleurs douloureuses en différentes parties du corps, notamment dans les membres et aux articulations, quelques mouvemens fébriles, et des spasmes continuels qui faisaient craindre au malade de mourir à chaque instant. Malgré ces phénomènes, le sommeil était presque toujours bon. Les mucilagineux en abondance, l'émétique et les purgatifs, la magnésie, les stomachiques de toute espèce, les bains froids et chauds, une saignée du bras, les sangsues à l'épigastre, etc., employés tour à tour et pendant un grand nombre d'années, ne procuraient aucune amélioration, ou n'en produisaient que de passagères. Il est même à remarquer que les souffrances étaient moins vives lorsque le malade s'abstenait de ces moyens médicinaux, et qu'il se bornait au traitement hygiénique. L'alimentation variait beaucoup à cause des caprices bizarres de l'estomac. C'est ainsi qu'il s'écoula un long espace de temps durant lequel le pain

presque brûlé et les viandes carbonisées étaient
les seuls alimens qui fussent digérés, tandis qu'à
d'autres époques une nourriture adoucissante réussissait mieux. Tantôt le vin était supporté, tantôt
il ne l'était pas. Quelquefois le malade pouvait
prendre, sans inconvénient, une assez grande
quantité de substances alimentaires, pendant que
dans d'autres circonstances il était obligé de les
réduire à peu de chose. Le plus souvent néanmoins il se trouvait mieux d'un régime modéré.
Cet infortuné passa plus de douze ans dans cette
situation, se livrant à ses occupations habituelles,
ou se reposant (1), selon les rémittences ou les
exaspérations de la maladie. L'opium est enfin
venu à son secours. « L'usage de cette substance,
dit-il, m'a procuré une nouvelle vie ; sans elle je
ne pourrais plus exister : un quart de grain de ce
précieux suc calme mes douleurs, chasse la tristesse et me rend la gaîté. Aussitôt qu'il est arrivé
dans mon estomac, j'éprouve un sentiment de
bien-être qui m'était inconnu, une douce chaleur circule dans mes veines, le sourire paraît sur
mes lèvres, ma physionomie s'anime ; des idées
agréables pendant le jour, des rêves enchanteurs
durant la nuit, et une tranquillité bienfaisante,

---

(1) En 1822 il était à l'hospice Cochin, sous les yeux du
professeur *Bertin* et du docteur *Bouillaud*.

14*

s'emparent de moi ; mes facutés intellectuelles s'exaltent tellement, que nul travail d'esprit ne me paraît impossible, et qu'au besoin je ferais des vers ; en un mot, je jouis d'un bonheur indicible. A la vérité, ce bonheur est remplacé par les accidens ordinaires dès que l'empire du suc de pavot se termine ; mais il revient constamment au moyen d'une nouvelle dose de ce divin jus. » La thridace, le sirop et l'acétate de morphine, le safran, calment les douleurs sans lui faire éprouver les sensations délicieuses occasionées par l'opium brut. Aussi tel est son enthousiasme pour ce médicament, que les jouissances qu'il en retire lui paraissent une ample compensation des maux produits par la gastralgie, et qu'il n'hésiterait point à s'expatrier pour aller vivre en Turquie, si le suc thébaïque venait à manquer en France.

En m'adressant la relation de sa maladie, cet hypocondriaque m'avait promis l'histoire d'une gastralgie qui existe chez une femme depuis trente-six ans au moins, et qui offre cette particularité, que les alimens ingérés pendant le jour ne sont point supportés, tandis que la malade digère très-bien ceux qu'elle prend durant la nuit ; ce qui l'oblige à ne faire que des repas nocturnes. Je regrette qu'il n'ait pas encore tenu sa promesse.

L.e OBSERVATION.

A côté de ces faits, je puis placer celui d'un *Américain* venu en France pour se guérir d'une gastralgie dont il était atteint depuis plus de vingt-cinq ans, et qui s'était accompagnée de vomissemens pendant vingt-deux mois. Traité successivement par une douzaine de médecins, tantôt pour une lésion organique, tantôt pour une gastro-entérite chronique, tantôt pour une névrose, il n'éprouva que des soulagemens momentanés. Mais ce malade est convaincu qu'il a le *velouté* de l'estomac détruit (ce sont ses expressions); que ce *velouté* ne peut pas se rétablir, et qu'il a nécessairement une maladie incurable. Otez-lui son idée chimérique, et vous le guérirez; car toute la maladie est là. Cette idée entretient les douleurs gastriques, portées quelquefois au point de lui faire jeter les hauts cris et de le forcer à se rouler par terre. Eh bien! cet individu, qui ne trouve d'adoucissement que dans les bains froids, et qui ne vit pour ainsi dire que de sucre, dont il consomme au moins une livre par jour, conserve ses forces, un embonpoint passable et un teint excellent. Serait-il en si bon état s'il avait une phlegmasie de l'estomac et des intestins? Non, il serait mort depuis long-temps, car une différence essentielle à remarquer entre la gastro-entéralgie et la gastro-entérite chronique, c'est que la première offre peu de danger, pendant que la seconde est une maladie des plus graves.

———

Réflexions. Si l'on succombait souvent à la gastro-entéralgie, la question en litige serait décidée par les autopsies cadavériques. Mais on ne meurt ordinairement que de la gastro-entérite chronique; et, comme on trouve alors des traces de phlegmasie de la muqueuse digestive, on en conclut que les cas de guérison consistent aussi dans l'état phlegmasique de cette membrane; tandis que la plupart de ces cas sont des affections purement nerveuses. Il peut arriver toutefois que des personnes meurent d'une névrose gastrique, ou, ce qui est moins rare, qu'elles succombent à une autre altération morbide qui existait en même temps, et on ne trouve alors aucun vestige d'inflammation du tube alimentaire; preuve évidente que les douleurs de cette partie et les autres symptômes gastro-intestinaux ne dépendaient que d'une lésion inappréciable du système nerveux (1). La science

———

(1) Un auteur très-spirituel, M. *Rostan*, rapporte le fait que nous allons transcrire : « J'ai vu succomber récemment une femme de cinquante ans, qui depuis son enfance était affectée de chorée de tout le côté gauche du corps. Je m'attendais à trouver une atrophie d'une portion

possède déjà quelques faits de cette nature, et, maintenant que l'attention des médecins est éveillée sur ce sujet, je ne doute pas qu'elle n'en possède bientôt un plus grand nombre. En attendant, je vais exposer ceux qui sont à ma connaissance. Les deux premiers ont été publiés par M. *Guersent* (1), dont la bonne foi mérite les plus grands éloges. Laissons parler ce praticien célèbre.

LIe ET LIIe OBSERVATIONS.

« Quelques cas assez rares de vomissemens, qu'on appelle *nerveux* lorsque nous ne savons pas à quoi

---

du lobe droit du cerveau ; il n'y avait rien , ou du moins, malgré toute mon attention, je ne vis rien ; ce qui n'empêche pas qu'il ne dût y avoir quelque chose. ».

Voilà donc une maladie qui a duré près de cinquante ans sans laisser de traces de son existence. Nous pensons cependant, avec l'auteur de l'observation, qu'il y avait quelque chose ; mais ce n'était point une phlegmasie ni une lésion de tissu ; c'était une affection inapercevable du système nerveux, et, n'en déplaise à la médecine organique (qui vaut infiniment mieux d'ailleurs que la médecine physiologique, en ce qu'elle est moins exclusive et qu'elle ne voit pas des inflammations partout), il y a beaucoup de maladies de ce genre ; ce qui est consolant pour l'humanité, parce qu'on peut espérer la guérison toutes les fois que la structure des parties n'est point altérée.

(1) *Dictionnaire des sciences médicales*, article GASTRITE, tom. XVII, page 382.

en attribuer la cause, peuvent encore en imposer pour des gastrites chroniques, surtout lorsqu'ils sont accompagnés de fièvre. J'ai eu occasion d'observer plusieurs cas de ces vomissemens avec une espèce de fièvre hectique, et j'avoue que je les avais pris d'abord pour des gastrites. J'en rapporterai succinctement ici deux exemples qui, ayant entre eux les plus grands rapports, suffiront pour fixer l'attention sur ce genre de méprise. Deux femmes (et j'observerai ici en passant que cette maladie m'a paru principalement propre aux femmes), toutes deux grosses de deux à trois mois environ, furent prises de vomissemens bilieux avec symptômes d'embarras gastrique et fièvre ; toutes deux furent d'abord traitées par des vomitifs et des purgatifs, qui ne firent qu'exaspérer la maladie. Lorsque je les vis, un mois après l'invasion de la maladie, elles présentaient les symptômes suivans : toutes les boissons, de quelque nature qu'elles fussent, étaient aussitôt rejetées par les vomissemens, et la plupart des matières vomies étaient très-vertes. Les malades se plaignaient d'une douleur constante et très-aiguë à l'épigastre et à la partie postérieure du dos entre les deux épaules ; leur langue était humide, couverte d'un enduit blanchâtre, la bouche continuellement remplie d'une salive abondante et écumeuse qui les sollicitait sans cesse à cracher. La constipation était opiniâtre, les urines peu abondantes et très-colorées, comme dans

les inflammations. Les malades étaient tourmentées par la soif, le pouls battait cent vingt fois par
minute et était assez fort et roide. Elles étaient
accablées par la fatigue et le besoin du sommeil,
mais pouvaient à peine dormir quelques instans;
elles étaient bientôt éveillées par les hoquets, les
nausées et les vomissemens. Ces deux malades furent mises d'abord à l'usage des boissons mucilagineuses et des fomentations émollientes. Chez la
plus faible, je fis appliquer sur la région de l'estomac un emplâtre avec l'émétique, qui produisit,
comme à l'ordinaire, une éruption de très-gros
boutons. Ce moyen, secondé par l'usage des bains
et du lait, calma chez elle les vomissemens; mais
néanmoins la fièvre hectique continuait, le pouls
était beaucoup plus fréquent que dans l'état naturel; les gencives étaient gonflées, saignantes, les
lèvres très-boursoufflées et douloureuses, et comme
ulcérées à la base des gencives. La langue était en-
croûtée d'une mucosité épaisse qui se détachait par
lambeaux. L'odeur qui s'exhalait de la bouche
était très-fétide; on aurait pu croire que la malade
était tourmentée d'un ptyalisme mercuriel. Tous
les renseignemens que je pus prendre à cet égard
ne m'apprirent rien. Quoi qu'il en soit, je mis par
degrés cette femme à l'usage des toniques, du vin,
de la décoction de quinquina, etc.; mais tous ces
moyens devinrent inutiles : la malade succomba à
une espèce d'adynamie, presque deux mois et demi

après l'invasion des premiers symptômes. A l'ouverture du cadavre, nous trouvâmes la membrane muqueuse de l'estomac très-blanche dans toute son étendue, un peu plus épaisse que dans l'état naturel, et recouverte d'une mucosité abondante, mais aucune trace d'altération ou de transformation de tissu. On remarquait seulement, près du pylore, une espèce d'excroissance pédicellée, molle, grosse comme une petite noisette; elle paraissait formée par un développement du tissu cellulaire qui unit les membranes entre elles. Je suis convaincu, au reste, que cette tumeur ne pouvait être la cause du vomissement. J'ai vu de semblables tumeurs chez des individus qui n'étaient point sujets à des vomissemens. Tous les autres organes du bas-ventre étaient parfaitement sains. La matrice contenait un fœtus qui pouvait avoir quatre mois.

» L'autre malade, qui offrait des symptômes très-analogues à ceux de la première, éprouva quelque soulagement d'abord des boissons à la glace, mais elle fut prise ensuite d'une affection catarrhale pulmonaire avec exacerbation de la fièvre, douleurs de poitrine et rougeur des pommettes, le ptyalisme continuant toujours d'ailleurs avec le boursoufflement des gencives. La malade se plaignait en outre d'une douleur constante dans la région de la matrice. Ces complications me déterminèrent à faire appliquer de nouveau

les sangsues et sur la poitrine et à l'anus ; ces saignées locales diminuèrent les redoublemens et les
symptômes de l'affection catarrhale ; un vésicatoire placé sur la région épigastrique, et qu'on
laissa suppurer long-temps, parut, ainsi que les
préparations d'opium, produire de bons effets ; les
vomissemens cessèrent pendant quelques jours', la
fièvre avait diminué, la malade commençait même
à prendre un peu d'alimens, mais ces espérances
ne furent pas de longue durée; la fièvre hectique,
les vomissemens et tous les accidens du catarrhe
revinrent de nouveau et précipitèrent la malade
dans un état de marasme dont il fut impossible
de la retirer ; elle succomba trois mois environ
après les premiers symptômes. Nous trouvâmes
à l'ouverture du cadavre les poumons très-sains,
les membranes des bronches rouges dans les premières ramifications et remplies d'un mucus puriforme ; l'estomac était flasque, sa membrane
muqueuse offrait seulement quelques petites taches rougeâtres, principalement vers la grande
courbure ; les intestins étaient dans l'état sain. On
remarquait sur les membranes du fœtus, qui
pouvait avoir quatre mois et demi, quelques plaques blanches qui étaient les traces d'une légère
inflammation. Cette inflammation paraissait trop
peu considérable pour qu'on pût la regarder
comme la cause des vomissemens, qui d'ailleurs
avaient persisté presque jusqu'à la fin de la ma-

ladie, quoique les traces d'amnitis ne fussent pas récentes. Quant aux taches rouges qu'on remarquait dans l'estomac, cette légère phlogose était également trop peu considérable pour qu'on pût la regarder comme le résultat d'une complication de gastrite chronique, et je suis porté à croire qu'elle était l'effet du vin, de l'opium et des autres excitans dont la malade faisait un grand usage dans les derniers temps de sa vie. Je ne puis donc considérer cet exemple et le précédent que comme appartenant à des vomissemens nerveux avec fièvre hectique. Dans la dernière observation seulement, la maladie principale était compliquée de catarrhe pulmonaire et d'amnitis. Ces maladies ont, comme on vient de le voir, présenté plusieurs caractères, d'abord de la gastrite aiguë, et ensuite de la gastrite chronique ; mais l'absence complète des anxiétés qui sont ordinairement inséparables des gastrites accompagnées d'une fièvre très-forte, l'opiniâtreté même des vomissemens et surtout de l'état fébrile, qui, comme dans les hectiques essentielles, ne paraît céder à aucun moyen, pourraient servir, ce me semble, à éclairer le diagnostic dans des cas analogues, toujours très-embarrassans pour le médecin. »

M. Dance a publié dernièrement, dans le *Répertoire d'Anatomie et de Physiologie*, deux faits qui ont beaucoup de ressemblance avec ceux que nous venons d'emprunter à M. Guersent. Ils sont également relatifs à deux jeunes femmes qui ont succombé, vers le milieu de leur grossesse, à la persévérance de vomissemens opiniâtres qui survinrent dès les premiers temps de la conception. A l'ouverture, l'estomac n'offrait que peu ou point d'altération; mais chez l'un des sujets les parois de l'utérus étaient molle et flasques, et l'on observait du pus concret, des pseudo-membranes entre l'utérus et la membrane caduque, et même entre l'utérus et le placenta, qui n'adhérait que très-faiblement à ce viscère. Chez le second sujet, on remarquait une flaccidité encore plus grande des parois de l'utérus, qui avaient à peine une ligne et demie d'épaisseur. Elles avaient une mollesse remarquable, et offraient une teinte rouge violacée qui s'étendait jusque dans les cellulosités de la membrane caduque utérine.

LIIIe OBSERVATION (1).

« Une fille de trois ans environ fut prise sans cause connue, d'abondans vomissemens; ceux-ci persistèrent pendant vingt-quatre heures sans autre symptôme grave, puis la petite malade tomba dans un état comateux de plus en plus considérable, et succomba. Le pouls eut constamment

---

(1) Andral fils, *Clinique de la Charité*, tome IV.

une grande fréquence; la langue, autant qu'on put l'apercevoir, parut peu s'éloigner de son état naturel.

» A l'ouverture du cadavre, on trouva les ventricules du cerveau fortement distendus par une très-grande quantité de sérosité limpide; il n'y avait pas d'autre altération dans l'encéphale et ses dépendances. L'estomac nous parut exempt de toute espèce de lésion : sa surface interne était pâle dans toute son étendue, la membrane muqueuse avait l'épaisseur et la consistance qui constituent son état physiologique. Les tissus subjacens étaient également sains. Nous trouvâmes également exempts de toute lésion appréciable le reste du tube digestif, ainsi que les autres organes de l'abdomen et du thorax. »

Avant d'exposer ce fait, M. Andral fils se livre, dans son excellent ouvrage, à des considérations générales sur les cas où, l'estomac étant regardé comme malade pendant la vie, l'anatomie pathologique n'y découvre néanmoins aucune lésion. « Nous avons vu à la Charité, dit-il, plusieurs individus qui, pendant la durée plus ou moins longue de leur séjour à l'hôpital, avaient présenté un défaut complet d'appétit, sans qu'il y eût d'ailleurs ni nausées, ni vomissemens, ni soif, ni douleur épigastrique. Ils succombaient à une affection chronique du poumon, de la partie inférieure du tube digestif, ou du foie. A l'ouverture du cadavre

nous trouvions leur estomac exempt de toute lésion appréciable : membrane muqueuse généralement pâle, ayant partout l'épaisseur et la consistance de son état physiologique. Chez d'autres,
outre l'anorexie, on observait une pesanteur, une
gêne vers l'épigastre, soit continuelles, soit existant
après l'ingestion des alimens. Chez d'autres enfin,
les matières introduites étaient rejetées par le vomissement. Nul doute, d'après ces faits, que l'estomac ne puisse être dérangé dans ses fonctions
sans que son organisation soit lésée d'une manière appréciable pour nous. Qui pourra affirmer
qu'en pareil cas le trouble de ses fonctions est le
résultat d'une irritation ? Il est bien clair que ce
ne serait là qu'une hypothèse. »

A la vérité, les faits dont parle M. Andral ne
constituaient pas des gastralgies idiopathiques :
dans ces cas, l'estomac n'était affecté que secondai-
rement ; mais ils n'en prouvent pas moins que cet
organe peut devenir le siége d'une maladie qui,
n'étant ni inflammatoire ni organique, doit être
réputée nerveuse ; car un dérangement fonction-
nel sans altération appréciable de tissu, fait nécessairement supposer une affection de l'appareil
sensitif.

LIVe OBSERVATION.

Mademoiselle de G...., âgée de dix-neuf ans,
d'une constitution nerveuse et lymphatique, d'un

caractère sérieux, aimant à s'appliquer aux arts d'agrément, sujette à de petites manies, à des grimaces et à des terreurs paniques, devint nubile à treize ans et demi, sans éprouver la moindre incommodité ; elle se porta même très-bien jusqu'à l'âge de quinze ans, époque où elle avait beaucoup d'embonpoint et de fraîcheur, mangeait copieusement et ne souffrait jamais de l'estomac. Dans cet état de santé florissante, cette jeune personne fit au mois de septembre 1824 un petit voyage pendant lequel elle eut très-chaud ; en arrivant chez des amis on lui donna de l'eau de groseille et des fruits, qui déterminèrent une indigestion. Depuis ce moment l'estomac conserva une grande délicatesse ; les digestions étaient toujours pénibles, et quelquefois douloureuses. Un médecin ordonna les sangsues à l'épigastre, l'eau lactée et une nourriture douce. Pendant l'usage de ce traitement, il survint des bluettes qui empêchaient de voir la totalité des objets, et qui, après une demi-heure d'existence, étaient remplacées par une forte migraine, dont la durée était ordinairement de cinq à six heures. Cette situation se prolongea un an ; néanmoins les forces et l'embonpoint se soutenaient.

A l'âge de seize ans, mademoiselle de G.... fut prise d'un dévoiement pour lequel on lui prescrivit une application de huit ou dix sangsues, le régime maigre et l'eau pure comme boisson. Quoi-

que la diarrhée eût cessé au bout de six semaines,
on n'en continua pas moins ce régime durant
quatre mois; ce qui ne parut pas avoir de graves
inconvéniens , puisque la malade se portait assez
bien , était fraîche et grasse. Cependant , ayant
repris ensuite l'usage de la viande, elle se trouva
encore mieux, et partit d'Orléans en juin 1825
pour assister à une noce qui devait avoir lieu en
Normandie. Pendant ce voyage elle mangea comme
tout le monde et jouit d'une bonne santé. Cette
interruption des symptômes dura jusqu'à l'hiver
suivant , époque à laquelle mademoiselle de G....
commença à souffrir de nouveau de l'estomac ; en
outre elle avait des serremens aux tempes et à la
gorge, de la tristesse , de l'ennui , du dégoût pour
la vie ; elle ne pensait plus qu'à sa santé : toute
autre occupation lui déplaisait et augmentait ses
souffrances. On la remit à l'alimentation débilitante , mais sans succès.

Tel était l'état de la malade au mois de septem
bre 1826 , lorsqu'elle demanda à venir à Paris
consulter le professeur Récamier. Ce médecin déclara que c'était un catarrhe de l'estomac , qui
avait été occasioné par une transpiration arrêtée.
Il ordonna des fumigations sur toute la surface du
corps avec de l'eau d'armoise et de sureau et
quelques gouttes de vinaigre , la poudre d'yeux
d'écrevisses pour corriger les aigreurs, un régime
fortifiant , composé de viandes de mouton et de

bœuf rôties , de bouillons froids , etc. Toutefois il défendit le vin , et la malade ne but que de l'eau. Ce traitement réussit ; les symptômes se dissipèrent graduellement , les forces et l'embonpoint revinrent peu à peu , et les règles , qui étaient supprimées depuis six mois, se rétablirent. La guérison aurait été complète , du moins en apparence , s'il ne fût pas resté quelques malaises et de la tristesse, qui existaient encore au commencement de l'hiver de 1827.

C'était la saison des bals : on crut qu'ils distrairaient la malade ; elle y alla treize fois, et en sortait toujours fatiguée, bien qu'elle ne veillât jamais plus tard que minuit. Ces fatigues réitérées supprimèrent de nouveau les règles, rappelèrent les symptômes épigastriques et hypocondriaques. Le régime atonique ayant été repris infructueusement, on eut encore recours à M. Récamier, qui ordonna le même traitement qu'il avait déjà prescrit, avec cette différence d'ajouter quelques gouttes d'eau-de-vie à l'eau que la malade buvait dans ses repas. Mais au lieu de diminuer, comme la première fois, sous l'empire de ce traitement, les accidens s'exaspérèrent, et la malade recommença à dépérir d'une manière sensible. Etant alors dans une campagne près de Blois, elle consulta, en mai 1827, un nouveau médecin, qui prétendit que l'irritation gastrique s'était renouvelée ; qu'il fallait revenir au lait , aux viandes blanches et à l'eau pure, pren-

dre des bains et appliquer des cataplasmes émolliens sur le ventre.

Ce régime et cette médication eurent des résultats fâcheux : les digestions devinrent excessivement pénibles ; une tasse de lait et d'eau d'orge
que la malade prenait le matin avait mille peines
à passer, et produisait de grands malaises ; le
dîner, qui était composé de viandes gélatineuses,
telles que les pieds ou la cervelle de veau ou de
mouton, la volaille, etc., occasionait aussi beaucoup d'incommodités, une flatulence considérable, et laissait l'estomac dans une grande fatigue : les forces et l'embonpoint se perdaient à
vue d'œil, le moral s'affectait de plus en plus.
Dans le but de remédier à cette situation, on diminua la quantité des alimens, quoique la malade eût bon appétit, et on frictionna l'épigastre
avec la pommade stibiée. Les premières frictions
n'ayant produit aucun effet, on chercha à rendre
ce moyen plus efficace, à donner plus de prise à
la pommade, en appliquant huit sangsues, qui
ne saignèrent point, sur la région épigastrique,
et en égratignant la peau de cette partie avec la
pointe d'une épingle. A l'aide de ces manœuvres et
de ce raffinement d'une nouvelle espèce, on obtint une éruption de plus de cent cinquante boutons d'une grosseur énorme ; mais loin d'être soulagée, la malade fut plus souffrante que jamais :
les nerfs devinrent tellement impressionnables

qu'elle ne pouvait entendre marcher ni parler dans sa chambre sans éprouver des tressaillemens ; elle était si faible que ses jambes ne pouvaient plus la soutenir, et qu'elle avait besoin, même dans le lit, de tenir un flacon de vinaigre sous le nez pour éviter les syncopes qui la menaçaient ; la maigreur était bien près du marasme ; le pouls ne battait que quarante fois par minute. Effrayés de cette position, ses parens prirent le parti de la ramener à Orléans.

On était au 18 août, et, malgré la chaleur excessive de cette saison, mademoiselle de G.... avait toujours froid ; les pieds et les mains étaient à la glace : des frictions sèches avec de la flanelle pouvaient à peine réchauffer la peau. En outre elle avait souvent des crispations d'estomac qui remontaient jusqu'à la gorge. Le médecin de la famille, M. Ranque, explora l'abdomen, et ne découvrit aucun embarras dans les viscères de cette cavité ; il n'y avait pas même de douleur à la pression. Ce médecin commença le traitement par une infusion d'un gros de quinquina jaune dans un verre d'eau ; il en prescrivit deux ou trois cuillerées par jour, ce qui ne fit pas un grand effet. Pour alimens, il ordonna des consommés de volaille et l'eau teinte de vin de Bordeaux. La malade, qui n'avait pas mangé de pain depuis six semaines, se trouva bien de cette légère nourriture ; mais trois ou quatre jours après, il survint une fièvre intermittente qui nécessita l'usage du quinquina en poudre; elle en prit cinq gros dans une infusion d'écorce d'orange édulcorée avec le sirop de capillaire. Ce médicament arrêta la fièvre, et comme il produisait un bien-être remarquable lorsqu'il était dans l'estomac, on le continua à titre de fortifiant. Néanmoins, ayant commencé à peser au bout d'un mois, on le remplaça par des frictions sur l'abdomen avec un liniment composé d'huile d'amandes douces, d'éther et de teinture de quinquina. Ces frictions ranimèrent les forces et firent un bien infini. La nourriture, qui se composait alors de potages au gras, d'une petite quantité de viandes blanches et brunes, rôties ou grillées, de fruits en compotes, et d'un peu de vin de Bordeaux dans de l'eau, n'était pas trop mal supportée : mademoiselle de G.... éprouvait bien encore quelques malaises pendant la digestion, des serremens à l'estomac, à la gorge et aux tempes, des maux de tête; mais ces incommodités allaient en diminuant, et l'embonpoint se rétablissait.

Le 2 décembre, la malade marchait facilement et commençait à pouvoir lire et écrire; elle s'occupait de différens ouvrages, et jouait quelques airs sur le piano, qu'elle n'avait pas touché depuis huit à dix mois; le pouls était assez fort et battait quatre-vingts fois par minute, la langue belle, le sommeil bon, comme il l'avait toujours été, l'appétit variable; mais une fois qu'elle était à table, elle aurait mangé beaucoup plus si la prudence ne lui eût pas commandé de se restreindre. Dans ce temps, elle faisait trois repas par jour : à sept heures du matin, elle prenait deux œufs brouillés au bouillon de poule et de bœuf; à une heure, un potage au même bouillon et un œuf à la coque; à cinq heures du soir, une soupe grasse, de la viande rôtie et de la gelée de pommes : le pain de gruau et l'eau rougie complétaient le régime. Les urines étaient naturelles, les selles ordinairement bonnes, quelquefois un peu échauffées ou relâchées, sans qu'il y eût jamais ni constipation ni diarrhée. Cependant, malgré cette amélioration, qui avait commencé au mois d'août, mademoiselle de G.... était loin d'une guérison complète : elle continuait à éprouver des maux de nerfs indéfinissables, de la tristesse et de l'ennui; les règles ne revenaient pas; la digestion du matin était pénible sans être mauvaise, celle du soir se faisait mieux : quoique la maigreur ne fût plus aussi grande, elle était encore considérable.

Ces détails sont extraits d'un mémoire à consulter qui me fut adressé par madame de G...., mère de la malade. La jeune personne me paraissant convalescente, je pensai qu'il ne fallait plus que soutenir le moral, l'engager à continuer le régime qu'elle suivait, et prescrire quelques médicamens propres à contribuer, avec la nourriture, au rétablissement des fonctions digestives, c'est-à-dire des médicamens qui fussent en harmonie avec l'alimentation. Dans cette vue je proposai l'extrait de gland de chêne torréfié, que j'avais déjà employé avec succès chez un grand nombre d'individus affectés de névroses gastriques. Ce médicament fut essayé pendant deux à trois jours, mais à trop faible dose pour produire un changement favorable ou nuisible. Le 31 décembre on m'écrivit que les digestions revenaient plus laborieuses ; qu'elles s'accompagnaient de serremens d'estomac, de malaises et d'anxiétés à l'épigastre, de borborygmes, de coliques, et quelquefois de rapports d'œufs pourris. Ces phénomènes me paraissant dépendre d'une trop grande quantité de nourriture, je recommandai à la malade de manger un peu moins. Le mieux ne se manifestant pas, malgré une grande réduction des alimens, et même la diète presque absolue, madame de G.... prit la résolution d'amener sa fille à Paris, où elle arriva le 15 janvier 1828.

Du côté des viscères abdominaux et du système nerveux, son état était à peu près tel qu'on me l'avait exposé : point de véritables douleurs d'estomac, mais, trois ou quatre heures après avoir mangé, crispations, serremens, malaises et anxiétés épigastriques, qui ne se renouvelaient pour latant pas tous les jours, ni après tous les repas, et qui, quand ils avaient lieu, se terminaient par des nausées et l'explosion d'une grande quantité de vents : langue nette, appétit variable, quelquefois léger ou plus fort qu'en bonne santé, le plus souvent naturel; point de soif ni de fièvre, pouls faible et lent, peau fraîche, ventre libre, abdomen souple et indolent au toucher; mais battemens à l'épigastre et aux hypocondres. règles supprimées depuis un an , impressionnabilité excessive, tressaillemens à la moindre cause physique ou morale, froid glacial en différens endroits, surtout aux pieds; par momens impatiences, sensations pénibles et indéfinissables par tout le corps; maigreur et faiblesse prononcées sans être très-grandes, pâleur de la face; paresse, nonchalance et apathie, mêlées de quelques instans d'agitation; sommeil presque toujours excellent. Moral affecté au plus haut degré, imagination continuellement occupée de l'estomac, difficultés extrêmes à la détourner de cet organe, frayeurs et résolutions de ne plus manger lorsque les digestions étaient fatigantes; tristesse, ennui, taciturnité, pleurs irrésistibles, désir de mourir; néanmoins précautions minutieuses sur le choix et la préparation des alimens, refus même de les prendre si elle croyait qu'ils fussent mal préparés, ou qu'ils continssent des substances capables de nuire.

Mais il existait un autre symptôme dont on ne m'avait point parlé dans le mémoire à consulter ; c'était une tuméfaction considérable de plusieurs glandes lymphatiques du cou. Effrayé de ce symptôme, je cherchai à en connaître l'origine, et j'appris que mademoiselle de G.... avait eu, dans son enfance, de légers engorgemens glanduleux dans cette partie, mais qu'ils avaient disparu un grand nombre d'années avant la dernière maladie, et que ceux qui existaient alors ne s'étaient développés qu'au mois d'août précédent, à la suite du traitement antiphlogistique sévère et prolongé qu'on lui avait fait subir. Ce rapport m'étonna d'autant moins qu'un pareil phénomène s'était déjà présenté à mon observation. Au reste, quelle que fût l'époque où ces engorgemens avaient paru, il était à craindre que les glandes lymphatiques du mésentère et de la poitrine ne fussent aussi affectées. Toutefois ce n'était qu'une induction que nul phénomène positif ne confirmait ; car la malade ne s'était jamais plainte du thorax, sa respiration avait toujours été libre, et l'exploration la plus attentive du bas-ventre ne décelait aucune tumeur dans cette cavité.

A part cette tuméfaction glanduleuse du cou, dont on ne pouvait pas s'occuper pour le moment, la névrose du canal digestif était donc là seule maladie qui fût ostensible, et c'était uniquement contre elle que le régime et la médication devaient être dirigés. Or les antipholgistiques l'ayant toujours rendue plus fâcheuse, et les toniques l'ayant, au contraire, presque constamment améliorée, sans produire néanmoins une guérison définitive, il me parut convenable de tenir un juste milieu entre ces moyens opposés. Une nourriture douce et analeptique prise avec modération; quelques frictions opiacées sur l'épigastre, l'usage intérieur d'un mélange de sirop de morphine et de sirop aqueux de quinquina, à la dose d'une cuillerée à café avant chaque repas; de l'exercice, des distractions et le calme de l'esprit, tels furent les moyens conseillés, sous l'emploi desquels mademoiselle de G.... se trouva fort bien. En effet, pendant vingt-quatre jours qu'elle resta à Paris, les digestions furent beaucoup plus faciles, elle reprit un peu de couleur et d'embonpoint, les forces revinrent d'une manière étonnante, et l'esprit se tranquillisa. Cependant, lorsqu'elle repartit pour Orléans, le 9 février, il lui restait encore quelques malaises épigastriques, une vive susceptibilité générale, et des craintes de ne pas bien digérer; mais, après quatre années de souffrances, chez une personne dont le système nerveux était extrêmement délicat, et le moral très-affecté, la maladie ne pouvait disparaître que peu à peu, et l'amélioration qu'elle éprouvait, était assez marquée pour me faire espérer une guérison prochaine, si les tumeurs du cou ne m'eussent pas empêché de me livrer entièrement à cette douce consolation.

Mes craintes n'étaient que trop fondées. Aussitôt qu'elle fut de retour au sein de sa famille, mademoiselle de G.... retomba dans la situation où elle était avant d'en partir, c'est-à-dire que les symptômes gastriques et hypocondriaques qu'elle éprouvait avant son voyage se renouvelèrent ; en outre, elle fut prise d'une toux sèche et de plusieurs accès de fièvre qui déterminèrent ses parens à la ramener à Paris le 1ᵉʳ mars. Ces accès, qui revenaient irrégulièrement au nombre de deux ou trois pendant les vingt-quatre heures, et auxquels il était urgent de s'opposer parce qu'ils affaiblissaient considérablement la malade, se dissipèrent en peu de temps par l'usage du sulfate de quinine. Pris à la dose de neuf grains par jour, ce médicament ne rougit point la langue et ne produisit aucun phénomène fâcheux ; il diminua au contraire les symptômes gastralgiques, et facilita les digestions : preuve certaine qu'il n'y avait pas de gastrite, car le sulfate de quinine aurait sûrement fait du mal si l'estomac eût été enflammé.

Il y avait donc un peu de mieux du côté des organes digestifs ; mais la toux continuait, surtout pendant la nuit et le matin : elle s'accompagna même bientôt d'une légère expectoration muqueuse, et plus tard d'un petit mouvement fébrile, qui se manifestait à peu près tous les soirs. et se terminait par une sueur assez abondante. Le développement de ces nouveaux symptômes augmenta mon inquiétude sur l'engorgement glanduleux des poumons ; et quoiqu'il n'y eût pas de douleur dans le thorax, ni de gêne dans la respiration, et que la fièvre pût être considérée comme nerveuse, je ne doutai presque plus de l'existence de la phthisie pulmonaire. Afin de m'en assurer autant que possible, j'aurais voulu exercer la percussion et l'auscultation ; mais la crainte d'effrayer mademoiselle de G...., qui, ne pensant qu'à son estomac, était dans une parfaite sécurité sur sa poitrine, et assurait que ce n'était qu'un rhume qui se dissiperait promptement, comme les autres rhumes qu'elle avait éprouvés, m'empêcha de pratiquer ces manœuvres. Ce qui me détermina encore à m'en abstenir, c'est que les avantages que la malade eût retirés de la connaissance certaine que j'aurais pu obtenir d'une affection de poitrine, n'eussent point compensé le mal moral qu'elle aurait éprouvé si elle s'était aperçue que je redoutais cette affection, car elle cherchait à lire dans mes yeux ce que je pensais de son état, et s'affectait vivement lorsqu'elle croyait remarquer qu'il me donnait de l'inquiétude.

Qu'aurait-il fallu faire, en effet, dans la supposition où la phthisie eût été reconnue d'une manière positive ? Administrer les préparations de l'iode, ou d'autres substances de cette nature, pour fondre les tubercules des poumons? mais l'estomac n'aurait pas supporté ces médicamens, et ils auraient fait plus de mal d'un côté que de bien de l'autre. Appliquer des révulsifs sur la peau pour détourner l'affection pulmonaire? mais les frictions stibiées, faites antérieurement sur la région épigastrique, avaient exaspéré la maladie nerveuse du canal digestif et l'irritabilité générale. Employer les évacuations sanguines et les autres antiphlogistiques, pour combattre les tubercules de la poitrine? mais l'exténuation de la malade et les difficultés qu'elle éprouvait à supporter les boissons délayantes et mucilagineuses, ne permettaient pas l'usage de ces moyens. D'ailleurs il eût été peu rationnel de chercher à guérir une maladie par l'emploi d'agens qui semblaient l'avoir produite, car les glandes du cou ne s'étant tuméfiées qu'à la suite du traitement antiphlogistique, il était présumable que les engorgemens glanduleux du thorax ne s'étaient développés qu'à la même époque, et que ce traitement n'avait pas été étranger à leur formation. On a vu, en outre, que les antiphlogistiques, précédemment employés, avaient toujours aggravé la maladie des viscères abdominaux, et que ses progrès effrayans devaient être attribués à l'abus qu'on en avait fait. Ainsi les moyens que l'on aurait pu croire convenables pour l'affection de poitrine, étaient contraires à celle du bas-ventre, et il était impossible de remédier à la première sans rendre la seconde plus fâcheuse.

Il y avait cependant une indication urgente à remplir; il fallait nourrir la malade, qui avait bon appétit. Or elle ne pouvait être nourrie qu'avec les alimens qu'elle digérait le mieux, et c'étaient les toniques doux. Nous étions donc forcé de nous en tenir à ce régime, sous peine de faire beaucoup de mal. Toutefois nous eûmes l'intention de le rendre plus adoucissant que tonique, à cause de la phlegmasie qui pouvait s'emparer des turbercules thoraciques; mais on fut bientôt obligé de renoncer à ce projet, attendu que les digestions devenaient beaucoup plus pénibles : le lait ne passait bien qu'autant qu'il était aromatisé avec une cuillerée de café à l'eau, et les autres alimens atoniques, comme les soupes et les légumes au maigre, le poisson, etc., que mademoiselle de G.... ne prenait qu'avec répugnance parce qu'elle en connaissait les inconvéniens, produisaient en effet des pesanteurs et des malaises insupportables à la région épigastrique. Après deux ou trois jours de leur usage, elle sentait son estomac défaillir et tomber en *guenille*; expression juste dont elle se servait pour me faire sentir le besoin de revenir à des alimens plus substantiels. Au surplus, l'alimentation n'était pas de nature à irriter vivement la poitrine, puisqu'elle n'était composée que de potages au gras, d'œufs à la coque, sur le plat ou brouillés dans du bouillon, de viandes blanches et brunes rôties, de légumes au gras, de fruits cuits et sucrés, de pain de gruau et d'eau rougie avec le vin de Bordeaux.

En suivant ce régime, le seul, je le répète, qui fût supporté, l'affection pulmonaire ne faisait pas de progrès apparens ; la toux et le mouvement fébrile du soir disparaissaient même quelquefois pendant deux ou trois jours, pour revenir ensuite, et l'affection des premières voies s'améliorait d'une manière évidente. Dans cette situation, une circonstance tout-à-fait étrangère à la maladie détermina de nouveaux accidens vers la fin d'avril. M. Lemolt, médecin des eaux de Bourbonne, avait envoyé à l'Académie royale de médecine un épithême composé d'opium, de safran, de sel ammoniac, de soufre, etc., avec lequel il assurait avoir guéri un grand nombre d'affections chroniques de l'estomac. Un membre distingué de cette société savante remit cet épithême aux parens de mademoiselle de G...., et j'eus le tort d'approuver son application, qui, au bout de quatorze heures, occasiona un grand assoupissement, des douleurs de tête, un malaise général, le dégoût des alimens, une légère hémorrhagie nasale, en un mot un véritable narcotisme. Ces symptômes se dissipèrent en quatre ou cinq jours ; mais la malade, qui pouvait se promener en voiture auparavant, fut réduite à un tel état de faiblesse, qu'il lui était impossible de sortir du lit. Néanmoins l'appétit étant revenu, les forces se rétablirent peu à peu, et elle ne tarda pas à reprendre ses promenades accoutumées.

Quoique les symptômes thoraciques fussent toujours les mêmes, l'état des organes abdominaux s'améliora bientôt d'une manière rapide ; il y avait aussi un peu de mieux sous le rapport du teint et de la maigreur, et les forces revenaient d'une manière satisfaisante, au point que mademoiselle de G.... se disposait à partir pour la campagne, quand une nouvelle série de maux vint l'assaillir. Le 14 mai, en rentrant d'une longue course qu'elle avait faite à pied, elle ressentit dans les extrémités inférieures des douleurs très-vives, comme des crampes, qui revenaient à de courts intervalles, et qui s'accompagnèrent bientôt d'un gonflement à la partie supérieure des pieds. Après s'être exaspérées par des applications de laine, ces souffrances disparurent spontanément le sixième jour ; mais elles furent aussitôt remplacées par des coliques, des épreintes et des évacuations un peu glaireuses et sanguinolentes, lesquelles cessèrent au bout de quarante-huit heures, pour faire place à la constipation et à de violentes douleurs d'estomac, qui se renouvelaient également par accès rapprochés, comme celles qui avaient eu lieu aux extrémités inférieures. Du reste , il n'y avait pas d'autre fièvre que le mouvement fébrile du soir, et l'appétit se soutenait. La malade fut cependant mise à la diète; on lui appliqua des cataplasmes émolliens sur la région épigastrique; elle prit une potion calmante, de l'eau lactée et du bouillon de poulet. Le troisième jour de l'abstinence complète d'alimens, le besoin de manger devint impérieux, et semblait augmenter le mal. C'est pourquoi nous crûmes qu'il était nécessaire de permettre, toutes les trois heures, quelques cuillerées d'œufs à l'eau ou de potage. Au moyen de ce traitement , les souffrances épigastriques diminuèrent bientôt de fréquence et d'intensité ; la nourriture surtout faisait un bien infini : elle produisait constamment un calme parfait et souvent un sommeil d'une heure et demie. Néanmoins le 25 mai, après une application d'éther sur la région de l'estomac, la douleur de cet organe revint avec une telle violence qu'on fut obligé d'appliquer des sinapismes aux pieds, et de faire des frictions anodines sur l'épigastre. Cette douleur n'existait plus le 27; mais en quittant l'estomac elle se porta sur les genoux et les mains, où l'on remarquait une tuméfaction analogue à celle qui avait occupé les pieds quinze jours auparavant. De la rougeur, du gonflement et une douleur extrêmement vive, qui se manifestèrent le 5 juin à la malléole externe de la jambe gauche , et qui disparurent en douze heures par l'application d'un cataplasme émollient arrosé de laudanum, furent les derniers phénomènes de cette nouvelle maladie, à laquelle on peut, je crois, donner le nom de rhumatisme nerveux. Quoi qu'il en soit, elle laissa mademoiselle de G.... dans une faiblesse et une maigreur extrêmes ; car les forces et le peu d'embonpoint qu'elle avait repris avant le début de ce rhumatisme, étaient entièrement dissipés.

Depuis ce moment il n'y a pas eu de mieux aussi prononcé que les autres fois. Bien que la malade eût toujours faim, et qu'elle mangeât avec beaucoup de réserve, puisque son appétit n'a jamais été à moitié satisfait, la plupart de ses digestions étaient longues et laborieuses ; elles s'accompagnaient souvent de coliques, de maux de cœur et de flatuosités ; plus rapprochées que de coutume, les évacuations alvines contenaient quelquefois des glaires, tantôt pures et tantôt sanguinolentes : par momens il y avait même une espèce de diarrhée, qui cédait néanmoins sans difficulté à de petits lavemens d'eau d'amidon et de quelques gouttes de laudanum de Sydenham. La toux, l'expectoration muqueuse et le petit mouvement fébrile du soir continuaient, avec cette circonstance remarquable qu'ils étaient plus prononcés toutes les fois que les digestions se faisaient bien, et moins intenses lorsqu'elles se faisaient mal ; de manière que l'affection du thorax alternait en quelque sorte avec celle du ventre, et que la première était d'autant moins vive que la seconde acquérait plus d'intensité. Il y avait même des jours pendant lesquels la toux, l'expectoration et la fièvre disparaissaient complétement, comme nous l'avons déjà dit; et c'était quand l'estomac et les intestins souffraient le plus. Les jambes, où le rhumatisme s'était fait vivement sentir, avaient de la roideur, et les malléoles se gonflaient un peu le soir; ce qui empêchait la malade de marcher librement. Le moral était toujours très-affecté; cependant les forces étant un peu rétablies, elle reprit ses promenades en voiture, et eut le courage de partir le 1er juillet pour rejoindre sa famille près de Blois.

Loin d'améliorer sa situation, comme on pouvait l'espérer, l'air de la campagne parut la rendre plus fâcheuse. Ce qu'il y a de certain, c'est que les digestions y devinrent encore plus pénibles, et que tous les autres symptômes s'aggravèrent; le dévoiement fut presque continuel, malgré les petits lavemens d'eau d'amidon et de laudanum de Sydenham. En outre, mademoiselle de G.... fut prise, dans la soirée du 16 juillet, d'un symptôme qu'elle n'avait point encore éprouvé pendant sa maladie, et qui l'effraya beaucoup : c'était un vomissement répété de matières glaireuses dans lesquelles il n'y avait point de substances alimentaires, quoiqu'il eût lieu peu de temps après le dîner. Instruit de cette position, je partis le 25 pour aller la voir, et je trouvai que la faiblesse et le dépérissement avaient fait de grands progrès. Ne pouvant rester long-temps auprès d'elle, on fit venir de Blois M. le docteur Blau, jeune médecin trèséclairé, qui dirigea avec beaucoup d'intelligence et de zèle l'usage des adoucissans, des calmans et des légers astringens que nous étions convenus d'employer pour modérer la diarrhée. Ces moyens furent mal supportés, et la maladie continua sa marche ordinaire jusqu'au 8 août, époque à laquelle il s'opéra chez mademoiselle de G.... une singulière métamorphose, qui ressemblait pourtant à ce qu'on avait déjà observé plusieurs fois. Tous les symptômes abdominaux se dissipèrent, les digestions devinrent faciles, et le dévoiement cessa ; mais dans le moment où l'affection des organes digestifs disparaissait, celle des organes de la respiration redoublait d'intensité ; elle prit même de nouveaux caractères qui n'auraient plus laissé de doute sur la gravité du mal s'il en eût encore existé : l'expectoration devint puriforme, et, pour la première fois, la malade éprouva de violentes oppressions, avec des douleurs vagues dans la poitrine, surtout vers la région du cœur. Les sinapismes que le docteur Blau fit appliquer aux pieds, les adoucissans et les calmans qu'il ordonna à l'intérieur et sur le thorax, diminuèrent la violence de ces symptômes sans empêcher leurs fréquens retours. Tel était l'état de mademoiselle de G...., lorsque j'arrivai de nouveau auprès d'elle le 15 août. Les engorgemens glanduleux du cou, qui étaient encore très-volumineux lors de mon premier voyage, avaient disparu. La percussion et l'auscultation, que je pratiquai alors sans inconvénient parce que la malade ne s'inquiétait plus que de la poitrine, m'annoncèrent des excavations dans les poumons, notamment dans celui du côté droit. La voix était plus forte et plus sonore que d'habitude, la matière expectorée entièrement purulente, copieuse et mêlée de stries sanguines ; les étouffemens étaient si pénibles qu'on était obligé d'ouvrir les portes et les fenêtres de la chambre, et que mademoiselle de G.... voulait qu'on la transportât au milieu des champs, afin de pouvoir respirer. Bref, elle expira le 17 à cinq heures du soir, dans des angoisses inexprimables. C'est ainsi qu'elle a terminé son existence, cette jeune et intéressante personne, que je regrette comme mon propre enfant, et qui, par ses rares qualités, faisait l'ornement de la société, l'orgueil et le bonheur de sa nombreuse et respectable famille.

Obligé de revenir promptement à Paris, je ne pus assister à l'autopsie, qui fut faite le lendemain, vingt-quatre heures après la mort, par M. Blau et le docteur Larrieu, médecin à *Mer* sur

Loire ; mais on m'a envoyé le résultat de leurs recherches cadavériques, qui confirme ce que j'avais annoncé, la suppuration des poumons et quelques ulcères dans les intestins ; je vais le transcrire littéralement.

« Cadavre de cinq pieds un pouce ; pâleur générale ; infiltration de la jambe et du pied gauche ; état complet de marasme. L'abdomen étant ouvert, il se fait un écoulement assez considérable de sérosité ; les circonvolutions intestinales se dessinent distendues par du gaz : on remarque à leur surface extérieure quelques taches rouges. L'estomac, refoulé par le diaphragme, est très-dilaté et s'étend jusqu'à la moitié de la région hypogastrique ; sa surface extérieure est pâle : vu à l'intérieur, cet organe est plus blanc que dans l'état ordinaire ; sa membrane interne se détache facilement. Le duodénum est dans son état naturel, coloré par de la bile. L'iléon offre, dans plusieurs points de son étendue, des plaques rouges circonscrites que le lavage ne peut enlever ; néanmoins sa membrane interne n'a pas éprouvé d'altération bien sensible. Les ganglions mésentériques correspondans aux taches rouges, sont plus développés et plus durs que dans l'état primitif. En arrivant vers le cœcum, les taches deviennent plus nombreuses, et prennent une teinte plus foncée. La courbure du cœcum est le siége d'ulcérations profondes, dont les bords forment un bourrelet saillant d'une couleur noirâtre ; ces ulcérations ont un diamètre de deux à trois lignes ; le fond, de la même couleur que les bords, est entouré d'un cercle gris cendré : la muqueuse qui sépare ces ulcères est brune et s'enlève facilement. Le reste du gros intestin n'offre rien de particulier. Le foie est plus blanc et plus consistant que dans l'état normal ; la vésicule est distendue par de la bile d'une couleur verte et luisante. Les autres organes contenus dans l'abdomen sont parfaitement sains.

« La poitrine étant ouverte, il s'écoule de la sérosité contenue dans les plèvres. De fortes adhérences, formées d'un tissu cellulaire bien organisé, unissent les poumons avec les côtes. Le poumon droit présente à son sommet une excavation profonde, formée par une grande quantité de tubercules réduits en putrilage. Sur les côtés de cette excavation s'ouvrent d'autres excavations plus petites qui toutes communiquent entre elles. Les lobes inférieurs de ce poumon sont parsemés d'une infinité de tubercules ramollis, et cette quantité est telle qu'elle ne laisse voir en aucun endroit la forme du tissu primitif. Le poumon gauche présente également vers son sommet plusieurs excavations profondes ; comme le poumon droit, il est parsemé de beaucoup de tubercules, quelques-uns crus, mais le plus grand nombre ramollis : son lobe inférieur est seul crépitant et perméable à l'air ; c'est dans cet endroit seulement que l'on conçoit la possibilité de la respiration. Le péricarde contient environ deux onces de sérosité. Le cœur présente un volume ordinaire, mais son tissu est flasque, pâle et facile à déchirer. Le crâne n'a pas été ouvert.

« D'après l'état pathologique des organes thoraciques et abdominaux, et d'après la connaissance des différens symptômes qui ont accompagné la maladie, depuis son début jusqu'à sa terminaison, il nous paraît constant qu'une inflammation s'était manifestée primitivement dans le tube digestif, et qu'en raison du tempérament du sujet, la maladie, en passant à l'état chronique, a donné lieu au développement des accidens nerveux, qui se renouvelant sous toutes les formes, ont pendant long-temps masqué les lésions de la poitrine auxquelles la malade a succombé. »

Réflexions. Cet exposé, que M. Blau a rédigé seul, est modifié dans une lettre que M. Larrieu écrivit depuis à la famille de G...., et dont je possède une copie. Le contenu de cette lettre ne s'accorde point en effet avec ce qu'a dit M. Blau sur l'état pathologique du canal alimentaire, ni avec les conclusions qu'il en a tirées. Entre plusieurs assertions qui diffèrent de celles de ce dernier médecin, on y lit le passage suivant : « *L'au-*

topsie a fait reconnaître les viscères abdominaux parfaitement sains, à cela près de quatre à cinq ulcérations dans le cæcum; mais ce fait est de nulle valeur, puisque dans la plupart des maladies longues les plus diverses on le trouve plus ou moins, et paraît être, non le résultat d'une phlegmasie, mais l'effet de l'accumulation des matières fécales dans une espéce de cloaque, à l'endroit le plus déclive du tube digestif. » Telles sont les propres expressions de M. Larrieu ; son témoignage a d'autant plus de poids qu'avant de procéder à l'autopsie, il croyait trouver une grande désorganisation de tout le canal digestif, et qu'il a été fort surpris de ne voir que quatre à cinq ulcères dans le cœcum.

La lésion intestinale ainsi réduite, on peut raisonnablement l'attribuer à la cause qui lui est assignée par ce médecin. Expliquons-nous cependant. Il y avait bien une sorte d'entérite que je reconnus même aux évacuations glaireuses, et parfois sanguinolentes, qui eurent lieu pendant les derniers mois de la maladie; mais cette phlogose n'était qu'une complication de peu d'importance, produite par le séjour prolongé des matières fécales sur la partie qui en était le siége; ce n'était qu'un phénomène consécutif qui, comme M. Larrieu en fait la remarque, se rencontre souvent à la suite des maladies chroniques situées hors des voies alimentaires. Je ne crois pas du moins qu'on puisse dire qu'elle constituât la principale maladie du bas-ventre, ni la regarder comme le point de départ de tous les symptômes que mademoiselle de G.... avait éprouvés avant le développement de l'affection de poitrine. Une pareille assertion serait démentie par les intermissions de ces symptômes et les effets des différens moyens dont on a fait usage; elle serait encore démentie par le simple bon sens, qui dit, j'en appelle à la bonne foi des praticiens, que l'altération de structure était trop peu considérable, même en admettant la version de M. Blau, pour avoir produit les phénomènes nombreux et variés qui ont caractérisé la maladie; elle serait démentie enfin par l'absence de la plupart de ces phénomènes dans des inflammations intestinales beaucoup plus étendues que celle dont notre malade fut atteinte. Concluons donc qu'elle avait dans l'abdomen quelque chose de plus qu'une entérite, qui était légère, purement accidentelle, et ne compromettait nullement ses jours.

Ce qu'elle avait de plus, c'était évidemment une névrose gastro-intestinale qui a précédé la phlogose du cœcum, et constitué le fond de la maladie des premières voies. Les causes prédisposante et occasionelle, les symptômes, les résultats des divers moyens mis en pratique, et surtout l'autopsie, sont les preuves de cette assertion. Jetons un coup d'œil rapide sur chacune de ces preuves : 1° La malade était d'une constitution très-nerveuse, et la maladie s'est développée immédiatement après l'ingestion de l'eau de groseilles et de quelques fruits, qui, certes, sont des causes débilitantes, et par conséquent propres à déterminer une névrose plutôt qu'une inflammation. 2° M. Blau manquait sans doute de renseignemens exacts lorsqu'il a dit que les symptômes avaient indiqué une phlegmasie du canal digestif ; ils ont toujours annoncé, au contraire, une affection nerveuse de ce canal, notamment de l'estomac, et jamais une véritable gastrite : il serait trop long et superflu de les rappeler ici ; mais j'indiquerai deux signes négatifs de cette inflammation, la continuation de l'appétit et l'accomplissement des digestions. 3° Les mauvais effets des antiphlogistiques et les résultats avantageux des toniques, en d'autres termes, l'impossibilité de supporter long-temps ceux-là, et les améliorations obtenues de ceux-ci, sont des preuves encore plus concluantes ; car on ne peut pas soutenir qu'une affection gastrique qui s'exaspère par l'ingestion des débilitans, et qui semble disparaître par celle des fortifians, soit inflammatoire, à moins que l'on ne convienne qu'elle diffère essentiellement des autres phlegmasies, et qu'on ne la reconnaisse pour une espèce toute particulière, qui n'a de commun avec les véritables inflammations que le nom qu'on lui impose arbitrairement. A la vérité, les toniques n'ont pas guéri complétement la malade dont il s'agit ; mais tout porte à croire qu'ils auraient atteint ce but, si elle n'avait pas été en proie à une autre affection. 4° Excepté les traces de l'entérite peu étendue et accidentelle dont nous avons avoué l'existence, l'autopsie a fait reconnaître le canal digestif parfaitement sain, exempt de toute lésion de structure ; la muqueuse stomacale était même plus blanche que dans l'état naturel, c'est-à-dire qu'elle avait un aspect opposé à celui de l'état phlegmasique : c'est là une preuve décisive en faveur de notre manière de voir, attendu qu'une véritable inflammation n'aurait pas existé quatre ans sans léser profondément les tissus. Ainsi l'estomac qui, jusqu'à l'époque où la phthisie pulmonaire se montra ouvertement, a toujours paru l'organe le plus affecté ; qui a constamment occupé l'esprit de la malade jusqu'aux approches de la mort, et attiré toute l'attention des médecins pendant plusieurs années ; l'estomac, enfin, dans lequel était le principal siége de la maladie abdominale, et d'où partaient presque tous les symptômes de cette maladie, n'avait cependant qu'une simple affection nerveuse.

Maintenant que nous savons à quoi nous en tenir sur la nature de la maladie de l'estomac et des intestins, réfléchissons sur la phthisie pulmonaire, et remontons, s'il se peut, jusqu'à son origine. Cette affection, qui fut long-temps si obscure, si insidieuse, et qui enleva la malade, exis-

lait-elle avant la névrose gastrique, et cette névrose n'aurait-elle été qu'un effet sympathique de la maladie des poumons? Est-ce, au contraire, la gastralgie qui a existé la première et
produit la phthisie en agissant sympathiquement
sur la poitrine? Pour résoudre la première question d'une manière affirmative, il faudrait que
les symptômes de la phthisie eussent précédé
l'affection nerveuse des premières voies ; il faudrait au moins qu'ils se fussent manifestés dans les
commencemens de cette affection. Or, mademoiselle de G.... n'avait éprouvé, avant la maladie
d'estomac, ni même pendant les premières années
de cette maladie, aucun phénomène qui pût faire
craindre la phthisie; et M. Récamier, qui per-
cuta et ausculta la poitrine à une époque déjà
avancée de la gastralgie, avait déclaré que les
poumons n'étaient point affectés. Enfin, un autre
médecin du plus grand mérite, qui traitait la
malade lorsque je fus consulté, M. le docteur
Ranque, ne témoigna point, que je sache, d'inquiétude pour la poitrine ; ce qui est positif, c'est
qu'il n'employa aucun moyen propre à faire croire
qu'il eût des craintes sur cette partie. A moins de
prétendre qu'une maladie qui ne s'annonce par
aucun symptôme direct, peut exciter une affection sympathique des plus évidentes, on est donc
obligé de répondre négativement à la première
question que nous avons posée. Il est plus diffi-

cile de résoudre la seconde d'une manière satisfaisante. Cependant, si l'on considère qu'une affection sympathique doit augmenter en proportion de la maladie primitive qui l'occasione, et
que l'inverse a eu lieu chez mademoiselle de G....,
c'est-à-dire que les symptômes du thorax diminuaient d'intensité, et disparaissaient même quelquefois complétement lorsque ceux de l'abdomen
s'aggravaient, on sera disposé à croire que la
phthisie pulmonaire n'a pas été déterminée par
la névrose gastrique, et que ces deux maladies
étaient indépendantes l'une de l'autre. Mais si la
gastralgie n'est point coupable d'avoir affecté les
poumons, peut-on en disculper entièrement les
moyens que l'on a employés pour la combattre?
J'ai déjà répondu à cette question, lorsque j'ai
dit que les engorgemens glanduleux du cou n'a-
vaient paru qu'à la suite du traitement antiphlogistique, et qu'il était à présumer que l'origine
des tubercules pulmonaires datait de la même
époque. Ce qui me paraît fortifier cette opinion,
c'est que j'ai observé d'autres cas dans lesquels
l'abus des antiphlogistiques avait donné, en ap-
pauvrissant le fluide sanguin, une prépondérance
excessive au système lymphatique. Toutefois je
n'accuse pas formellement la méthode débilitante
d'avoir occasioné la phthisie; je voudrais seulement faire sentir aux praticiens que cela est dans
les choses possibles, et même vraisemblables.

En résumé, mademoiselle de G.... avait une gastro-entéralgie, qui s'est compliquée d'une légère entérite et de phthisie pulmonaire. La phlogose intestinale ayant été limitée à la courbure du cœcum, il est à croire qu'elle devait son origine à la présence continuelle des fèces sur cette partie, la plus déclive du tube digestif. Dans tous les cas elle n'était point dangereuse, et c'est à la maladie de poitrine qu'il faut attribuer la mort. Le fait suivant, publié dans la *Nouvelle Bibliothèque médicale* (cahier de mai 1828) par M. Jolly, principal rédacteur de ce recueil, est un autre exemple de complication de la phthisie pulmonaire avec une névrose gastrique. Il est vrai qu'il diffère de celui que nous venons d'exposer, en ce que l'affection nerveuse de l'estomac ne s'est manifestée que par des vomissemens qui n'ont eu lieu qu'une seule fois chez notre malade, et en ce qu'il n'y avait pas d'entérite; mais à cela près ces deux faits offrent beaucoup d'analogie : dans l'un comme dans l'autre, les premières voies ont été le siége d'une maladie de nerfs, et les poumons d'une fonte purulente.

LVe OBSERVATION.

« Mademoiselle Pillerot, âgée de dix-sept ans, non menstruée, a éprouvé pendant plusieurs années une toux sèche avec oppression et des vomissemens douloureux, qui se répétaient tous les jours à la même heure, à cinq heures du soir. Pendant tout ce temps, les mêmes accidens avaient lieu, sans qu'aucun moyen ait pu rompre cette sorte d'habitude morbide. La poitrine s'affecta de plus en plus, la toux devint plus opiniâtre ; la fièvre, d'intermittente qu'elle avait été d'abord, devint continue ; les vomissemens qui, pendant plusieurs années, n'avaient eu lieu qu'une seule fois par jour, se répétèrent ensuite deux à trois fois, toujours aux mêmes heures Enfin, les accidens ayant pris avec le temps une intensité toujours croissante, la malade parvint insensiblement au dernier degré du marasme, et mourut après trois à quatre ans de souffrances. L'ouverture fut faite par M. Vallerand, qui avait donné des soins à la malade pendant toute la durée de cette singulière affection, en présence de MM. Cruveilhier, Dardonville et moi. Plusieurs d'entre nous s'attendaient à rencontrer une désorganisation complète de l'estomac ; mais j'avoue que j'étais loin de partager cette opinion, d'après la périodicité constante et régulière des accidens qui avaient amené la mort de la malade. L'estomac en effet était parfaitement sain dans toutes ses parties, dans tous ses tissus, qui étaient plutôt pâles que rouges. Tout le tissu du poumon, au contraire, était en pleine suppuration. Les autres organes n'offraient rien de particulier. »

LVI° OBSERVATION (1).

« Une jeune femme , à la suite de chagrins vifs
et profonds , fut prise tout à coup de vomissemens
continuels et spasmodiques ; l'art épuisa en vain
toutes ses ressources pour calmer ce symptôme.
Elle succomba au bout d'un mois; et l'inspection
cadavérique faite avec beaucoup de soin montra
tout l'appareil gastrique et intestinal dans l'état le
plus sain. Le cerveau , le cœur et les poumons
n'offrirent rien qu'on pût accuser d'avoir été la
cause de la mort. »

LVII° OBSERVATION (2).

» Une femme, âgée de trente-sept ans, délicate,
vivant habituellement dans le grand monde, éprouva des dissensions domestiques. Bientôt après, état
de langueur, tristesse remarquable , abandon de
la société, dégoût de la vie. Quelques années plus
tard vomissement continuel et opiniâtre de tout
ce qu'elle prenait , malgré les médicamens les plus
variés , lequel se termina par la mort. A l'ouverture cadavérique , nulle altération organique de

---

(1) Un très-bon observateur, M. le professeur Roux , a
rapporté ce fait dans le *Journal général de médecine*, 1821.
(2) Pinel , *Nosog. philos.* , tome III.

l'estomac ni des organes digestifs , si ce n'est que le pylore était un peu rétréci, sans augmentation d'épaisseur. ▲

LVIIIe OBSERVATION.

Madame Capdeville, âgée de cinquante-six ans, demeurant sur le quai des Orfévres, n° 24, était abreuvée de chagrins et se plaignait continuellement de douleurs d'estomac. On la traitait pour une gastro-entérite chronique, lorsqu'elle mourut subitement au mois de juin 1822. Chargé dans ce temps de constater les décès de mon quartier, je demandai l'ouverture du cadavre. Le médecin qui l'avait soignée assurait d'avance que nous trouverions une phlegmasie , et peut-être des ulcérations de la muqueuse digestive. Cependant cette membrane se présenta dans l'état naturel ; car on ne pouvait pas regarder comme lésion pathologique une rougeur à peine marquée et peu étendue à la surface interne de l'*iléon*. L'estomac, qui avait été le siége des souffrances, n'offrait pas la moindre altération. La malade avait probablement succombé à un épanchement séreux, que nous rencontrâmes dans les ventricules cérébraux et à la base du crâne, sans aucune trace d'inflammation ni même de congestion sanguine des parties intérieures de la tête. Il y avait bien aussi une dilatation du cœur, mais trop peu importante pour avoir pu contribuer à la mort.

LIXᵉ OBSERVATION.

Pendant le mois d'août 1826, je fus appelé
précipitamment à quatre heures du matin, pour
secourir M. L., âgé d'environ trente-six ans, op-
ticien sur le quai de l'Horloge. A mon arrivée
auprès de lui il était mort. D'après les renseignemens que je me procurai, cet homme était
malade depuis plusieurs années; sa maladie consistait dans de fortes douleurs d'estomac, et beaucoup de peine à digérer, au point qu'il était obligé
de s'astreindre à un régime sévère; quelquefois le
lait ou les potages étaient les seules substances
qu'il pût supporter. De la tristesse, de l'ennui,
des inquiétudes, en un mot, une véritable hypocondrie, accompagnaient habituellement cette
affection du système digestif. Néanmoins M. L. se
trouvait mieux depuis quelques mois; il pouvait
prendre une plus grande quantité d'alimens, quoiqu'il fût encore loin d'une santé parfaite. La veille
de son décès il se coucha sans se plaindre, mon-
trant même plus de gaîté qu'à l'ordinaire, après
avoir soupé avec un artichaut et des confitures. Il
dormit bien pendant la nuit; mais à trois heures
et demie du matin, il dit à sa femme : « Je me
trouve très-mal, j'étouffe; » et il expira. Son père
et l'une de ses sœurs étant morts de la même manière, la famille demanda l'ouverture du cadavre.

17*

Elle fut faite sous mes yeux, et en présence du docteur *Levrault*, par M. *Dubois*, jeune médecin très-instruit et excellent anatomiste. L'embonpoint était médiocre; les tégumens de la tête, du cou, des extrémités supérieures et du tronc, offraient une rougeur très-prononcée qui, à l'instar de celle d'un érysipèle, disparaissait par la pression. Il n'y avait rien de particulier dans le cerveau ni dans la cavité du crâne; mais les bronches étaient presque entièrement remplies de sang, et les poumons, d'ailleurs sains, en contenaient une si grande quantité, qu'en les pressant avec les doigts on faisait sortir ce fluide comme s'il était sorti d'une éponge qui en aurait été imbibée. On ne voyait aucune altération dans l'estomac et les intestins, si ce n'est que leur membrane muqueuse présentait en plusieurs endroits une couleur rouge tout-à-fait analogue à celle de la peau, et résultant évidemment d'une infiltration cadavérique. Les autres viscères de l'abdomen étaient dans l'état naturel. Nous avons conclu, d'après l'autopsie, que ce malade avait succombé à une apoplexie pulmonaire, et que son ancienne affection des premières voies, qui s'était accompagnée des symptômes qu'on attribue à la gastro-entérite latente, n'avait cependant été qu'une gastralgie hypocondriaque, puisqu'il n'existait pas la moindre trace d'inflammation ni de lésion organique.

LXe OBSERVATION.

J'ai entendu, en séance académique, la lecture d'un fait dont voici la substance. Une dame était atteinte depuis long-temps d'une gastro-entérite chronique, quand elle périt tout à coup, après avoir avalé quatre gros de sulfure de potasse. A l'ouverture du cadavre, on ne découvrit aucune inflammation des organes digestifs; d'où l'on conclut que la mort avait été produite par asphyxie. C'est fort bien : le gaz hydrogène sulfuré, qui s'était dégagé dans l'estomac, avait pu produire cet effet. Mais je demande ce qu'était devenue la gastro-entérite chronique, qui, selon l'auteur de l'observation, avait préexisté à l'empoisonnement. N'est-il pas vraisemblable que l'affection qu'on avait prise pour une phlegmasie n'était qu'une névrose? Je suis d'autant plus disposé à le croire, que le dégoût de la vie et la tendance au suicide, qui avaient existé chez cette dame, sont souvent l'effet d'une gastralgie et non d'une inflammation gastrique, comme on le croit à tort. D'ailleurs l'appareil digestif ne s'étant pas trouvé enflammé, il est évident que la gastro-entérite chronique était imaginaire; car de ce que l'estomac était petit, on ne peut pas en inférer qu'il avait été le siége d'une phlegmasie latente, s'il était sain du reste; et l'on ne dit pas que son tissu eût subi la moindre altération. A la vérité, cet auteur parle également d'un peu de rougeur dans quelques points de la muqueuse gastro-intestinale; mais M. Billard dit positivement, dans ses *Recherches d'anatomie pathologique*, couronnées par l'Athénée de médecine de Paris, que la simple coloration en rouge, sans ulcération ni épaississement, est un caractère fort douteux de phlegmasie, et qu'elle ne suffit pas pour constater l'existence de la gastro-entérite. Comme il y avait ici une *stase* générale du sang dans le système capillaire veineux, il est vraisemblable que les rougeurs en question étaient de cette nature, à moins qu'on ne veuille les attribuer au sulfure de potasse, et croire qu'elles formaient le premier degré d'une inflammation aiguë, qui serait devenue violente si la malade n'eût pas succombé avec tant de rapidité. Ce qui est hors de doute, c'est que la gastro-entérite chronique, si elle eût réellement existé, aurait laissé des traces beaucoup plus profondes. Une contradiction aussi choquante entre le diagnostic et l'autopsie m'a vivement frappé. S'il m'avait été permis de demander la parole, je l'aurais fait remarquer à l'instant, et j'aurais provoqué une discussion à ce sujet, parce qu'il importe de s'entendre sur les caractères anatomiques des phlegmasies. J'ai assisté à des ouvertures de corps dans lesquelles des médecins très-éclairés prétendaient qu'il y avait eu inflammation, tandis que d'autres non moins instruits soutenaient le contraire. Si on n'est pas d'accord lorsqu'on a les pièces sous les yeux, on ne le sera jamais en pathologie, et nos différentes manières de voir la même chose arrêteront toujours les progrès de la science.

———

Réflexions. Si l'on voulait compulser tous les écrits qu'on a publiés sur les névroses, on pourrait citer d'autres exemples de maladies gastro-intestinales qui, n'ayant laissé aucune lésion de tissu, doivent être réputées nerveuses. A la vérité ces écrits contiennent également des autopsies dans lesquelles on a trouvé des altérations plus ou moins importantes, telles que la dilatation du colon, l'obstruction ou l'état variqueux des veines mésentériques, la décoloration et la viscosité du sang qui circule dans ces vaisseaux, des engorgemens de la rate, du foie et du pancréas, des squirrhes de l'estomac et des intestins, des phlegmasies chroniques de ces organes, etc.; mais ce n'est pas une raison pour dire qu'il n'y a point de gastro-entéralgies essentielles : on ne peut pas même affirmer qu'en pareilles circonstances, les phénomènes nerveux soient toujours symptomatiques de la lésion appréciable des viscères abdominaux, attendu qu'il est possible que cette lésion, au lieu d'être l'affection primitive, ne soit

qu'un résultat , ou une complication de la maladie nerveuse. En effet , quoique les névroses
gastro - intestinales n'altèrent pas les tissus avec
autant de facilité qu'on le croit aujourd'hui , il est
vrai néanmoins qu'elles peuvent les altérer, surtout quand elles se prolongent long-temps ; et rien
n'empêche qu'une lésion organique abdominale et
une gastro - entéralgie n'existent ensemble chez le
même individu , sans que l'une de ces affections
dépende de l'autre. Je suis loin de dire toutefois
que les altérations de structure des organes digestifs ne donnent jamais lieu aux symptômes des
névroses gastriques ; je pense seulement que les
cas dans lesquels ces altérations sont consécutives
ou concomitantes, se rencontrent aussi souvent
que ceux où elles forment la base de la maladie
nerveuse.

C'était aussi l'opinion de Whytt. « Quoiqu'il pa-
raisse , dit-il , par l'ouverture du cadavre de beaucoup de ceux qui sont morts de maux de nerfs,
que l'estomac , les intestins , le foie, la rate, l'é-
piploon, le mésentère ou la matrice se trouvent
obstrués , squirrheux ou attaqués d'un autre
mal ; néanmoins , comme chez un grand nombre
d'autres gens morts des mêmes maladies, l'examen de ces viscères n'a fait voir aucune trace de
semblables vices, il est permis de conclure que les
symptômes nerveux peuvent venir fort souvent
de causes qui, n'étant pas sensibles pour nos or-

ganes , ne peuvent être découvertes par l'ouverture des cadavres. Nous sommes même tenté de croire que les obstructions, les squirrhes et les autres maladies des viscères du bas ventre, que l'on a observés dans les cadavres de personnes qui avaient enduré long-temps quelques affections nerveuses , ont été nombre de fois la suite ou l'effet de ce que leur santé est restée mauvaise et dérangée pendant un temps considérable , plutôt qu'ils n'en ont été la cause (1). »

D'ailleurs s'il était vrai , comme le prétendent les défenseurs de la nouvelle école, que les névroses gastro-intestinales résultassent constamment d'une affection organique des viscères de l'abdomen , elles existeraient presque toutes les fois que le tissu de ces viscères est lésé; tandis que l'anatomie pathologique révèle l'existence d'une foule de lésions de structure des organes abdominaux chez des personnes qui n'avaient présenté aucun caractère de gastro-entéralgie. S'il était vrai que l'hypocondrie, par exemple, ne fût autre chose qu'un effet de la gastro-entérite chronique, la plupart des individus atteints de cette inflammation seraient hypocondriaques , pendant que les ouvertures de cadavres apprennent qu'elle a fréquemment lieu sans hypocondrie. Ainsi de

______

(1) *Traité des maladies nerveuses.* Paris , 1776.

cela seul que les viscères du bas ventre sont, dans un grand nombre d'occasions, matériellement affectés sans qu'il y ait eu de symptômes nerveux ou hypocondriaques, on pourrait en inférer que les névroses gastro-intestinales ne résultent pas toujours d'une altération de structure, lors même que l'existence de ces symptômes dans d'autres cas où aucun viscère n'a été trouvé altéré, ne prouverait pas incontestablement qu'elles peuvent découler d'une autre source, c'est-à-dire d'une simple lésion de la sensibilité du canal digestif.

Si ces raisonnemens laissaient quelques doutes dans l'esprit, nous pourrions invoquer le témoignage de l'analogie, qui serait aussi d'un grand poids; car, s'il est démontré que des névroses essentielles ont lieu dans d'autres organes, on sera obligé de convenir que l'estomac et les intestins peuvent également en devenir le siége. Or le délire que la douleur, la crainte et une fatale disposition déterminent souvent à la suite des opérations chirurgicales, ou de quelque autre blessure, et que M. le professeur Dupuytren a décrit avec sa supériorité ordinaire, est purement nerveux, puisque l'ouverture du corps des personnes qu'il enlève ne laisse apercevoir, ni dans l'appareil cérébro-spinal, ni même dans les autres organes, aucune lésion matérielle qui puisse expliquer les désordres qui ont eu lieu pendant la vie, qui puisse rendre un compte satisfaisant de la mort. Une demoiselle âgée de vingt-deux ans, d'un tempérament bilioso-nerveux, et dont les règles coulaient par l'anus depuis un violent chagrin qu'elle avait éprouvé, mourut dans de vives angoisses, douze heures après avoir pris deux grains de tartre stibié, que ses parens lui administrèrent de leur propre autorité pour un mal de gorge et des envies de vomir. A l'ouverture du cadavre, qui fut faite en ma présence par M. Deshayes, élève en médecine, et par un autre étudiant de ses amis, le cerveau, le larynx, les poumons, le cœur, l'estomac et les intestins, le foie, les reins et l'utérus, que nous examinâmes avec une scrupuleuse attention, étaient dans l'état le plus naturel, et les cavités ne contenaient pas le moindre épanchement; on ne trouva qu'une légère injection de l'arachnoïde et un engorgement peu considérable de la rate, qui ne rendaient certainement pas raison de la mort; ces deux lésions cadavériques n'étaient pas assez importantes pour qu'on pût les accuser d'avoir éteint la vie d'une manière aussi rapide. De quoi était donc morte cette infortunée demoiselle, si ce n'est d'une affection spasmodique ou nerveuse? On pourrait accumuler les preuves de cette espèce : les recueils d'observations ne manquent pas d'exemples de maladies de la tête, du thorax ou de tout le corps, qui ont fait périr les malades sans laisser de trace de leur existence; mais il serait superflu d'insister davantage sur un point qui est clair comme le jour, et que nul médecin de bonne foi ne contestera.

En admettant, pourra-t-on me dire, des gastro-entéralgies essentielles, vous conviendrez au moins qu'elles sont plus rares que celles qui résultent d'une lésion organique. On serait tenté de le croire si l'on ne faisait attention qu'aux autopsies, car les faits à la suite desquels on a rencontré quelque désorganisation, sont plus nombreux, je l'avoue, que ceux où l'on n'a rien vu; mais on pensera différemment, si, comme cela doit être, les guérisons entrent en ligne de compte et sont ajoutées aux cas dans lesquels les organes étaient sains. En établissant son calcul sur cette base, on se convaincra effectivement qu'au lieu d'être les plus fréquentes, les névroses gastro-intestinales symptomatiques sont beaucoup moins communes que celles qui existent par elles-mêmes, sans lésion appréciable de tissu. Pourquoi les faits à la suite desquels il n'y avait rien sont-ils donc plus rares dans les livres que ceux où l'on a rencontré quelque désorganisation? Cette rareté comparative vient, 1° de ce qu'on a très-peu d'occasions de faire des autopsies après des gastro-entéralgies simples, attendu qu'elles n'entraînent presque jamais la mort, et que les individus qui sont affectés de névroses des premières voies ne succombent guère que dans les circonstances où elles sont compliquées d'une affection organique ; 2° de ce qu'on ouvre rarement les corps des personnes aisées, qui sont cependant les plus sujettes à ces névroses ; tandis qu'on fait beaucoup d'autopsies dans les hôpitaux, où les altérations de tissu des organes digestifs, notamment la gastro-entérite chronique, se voient plus souvent que les affections purement nerveuses de ces organes. Voilà les raisons pour lesquelles la plupart des ouvertures faites à la suite des symptômes d'une gastro-entéralgie ofrent des lésions de structure. On ne saurait douter en effet que le contraire n'eût lieu, c'est-à-dire que les autopsies sans altération apparente des viscères ne fussent les plus nombreuses, si l'on mourait souvent des névroses gastro-intestinales pures, et si les ouvertures cadavériques étaient aussi fréquentes dans les classes élevées de la société que dans les hôpitaux. Ce qu'il y a de certain, c'est que pour dix exemples que vous me citerez de gastro-entéralgies avec des lésion de tissu, qui n'étaient même pas toutes primitives, je pourrais vous citer plus de cent gastralgiques, chez lesquels il n'y en avait aucune, puisqu'ils ont recouvré la santé par un traitement qui ne les aurait point rétablis, s'ils avaient eu quelque altération de structure dans les viscères abdominaux.

Il me reste à examiner une objection qui ne me paraît pas beaucoup mieux fondée que les précédentes. On dit qu'en faisant les autopsies nos

prédécesseurs négligeaient d'ouvrir le canal digestif, et qu'ils ne connaissaient point la gastro-entérite. D'où il faudrait conclure que s'ils ne l'ont
pas signalée dans les névroses gastro-intestinales,
c'est parce qu'elle leur était inconnue. Cette conclusion ne serait cependant point exacte. La vérité
est que les médecins ne savaient pas, avant la
nouvelle doctrine, que l'inflammation de la muqueuse digestive fût aussi fréquente qu'elle l'est
réellement ; qu'on la connaît infiniment mieux
aujourd'hui qu'autrefois, et qu'on ne lui donnait
pas alors le nom de *gastro-entérite*. Le plus beau titre
de gloire de M. Broussais sera toujours d'avoir
étendu et perfectionné l'histoire de cette maladie.
Mais on serait dans l'erreur si l'on croyait qu'elle
a été complétement ignorée jusqu'à l'époque où
ce célèbre médecin a publié son ouvrage sur les
phlegmasies chroniques. Sans compter Pujol, qui
l'a décrite sous la forme latente en 1791, une foule
d'auteurs en avaient parlé antérieurement ; et Morgagni, ce grand scrutateur des lésions de tissu, l'indique comme un phénomène cadavérique très-
fréquent. *La surface interne de l'estomac était enflammée ; il y avait une inflammation à l'intérieur
des intestins,* dit-il dans plus de trente endroits
de son immortel ouvrage (1). Ces expressions sont

---

(1) *De caus. et sed. morb.*

claires; elles désignent parfaitement la gastrite et l'entérite, telles qu'on les entend de nos jours. Lepecq de la Cloture ne s'exprime pas d'une manière moins positive dans les belles descriptions qu'il nous a laissées de plusieurs maladies épidémiques, notamment dans l'histoire de celle qui a régné à Louviers en 1770. A l'ouverture des personnes mortes de cette épidémie, ce médecin hippocratique trouvait souvent *la membrane interne de l'estomac et des intestins phlogosée et même gangrenée dans presque toute son étendue* (1). Certes, voilà bien la gastro-entérite. L'histoire anatomico-médicale de Lieutaud, publiée par notre célèbre Portal, contient aussi plusieurs relations d'ouvertures cadavériques dans lesquelles la gastrite et l'entérite sont indiquées d'une manière précise, puisqu'il y est dit que *la membrane intérieure de l'estomac, ou des intestins, était enflammée en certains endroits.* La phlegmasie de la muqueuse digestive est également signalée dans une observation rapportée par *Borrichius* : c'est celle d'un homme de lettres, âgé de cinquante ans environ, qui mourut après avoir éprouvé de la fièvre, de l'anorexie, des douleurs épigastriques, des vomissemens, etc., et à l'ouverture duquel

---

(1) *Observations sur les maladies epidémiques*, Paris, 1776.

on vit une rougeur éclatante de toute la surface intérieure de l'estomac : *tota interior ventriculi facies rubicunda* (1). Enfin, Trnka a reproduit ce fait comme un exemple de gastrite; preuve qu'il la connaissait, et qu'il ne la confondait point avec la cardialgie. Il serait inutile, je crois, de nommer un plus grand nombre d'auteurs qui ont fait mention de la phlegmasie aiguë ou chronique de la muqueuse digestive ; ces citations prouvent suffisamment qu'elle avait été remarquée long-temps avant nous, et que les médecins dits physiologistes en imposent lorsqu'ils se glorifient d'avoir découvert cette inflammation. Ce n'est donc pas faute de la connaître que ceux qui nous ont précédés ne lui attribuaient point les gastro-entéralgies; c'est parce qu'elle n'existe pas habituellement dans ces maladies nerveuses, et que dans les cas où on la rencontre elle constitue aussi souvent un phénomène secondaire ou concomitant que l'affection principale.

Ainsi les faits que nous avons rapportés, et les considérations anatomico-pathologiques auxquelles nous venons de nous livrer, prouvent, d'une manière irrécusable, que les névroses de l'estomac et des intestins ne tiennent pas nécessairement à la gastro-entérite chronique, ni à aucune

---

(1) *Act. med. et phil. Hafn.* Vol. 4, obs. 36.

autre lésion appréciable de tissu , et que dans la plupart des cas ces névroses sont , au contraire , indépendantes de toute altération organique. Cette doctrine déplaira, je le sais, aux médecins qui regrettent que le défaut de lésion de tissu dans un grand nombre de circonstances, ne leur permette pas de faire une classification régulière , et qui manifestent le désir de voir arriver un temps où l'anatomie pathologique aura fait assez de progrès pour que l'on reconnaisse des altérations de structure à la suite de toutes les maladies. Mais, au risque d'être accusé de vouloir faire rétrograder la science, je ne puis m'empêcher d'exprimer un vœu tout opposé; plus jaloux du rétablissement des malades que de la régularité d'une classification, je désire que les affections qui ne laissent aucune trace de leur existence soient toujours les plus communes, parce que la guérison est d'autant plus facile que les tissus sont moins altérés. Par exemple, sur douze personnes atteintes de la même maladie d'estomac , il y en a très-peu qui guérissent si cette maladie est une inflammation latente , et aucune ne se rétablit si elle est squirrheuse, pendant que toutes recouvrent la santé si ce n'est qu'une simple névrose; en d'autres termes, la gastrite chronique, à la suite de laquelle on trouve une lésion appréciable , est très-dangereuse, et le squirrhe de l'estomac , qui laisse une altération encore plus apparente , est toujours

18

mortel, tandis que la gastralgie, après laquelle on ne voit rien, est peu grave, et guérit même souvent avec la plus grande facilité. Appeler de tous ses vœux l'époque où l'on rencontrera constamment des altérations de structure, c'est donc souhaiter que toutes les maladies deviennent incurables ou difficiles à détruire, afin qu'il n'y ait plus de lacunes dans le cadre nosologique. À Dieu ne plaise cependant que j'attribue une semblable pensée aux médecins dont il s'agit ; je veux seulement dire que c'est là une conséquence rigoureuse de leur enthousiasme pour la médecine *organique*, et qu'on pourrait les accuser, à tort certainement, de sacrifier leur philanthropie à l'esprit de système. Un reproche mieux fondé que l'on serait en droit de leur faire, c'est qu'il y a de graves inconvéniens à vouloir établir une doctrine sur les lésions organiques seules : l'attention trop exclusive que l'on porte sur ces lésions fait négliger l'étude de l'étiologie, de la symptomatologie et de la thérapeutique ; elle peut faire supposer des désorganisations dans des circonstances où il n'en existe pas, et empêcher l'usage des moyens curatifs, comme nous l'avons vu dans certaines affections de l'estomac, auxquelles on n'opposait que des palliatifs parce qu'on les croyait squirrheuses, et qui ont guéri néanmoins par un traitement convenable.

A chaque époque de la science les idées s'attachent plus spécialement à un objet aux dépens des autres; naguère on ne s'occupait qu'à classer les maladies d'après leurs caractères extérieurs; aujourd'hui c'est le tour de l'anatomie pathologique : on lui sacrifie toutes les autres branches de l'art de guérir. La découverte d'une cause meurtrière, d'un symptôme pathognomonique, d'un médicament efficace, serait cependant plus utile à l'humanité que celle d'une altération cadavérique. On concevrait l'ardeur extrême que l'on met à découvrir les lésions qui constituent les maladies, si cette connaissance était indispensable à la guérison; mais cela n'est pas, puisqu'il existe beaucoup de maladies qui, quoique l'on sache en quoi elles consistent, n'en sont pas moins incurables, ou très-difficiles à vaincre, tandis qu'on enlève facilement la plupart de celles dont on ignore la nature, comme les névroses et les fièvres intermittentes. L'investigation des causes, des symptômes et des médicamens, si dédaignée de nos jours, est donc bonne à quelque chose; pendant que celle des lésions de structure ne sert fréquemment qu'à faire déplorer l'impuissance de l'art. Je ne nie point l'utilité de l'anatomie pathologique; j'applaudis, au contraire, de toutes mes forces aux travaux des savans qui lui ont fait faire d'immenses progrès depuis quelques années; mais je voudrais que l'étude de l'étiologie

18*

de la symptomatologie et de la thérapeutique, marchât de front avec la recherche des altérations de tissu ; je voudrais, en un mot, que l'anatomie pathologique ne constituât pas toute la médecine.

CHAPITRE II.

ÉTIOLOGIE.

Les principales causes des gastro - entéralgies diffèrent beaucoup de celles de la gastro-entérite chronique , comme on pourra s'en convaincre en jetant un coup d'œil sur le parallèle suivant. Nous croyons devoir le mettre sous les yeux du lecteur, non seulement parce qu'il étendra et rendra plus tranchée la ligne de démarcation que nous cherchons à établir , mais aussi par la raison que la nature des agens provocateurs faisant déjà pressentir celle des affections morbides , la connaissance des causes des lésions chroniques de l'estomac contribue puissamment à la formation de leur diagnostic. On ne doit rien négliger pour faire connaître des maladies très-communes , dont l'existence est niée cependant par un grand nombre de médecins.

1° Les causes les plus fréquentes de l'inflammation chronique de la muqueuse digestive sont : une phlegmasie aiguë de cette membrane ; l'abus des liqueurs alcooliques, des médicamens excitans, des émétiques (1) et des purgatifs ; les poisons âcres, irritans et corrosifs ; la présence d'un corps étranger dans le canal digestif; l'usage d'une nourriture trop stimulante, les écarts de régime et tous les excès de table ; les glaces et les boissons froides prises lorsque le corps est en sueur ; une température très-froide à laquelle on n'est point habitué; le tempérament sanguin, une disposition particulière à contracter des phlegmasies; la suppression des hémorrhagies habituelles et des sueurs; la répercussion d'une maladie cutanée; une métastase rhumatismale ou arthritique; des stimulans appliqués à l'extérieur, et qui retentissent sympathiquement sur la muqueuse gastro-intestinale ; les contusions ou toute autre violence exercée sur les hypocondres et la région épigastrique.

2° Voici maintenant les causes les mieux con-

---

(1) On exagère cependant aujourd'hui les dangers du tartre stibié comme cause de gastrite. En faisant mon service dans les prisons, j'ai vu plus de dix personnes qui, avant d'être arrêtées, avaient cherché à s'empoisonner avec des doses énormes de ce médicament. L'inflammation de l'estomac n'a eu lieu sur aucun de ces individus. J'ai observé trois exemples semblables dans ma pratique particulière. On sait d'ailleurs que *Rasori* et ses partisans administrent des quantités prodigieuses d'émétique : je ne veux point m'établir le défenseur de cette méthode ; mais il est

uues des névroses gastriques : une disposition héréditaire, le tempérament nerveux, irritable et
délicat; une irritabilité particulière, congénitale
ou acquise, de l'appareil digestif; l'influence de
l'imagination, et notamment la crainte d'avoir
une gastro-entérite ou une lésion organique de cet
appareil; les sympathies qui s'exercent d'un individu sur un autre, les antipathies singulières; les
voyages sur mer quand on n'y est point accoutumé; toutes les affections morales, et principalement les chagrins, la jalousie, les contrariétés et
les emportemens de colère; l'onanisme, les excès
dans les plaisirs vénériens, et généralement toutes
les passions déréglées; la vie sédentaire, le travail
du cabinet, les méditations profondes et les fortes
contentions d'esprit, surtout après les repas; les
grandes chaleurs atmosphériques et une température très-humide, les vents du sud et de l'ouest,
les variations brusques de l'atmosphère et les
temps d'orage, pendant lesquels l'air est chargé
d'électricité; l'abus des saignées dans le traitement
de différentes maladies, et plus particulièrement
dans celui des affections gastro-intestinales; les
hémorrhagies copieuses; les jeûnes, l'abstinence,
l'usage immodéré ou long-temps prolongé des

à croire qu'elle ne serait pas aussi répandue, et qu'on y
aurait renoncé depuis long-temps, si la gastrite en était
souvent le résultat.

alimens atoniques, du lait, des fruits crus, des légumes, du poisson, des farineux, des boissons aqueuses, délayantes et mucilagineuses, une salivation excessive, la lactation et la leucorrhée; la chlorose et l'état de grossesse; l'habitude, dans quelques professions, celle de tailleur, par exemple, de pencher la poitrine sur le ventre et d'avoir constamment l'épigastre renfoncé; le vin blanc, le café, le thé et quelques autres aromates pris d'une manière immodérée; en un mot, tout ce qui peut exalter, directement ou indirectement, la sensibilité nerveuse de l'estomac et des intestins, et augmenter la susceptibilité de ces organes.

Il y a des questions si simples, qu'un peu de bon sens suffit pour les résoudre. Le mode d'action de la plupart des causes que nous venons d'indiquer me paraît être de ce genre. Je ne crois pas qu'il soit raisonnable de penser que des agens provocateurs si différens affectent l'estomac de la même manière. On aura beau entasser sophismes sur sophismes pour soutenir cette opinion, personne n'y croira, pas même ceux qui la professent; s'ils la défendent, c'est pour ne pas rompre l'unité de leur doctrine, et non par conviction: la faiblesse de leurs argumens en fait foi. A qui persuadera-t-on que l'eau de gomme, par exemple, et les drastiques, produisent le même effet sur la muqueuse digestive? L'abus de la première peut cependant occasioner des douleurs d'estomac, comme l'emploi inconsidéré des seconds; mais ces douleurs ne sont pas de même nature : les unes sont purement nerveuses, et les autres inflammatoires. Il est vrai que toutes les causes des gastro-entéralgies et de la gastro-entérite n'offrent pas des différences aussi tranchées que l'eau de gomme et les drastiques: quelques-unes de ces causes ont de l'analogie; il en est même qui sont communes aux phlegmasies et aux maux de nerfs, et qui peuvent, selon les circonstances, enflammer l'estomac, ou ne produire qu'une simple névrose de cet organe : le plus grand nombre néanmoins s'éloignent assez les unes des autres sous le rapport de leur nature, pour qu'il ne soit pas permis de confondre les altérations qu'elles déterminent. On en jugera par les développemens dans lesquels nous allons entrer.

I. L'hérédité des névroses gastriques, comme celle de plusieurs autres maladies nerveuses, est généralement admise (1). A l'exception des mé-

______

(1) *Voyez* les Recherches de M. Améd. Dupau : *de l'Eréthisme nerveux, ou Analyse des affections nerveuses;* in-8°, 1819. C'est un bon travail qui nous a été d'une grande utilité, et dont on ne saurait trop recommander la lecture aux praticiens. Consultez également Willis (*De morb. convul.* , cap. X). Il cite plusieurs exemples de filles tourmentées de vapeurs qui leur venaient par succession de leurs parens. Pomme (*Traité des affections vaporeuses*) a vu un grand nombre de faits semblables.

decins physiologistes , qui la nient positivement , sans doute parce qu'elle contrarie leur doctrine, tous les observateurs conviennent que la plupart des maux de nerfs , et notamment les gastralgies et les affections hypocondriaques , peuvent se transmettre des pères aux enfans. Nous en avons rapporté un exemple (XXXVe observ.) d'après Schimdtmann , qui en a observé plusieurs autres, et qui assure que la cardialgie héréditaire est très-commune dans son pays. *Cardialgia*, dit-il, *instar aliorum multorum malorum , sœpenumerò à parentibus in liberos descendit. Crebro enim notavi , patrem aut matrem, quod ultimam frequentiùs contingit, hanc dotem malignissimam in natos traduxisse.* Hoffmann parle aussi de l'hérédité des névroses gastro-intestinales comme d'une chose très-commune (1). Moi-même , je connais des familles dont presque toutes les personnes sont sujettes à la gastro-entéralgie. Ce point de pathologie est même appuyé de preuves si nombreuses et si convaincantes, qu'on a lieu d'être surpris qu'il soit contesté. Mais que ne doit-on pas attendre de l'esprit de système? Pour détruire *l'essentialité* des maladies nerveuses , il fallait bien nier leurs caractères distinctifs; pour rattacher ces maladies à l'état inflammatoire, il était nécessaire de rejeter leur hérédité , attendu

---

(1) *De dolore cardialgico.*

que cette propriété est étrangère aux phlegmasies.

Si cette dernière assertion semble peu conforme à la vérité, et si l'on m'oppose la phthisie pulmonaire, les scrophules, l'*arthritis*, etc., qui passent également, et à juste titre, pour être souvent héréditaires, je répondrai que les médecins qui enseignent que ces maladies ne sont autre chose que des inflammations, ou des sub-inflammations, prennent évidemment l'effet pour la cause. Il est vrai que la phthisie de naissance, les écrouelles et la goutte, s'accompagnent presque toujours d'un état inflammatoire; mais si l'on considère qu'il ne se manifeste que quand elles sont parvenues à un certain degré de développement, on ne pourra s'empêcher de convenir qu'indépendamment de cet état, chacune de ces affections a un principe *sui generis*, qui en constitue même la base fondamentale, puisqu'il est antérieur à la phlegmasie, et que celle-ci n'est qu'un phénomène consécutif. Or, c'est précisément à ce principe qu'il faut attribuer la faculté qu'elles ont de se reproduire héréditairement; car, je le répète, les inflammations pures n'en jouissent pas. On pourrait encore m'objecter le squirrhe, auquel on accorde aussi le triste privilége de se transmettre quelquefois par hérédité; mais, quoi qu'on en dise, cette lésion organique ne résulte pas toujours d'une phlegmasie; les cas où elle est primitive sont très-nombreux, et il serait difficile de ne pas lui reconnaître alors un vice particulier qui peut la faire passer d'une génération à l'autre.

Ainsi les gastro-entéralgies peuvent être dues à une disposition héréditaire, et non la gastro-entérite; ce qui établit déjà une différence digne d'attention. Je n'ai jamais entendu dire du moins, ni lu dans aucun ouvrage, que l'inflammation de l'estomac et des intestins fût susceptible de se communiquer de cette manière : l'admettre, ce serait prendre des névroses ou des squirrhes pour des phlegmasies.

II. S'il était vrai, comme on l'a dit, que les affections morbides ne fussent que le plus haut degré des tempéramens individuels, cette remarque s'appliquerait surtout aux constitutions et aux maladies nerveuses. En effet, le tempérament nerveux, délicat et irritable, au développement duquel contribue puissamment une éducation molle et efféminée, dispose tellement aux maux de nerfs, qu'il paraît fort souvent en constituer la première période. C'est ce qui explique la fréquence de ces maux chez les femmes et les enfans : la délicatesse de leur constitution, leur extrême mobilité et leur sensibilité excessive, les rendent sujets à une multitude de phénomènes nerveux. Mais ce qui dispose plus spécialement aux névroses des organes digestifs, c'est l'irritabilité extraordinaire dont ils peuvent être long-temps le siège sans que la santé en soit trop altérée. Il est effectivement d'observation que les gastralgies et l'hypocondrie se rencontrent de préférence chez les individus ainsi constitués ; et ces maladies ne sont véritablement alors que l'exaspération de l'état habituel des malades, tant est grande la disposition qu'ils ont à les contracter. En voulez-vous la preuve? Demandez à ceux qui vous consultent pour des douleurs d'estomac, s'ils étaient bien portans avant leur maladie. Le plus grand nombre, vous répondront qu'ils digéraient mal depuis plusieurs années ; qu'ils avaient ordinairement des pesanteurs et des tiraillemens à l'épigastre, des renvois, des borborygmes et des flatuosités ; qu'ils allaient difficilement à la garde-robe ; que néanmoins leur appétit se conservait, etc. D'où vous pourrez conclure, en toute sûreté, que la sensibilité nerveuse de l'estomac et des intestins de ces personnes est habituellement exaltée, et que la plus légère cause devait faire éclater une gastro-entéralgie. N'allez pas prendre cet état pour une gastro-entérite chronique, et ordonner le traitement antiphlogistique ; votre malade serait bientôt exténué, et conduit au dernier degré de l'affection hypocondriaque.

III. Un attribut remarquable des maux de nerfs, c'est la faculté qu'ils possèdent de se développer par l'effet de l'imagination, par une sorte d'imitation involontaire, et par des antipathies bizarres pour certains objets. On peut affirmer que cette faculté leur appartient exclusivement. Je ne crois pas du moins que ce genre de cause produise des lésions d'une autre nature, tandis que les névroses qui en résultent sont extrêmement fréquentes.

D'abord les phénomènes nerveux déterminés par le magnétisme animal ne sont-ils pas, en très-grande partie, le fruit de l'imagination? Un fait sur lequel il n'y a pas le moindre doute, c'est que les maladies imaginaires donnent fréquemment lieu à de véritables affections nerveuses. Ainsi la conviction mal fondée d'être affecté du vice syphilitique produit très-souvent la mélancolie et l'hypocondrie. M. *Louyer-Villermay* cite des observations qui le prouvent (1), et j'en ai rencontré moi-même. J'ai aussi vu plusieurs mélancoliques qui ne devaient leurs maux réels qu'à la persuasion où ils étaient d'avoir une lésion organique du cœur. Depuis que les médecins physiologistes ont mis la gastro-entérite chronique à la mode, la gastralgie hypocondriaque, occasionée et entretenue par la fausse idée d'être atteint de cette phlegmasie, se multiplie à l'infini, comme nous l'avons prouvé par beaucoup d'exemples, dont l'on pourrait encore augmenter le nombre. Il est vrai que le traitement auquel on soumet les personnes que l'on croit attaquées d'inflammation gastrique, n'est point étranger, ainsi que nous le dirons bientôt,

____

(1) *Traité des maladies nerveuses*, Paris, 1816.

au développement et à la prolongation de la névrose des premières voies; mais je n'en suis pas
moins convaincu que l'influence de l'imagination
y contribue aussi, et qu'elle pourrait même la déterminer sans le concours du mauvais traitement.
La crainte d'une maladie organique de l'estomac
produit quelquefois le même effet; en voici une
preuve évidente.

Un boucher de Paris, âgé de trente-huit ans,
d'un tempérament sanguin et sujet au flux hémorrhoïdal, croyait avoir un squirrhe au pylore,
parce que son père était mort de cette affection à
l'âge de quarante-deux ans. A la moindre incommodité qu'il éprouvait, il répétait sans cesse à sa
mère et à sa femme qu'il avait la même maladie
que son père, et que c'était bien malheureux de
périr aussi jeune. Sans autre cause que cette disposition morale, il lui survint au mois de mars
1825 de violentes douleurs épigastriques, avec
nausées et vomissemens. Appelé auprès de lui, je
le trouvai dans une anxiété difficile à décrire : la
frayeur était peinte sur sa figure; ses yeux cher-
chaient à deviner ce que je pensais de son état. Le
pouls était serré, convulsif, l'épigastre nullement
douloureux au toucher, l'urine claire et rendue à
chaque instant; il n'y avait point de selles. Instruit
des craintes du malade, il me fut aisé de voir qu'il
avait une affection nerveuse de l'estomac, une
véritable gastralgie et non une gastrite. Néan-

moins, ayant égard à sa constitution sanguine et à ses hémorrhoïdes, je fis appliquer vingt sangsues à l'anus : une potion calmante, de l'orangeade à la glace, un emplâtre de thériaque et d'opium sur la région épigastrique, complétèrent le traitement physique. Le point le plus essentiel était de rassurer l'imagination du malade ; c'est ce que je cherchai à faire par tous les raisonnemens possibles. Bref, les symptômes se calmèrent, et au bout de quinze jours la guérison était parfaite. Mais je lui prédis des rechutes s'il n'éloignait pas l'idée chimérique qui avait déterminé sa maladie. Cette prédiction s'accomplit six mois après ; les craintes du malade s'étant renouvelées, les douleurs d'estomac reparurent, beaucoup moins fortes cependant que la première fois : une potion calmante a suffi pour les faire disparaître en peu de temps.

On ne saurait donc trop le répéter : l'idée seule, et à plus forte raison la peur d'avoir, soit une lésion organique, soit une inflammation latente du système digestif, peut donner lieu à une gastralgie, en fixant continuellement l'attention du malade sur son estomac, pour épier ce qui s'y passe.

Les névroses causées par la présence d'une personne qui en est affectée ne sont pas rares. Il est assez commun dans des hôpitaux, surtout parmi les femmes, qu'une seule malade atteinte de mouvemens convulsifs en donne à un grand nombre d'autres. On se rappelle qu'à l'hôpital de *Harlem*, sous les yeux de *Boerhaave*, une petite fille ayant été prise de convulsions par l'effet de la peur, les communiqua promptement à tous les enfans qui étaient dans la même salle. Baglivi rapporte un fait de même nature qu'il a observé lui-même : des convulsions horribles se manifestèrent tout à coup chez un jeune homme, uniquement parce qu'il regardait un autre individu qui était dans une attaque d'épilepsie (1). *Lorry* fait aussi mention, dans son ouvrage sur la mélancolie nerveuse, d'une nombreuse famille dont toutes les personnes tombaient simultanément en convulsions. *Novi,* dit ce médecin célèbre, *universam prosopiam, hominum et opulentiâ et probitate illustrium, in quâ pater et mater, et omnes liberi, tum mares, tum fœminœ, levissimâ de causâ in convulsiones rapiuntur, ità ut aut imitatione duci, aut uniformitate miseriœ, non secerni credas.* Quelques maladies nerveuses de l'estomac sont également produites par imitation involontaire ; car c'est à cette sympathie, qui s'exerce d'un sujet sur un autre, qu'il faut rapporter les vomissemens que certaines personnes éprouvent en voyant vomir d'autres individus.

Il n'est pas aussi fréquent d'observer des maladies nerveuses par antipathies. On en trouve néanmoins des exemples dans les auteurs : M. Louyer-

______

(1) *Opera omnia*, lib. 1. cap. XIV.

Villermay en cite quelques-uns, et j'ai eu occasion d'en voir deux remarquables : l'un sur un homme qui est saisi de spasmes fort intenses , lorsqu'il entend mâcher une pomme ou une poire crue ; l'autre chez une dame à laquelle le bruit du taffetas donne des convulsions plus ou moins violentes. Zimmermann parle , dans son *Traité de l'Expérience*, d'une jeune personne qui avait des spasmes par la même cause ; et Lorry a connu une dame qui était atteinte de mouvemens spasmodiques aussitôt qu'elle regardait des épingles, parce que , étant jeune, elle avait manqué de périr après en avoir avalé une. Pierre d'Apono , homme de beaucoup d'esprit et médecin de profession, qui mourut dans les prisons du Saint-Office , et qui nous a laissé un ouvrage intitulé *le Conciliateur*, avait une si grande aversion pour le lait et le fromage, qu'il n'en pouvait flairer ni même voir sans tomber en défaillance. Weber dit que l'eau de Cologne déterminait une cardialgie atroce chez une dame de sa connaissance. L'ail causait également de vives douleurs épigastriques à une demoiselle dont Hoyer a publié l'observation dans les *Actes des curieux de la Nature* ; et Wepfer raconte qu'une femme noble ne pouvait avaler une goutte de vinaigre ni un fruit cru sans souffrir horriblement de l'estomac. L'anatomiste Gavard éprouvait des convulsions toutes les fois qu'il mangeait des pommes ; le calme ne se rétablissait qu'après le vomissement. Stahl a vu un jeune homme auquel l'ingestion d'une pomme occasionait aussi des vomissemens, avec de fortes douleurs stomacales. Brassavola rapporte qu'une princesse de Naples avait une telle aversion pour la viande, qu'elle ne pouvait en porter à sa bouche, quoiqu'elle fût masquée avec d'autres substances, sans tomber en syncope et être attaquée de forts mouvemens convulsifs. Un médecin de mes amis a une si grande antipathie pour l'huile *chaude*, qu'il éprouve des vomissemens effrénés aussitôt après avoir mangé des ragoûts préparés avec cette substance ; il n'est pas même nécessaire que ces mets soient avalés pour le rendre malade : l'odeur qu'ils répandent excite vivement les contractions de son estomac, au point qu'en Espagne il lui arrivait souvent de vomir en passant devant des maisons où l'on faisait la cuisine à l'huile. Le café produisait le même effet sur une personne dont Boyle fait mention : il lui causait des vomissemens plus intenses que ceux qui auraient été déterminés par le tartre stibié, ou d'autres violens émétiques ; et l'odeur seule de cette liqueur, qu'elle sentait en passant devant les maisons où le public prend du café, l'incommodait gravement (1) Nous reviendrons sur les vomissemens nerveux.

----

(1) *De l'Utilité de la physique expérimentale.*

IV. Je ne sais quel moraliste a dit que les causes des maladies nerveuses ne resteraient jamais ignorées, si l'on pouvait fouiller dans les replis du cœur humain ; que c'était dans ces replis qu'il fallait chercher l'origine d'une foule innombrable de névroses. Les troubles du cœur, et les mouvemens désordonnés des passions, sont effectivement des sources fécondes en maladies propres au système nerveux , et c'est aux différentes affections morales, non moins qu'aux passions déréglées qu'il faut attribuer le plus grand nombre de ces maladies. On concevra l'empire que le moral exerce sur leur développement, si l'on fait attention qu'elles accompagnent toujours les révolutions politiques , les progrès du luxe et la corruption des mœurs. Qui ne sait que les affections de nerfs se rencontrent plus souvent lors des bouleversemens des nations, que dans les temps de tranquillité; aux époques où les lumières et la civilisation sont portées à un haut degré, que dans les temps d'ignorance et de barbarie ; chez les peuples qui se font remarquer par une somptuosité excessive et la dépravation morale, que chez ceux qui se distinguent par une grande simplicité dans leur manière de vivre et l'austérité de leurs mœurs? Il est connu de tous les médecins que la révolution française, par exemple, a multiplié les névroses d'une manière remarquable , non seulement en France, mais encore dans tous les pays où elle a porté la guerre. Personne n'ignore que ces affections s'observent rarement parmi les habitans des campagnes, parce qu'ils sont accoutumés à la sobriété, aux travaux corporels et à une morale pure. On sait aussi qu'elles sont fréquentes dans les grandes villes, par la raison qu'une partie des citadins passent leur vie dans la mollesse, l'oisiveté, les délices de la table, la débauche, la soif des grandeurs, la passion du jeu, etc.; tandis que d'autres se livrent à des spéculations commerciales, au milieu desquelles l'esprit flotte continuellement entre le désir de s'enrichir et la crainte de se ruiner. On sait, en un mot, que les maladies nerveuses attaquent très-souvent les habitans des grandes villes, parce qu'ils sont sans cesse entourés des causes qui les produisent.

Les peines de l'âme et les passions déréglées ont été divisées en plusieurs genres relativement à leurs effets sur le système nerveux. On a dit que certaines affections morales et certains déréglemens des passions produisaient tel genre de névrose préférablement à tel autre, et cette distinction a quelque chose de vrai. Il est hors de doute que les affections soudaines et vives, comme la crainte, la terreur, les accès de colère et de jalousie, les contrariétés, déterminent plus spécialement des attaques de nerfs, des spasmes, des convulsions, l'épilepsie; tandis que la piété ar-

dente, l'exaltation des idées religieuses le fana-
tisme, la superstition, entraînent plutôt l'extase,
la catalepsie, la démonomanie, dont les convul-
sionnaires de *Saint-Médard* et les ursulines de
Loudun offrent de si tristes exemples. On ne peut
douter non plus que l'amour trop ardent, les désirs effrénés des jouissances vénériennes, l'exaltation des idées libidineuses, n'occasionent, de préférence, l'hystérie, la nymphomanie, le satyriasis,
l'érotomanie ; pendant que la débauche, les excès
dans les plaisirs de l'amour et l'onanisme, donnent
lieu à la démence, à l'idiotisme, à l'imbécillité. Il
est encore certain que l'orgueil, la vanité, la soif
des richesses, l'ambition démesurée, l'amour de la
gloire, l'enthousiasme, exaltent l'imagination, et
produisent assez souvent des folies singulières,
dont les principaux symptômes sont des idées de
grandeur, de suprématie, de trésors immenses, la
gaîté, la satisfaction, le contentement de soi-
même, l'illusion d'un parfait bonheur; tandis
que l'avarice, l'égoïsme, l'ennui, la nostalgie, la
honte, les remords, le repentir, et les chagrins
surtout, causent plus facilement l'hypocondrie, la
mélancolie, ou des manies caractérisées par la tristesse, la taciturnité, le découragement, l'idée
d'être malheureux, le désespoir, le dégoût de la
vie et la tendance au suicide. Disons enfin que
c'est ordinairement de la haine invétérée, d'un
profond ressentiment, de la persuasion d'être vic-

time d'une injustice, du désir de la vengeance, que résultent les délires furieux, avec une grande propension à nuire aux autres, à commettre même des homicides (1).

Il faut pourtant avouer que cette corrélation entre certaines causes morales et tel genre d'affections nerveuses est loin d'être constante. Tout ce qui se rapporte à ces affections présente tant de variétés, que les exceptions sont peut-être aussi nombreuses que les faits sur lesquels les règles générales sont établies, et c'est encore là un caractère propre aux maux de nerfs. On remarque en effet que la même cause morale, bien qu'elle soit plus spécialement affectée à la production de telle névrose, peut néanmoins occasioner toute espèce de maladie nerveuse. Il arrive même que les affections de l'âme les plus opposées par leur nature déterminent des effets analogues sur le système nerveux. Certes, la joie diffère beaucoup du chagrin ; l'une et l'autre sont capables cependant de troubler les facultés intellectuelles et de produire la folie. Un fait observé par *Mead* le prouve évidemment (2). Au rapport de ce médecin, les bouleversemens de fortune survenus après les révolu-

---

(1) Voyez la *Physiologie des passions*, par M. le professeur ALIBERT. La lecture de cet excellent ouvrage est aussi agréable qu'instructive.

(2) *Monita et præcepta medica.* Londini, 1751, in-8°.

tions d'Angleterre, rendirent l'aliénation mentale très-fréquente, et, chose digne d'attention, cette maladie fut plus répandue chez les personnes qui passèrent de la misère à l'opulence, que parmi celles qui de l'opulence tombèrent dans la misère.

De toutes les causes dont nous parlons, les chagrins, la colère, les contrariétés et la jalousie, sont, d'après mon expérience, les plus fécondes en névroses gastriques, peut-être parce que ces affections morales existent plus fréquemment que les autres. Schmidtmann a observé que la cardialgie était très-souvent aussi le résultat de l'onanisme. « Quand je suis consulté, dit ce médecin, pour un adolescent qui est affecté de cette névrose, je soupçonne d'abord qu'elle est due à l'onanisme, et les renseignemens que je me procure ensuite confirment pleinement mes soupçons. » *Cardialgia in juvenibus obvia mihi semper suspicionem movet, eos masturbari, atque disquisitione institutâ, raren- ter à vero aberravi* (1). Néanmoins, les maladies

---

(1) Nous avons rapporté, d'après M. Andral fils, le cas d'une gastralgie produite par la masturbation, entretenue par les antiphlogistiques, et guérie par une nourriture corroborante. (XII⁰ observ.). La névrose gastrique dont nous avons emprunté la description au *Journal universel des sciences médicales*, où elle avait été insérée par M. Germain Sarrut, était aussi un effet de l'onanisme, et nous venons d'être consulté pour une jeune personne de vingt-

nerveuses des premières voies occasionées par d'autres peines morales et d'autres passions déréglées, ne sont pas rares non plus, puisque la plupart des auteurs qui se sont occupés des gastralgies et de l'hypocondrie, ont placé toutes ces peines et toutes ces passions au nombre de leurs causes les plus communes, sans poser même de règles sur leur fréquence relative, sans dire que l'une les déterminât plus souvent que les autres. Les individus qui éprouvent des peines de l'âme, observe Baglivi, sont principalement affectés de maladies de l'estomac. *Qui laborant animi pathemate, corripi potissimum solent morbis ventriculi* (1). Mais comment se fait-il que des causes si variées affectent également le système digestif? Les unes paraissent donner lieu à des gastralgies idiopathiques, en agissant directement sur ce système. Il est vraisemblable que les choses se passent ainsi, lorsque les douleurs d'estomac suivent immédiatement l'action de leur agent provocateur, comme cela arrive souvent après un emportement de colère ou de jalousie, une frayeur subite, une violente contrariété. D'autres, et ce sont les plus nombreuses, semblent affecter d'abord l'encé-

deux ans, chez laquelle cette funeste habitude a produit une gastralgie hypocondriaque des plus fortement prononcées.

(1) *Liber I, cap. XII.*

phale, d'où la maladie se répète sympathiquement sur le principal organe de la digestion. Les
gastralgies et l'hypocondrie produites par l'ennui,
la tristesse, les chagrins, etc., ne se développent-
elles pas de cette manière? Quelques-unes enfin
dirigent probablement leur influence sur tout le
système nerveux à la fois, et portent atteinte aux
nerfs gastriques comme à ceux des autres parties
du corps. C'est sans doute le cas de l'onanisme et
des excès dans les jouissances vénériennes, à moins
qu'on n'aime mieux expliquer leur mode d'action
par la sympathie qui existe entre l'estomac et les
organes génitaux. Au surplus, ces distinctions,
qui seraient fort utiles dans la pratique, parce
qu'il est toujours bon de connaître le point de
départ de la maladie, ne sont pas aisées à établir,
attendu qu'il est à présumer que plusieurs affections morales et plusieurs déréglemens des passions frappent, tantôt sur le cerveau et tantôt sur
le tube digestif, et peut-être même sur ces deux
parties en même temps.

La vie sédentaire, le travail du cabinet, les méditations continuelles et les fortes contentions d'esprit, surtout pendant les digestions, sont encore
des causes très-communes de maladies propres au
système nerveux, et notamment de gastralgie hypocondriaque et de mélancolie, entre lesquelles il
y a si peu de différence, que Lorry ne voyait pas la
possibilité de les distinguer l'une de l'autre. La

preuve que l'abus des facultés intellectuelles, qui agit évidemment sur l'estomac par l'intermédiaire du cerveau, exerce un grand empire sur la production des névroses gastriques, c'est leur multiplication dans les temps où les connaissances humaines ont été le plus cultivées; c'est aussi leur fréquence dans les grandes villes, où beaucoup de personnes s'appliquent trop ardemment à l'étude de la littérature, des sciences et des arts. On sait d'ailleurs que les hommes de lettres, les poètes, les philosophes, les géomètres, les médecins, etc., sont fréquemment hypocondriaques. *Pascal, J.-J. Rousseau, Bernardin de Saint-Pierre, Gilbert, Millevoye, Zimmermann,* et tant d'autres que l'on pourrait citer, en sont des exemples remarquables. Les anciens s'étaient déjà aperçus de l'influence des travaux de l'esprit sur le développement des affections nerveuses dont je parle. Sénèque a dit : *Nullum est ingenium sine mixturâ dementiæ*, et Aristote demandait : *Cur homines qui ingenio clauerunt et in studiis philosophiæ, vel in carmine fingendo, vel in republicâ administrandâ, vel in artibus exercendis, melancolicos omnes fuisse videmus?* Est-ce que tous ces grands hommes avaient une encéphalite ou une gastro-entérite chronique?

On m'adresserait, et avec raison, le reproche que l'on fait aux médecins physiologistes, celui d'être exclusif, si je disais que les peines de l'âme, les passions déréglées et| es travaux excessifs de l'esprit n'occasionent que des névroses. Plusieurs maladies d'une autre nature peuvent en être la suite, sans doute en vertu de certaines dispositions individuelles. Ce qu'il y a de positif, c'est qu'une multitude de faits épars dans les livres, et rassemblés par Tissot dans son *Traité des nerfs et de leurs maladies*, prouvent que des morts subites, l'apoplexie, l'hématémèse, l'hémoptysie, la jaunisse, l'érysipèle, et un grand nombre d'autres affections pathologiques, résultent quelquefois d'un accès de colère, d'une vive frayeur, d'un chagrin subit et violent, d'une joie excessive, etc. Nous conviendrons même que les affections morales, les déréglemens des passions et une application trop soutenue au travail du cabinet, peuvent causer des lésions organiques et des inflammations aiguës ou latentes de l'estomac ou des parties intérieures de la tête; ce qui arrive surtout chez des sujets fortement disposés aux phlegmasies. La perte douloureuse que la science a faite, il y a peu d'années, dans la personne du célèbre professeur *Béclard* en est une preuve positive. Mais pour déterminer d'autres maladies que des névroses, les agens provocateurs dont il est question agissent d'abord sur le système nerveux, et ces maladies ne sont qu'un effet de l'atteinte portée à ce système; elles ne forment que des *appendices* d'une affection nerveuse, si je puis m'exprimer ainsi. C'est ce qui fait que les bons

observateurs ont presque toujours ajouté l'épithète *spasmodique* aux hémorrhagies, à l'ictère,
aux phlegmasies même, déterminées par des
causes de ce genre, et que l'élément nerveux a
constamment été pris en considération dans le
traitement de semblables maladies. Il est vrai que
cet élément est peu appréciable dans les affections
aiguës, parce que l'autre état morbide auquel il
donne naissance se développe rapidement, et le
masque plus ou moins; mais il est facile à saisir
dans les maladies chroniques, et l'analogie doit le
faire admettre dans tous les cas où le moral a été
vivement affecté. L'anévrisme du cœur, par exemple, quand il tire son origine de longs chagrins,
succède à des palpitations purement nerveuses.
On peut dire la même chose du squirrhe de l'estomac; lorsqu'il résulte d'une affection morale ou
de l'abus des facultés intellectuelles, il est devancé
par une simple gastralgie ; et je suis persuadé que
l'on parviendrait souvent à préserver les malades
de ces altérations de tissu, si l'on traitait mieux
l'état spasmodique qui les précède. Enfin, n'est-
ce pas en suspendant tout à coup l'action du système nerveux, que la joie, la terreur, etc., ont occasioné ces morts subites dont on trouve le récit
dans les auteurs?

Des considérations auxquelles nous venons de
nous livrer sur les affections morales, les passions
déréglées et les contentions d'esprit, il résulte

que leur principale action se porte sur le cerveau ou les nerfs ; que la plupart des maladies qu'elles produisent sont des névroses pures, et que le système nerveux joue encore un grand rôle dans les autres affections, inflammatoires ou non, qu'elles peuvent occasioner. D'où je crois être en droit de conclure que ces causes morbides appartiennent, sinon exclusivement, au moins plus spécialement à la classe des affections nerveuses qu'à tout autre genre de maladies.

V. La grande chaleur atmosphérique contribue à la production des névroses. Ce qui le prouve, c'est qu'elles sont plus communes dans les pays méridionaux que sous les latitudes septentrionales; pendant les saisons chaudes que lors des temps froids, abstraction faite, bien entendu, de celles occasionées par des causes d'un autre genre. L'observation apprend du moins que la manie, la mélancolie, l'hypocondrie, etc. , se manifestent le plus fréquemment sous les climats brûlans de l'Inde, de la Haute-Égypte, de la Palestine, sous les températures uniformément chaudes des îles de la Grèce, de l'Italie et des départemens du midi de la France. Elle apprend aussi que le *tétanos* spontané, qu'on voit très-rarement dans nos régions tempérées, est endémique sous la zone torride, dans l'Amérique méridionale, notamment aux Antilles, où cette affection spasmodique fait de grands ravages, surtout parmi les enfans nouveau-nés. De plus, tous les bons observateurs, à l'exception de Revillon et d'Hoffmann, ont signalé les grandes chaleurs d'été comme très-fécondes en maladies nerveuses. Viridet (1) dit que pendant l'été de 1706, qui fut excessivement chaud, plusieurs personnes qui n'avaient jamais eu de vapeurs en furent attaquées, et que celles qui y étaient sujettes en furent beaucoup plus travaillées qu'à l'ordinaire. Zimmermann a souvent observé que dans les temps de grandes chaleurs, les personnes vaporeuses tombent, sans aucune autre cause, dans des faiblesses, des évanouissemens et des convulsions, qui ne finissent que quand le temps se rafraîchit (2). La *Topographie médicale de l'Auvergne* fournit encore une preuve frappante de l'empire qu'un air chaud exerce sur le développement des névroses : on y lit que les habitans de cette contrée qui vont travailler en Espagne ou dans une partie méridionale de la France, deviennent hypocondriaques, mélancoliques ou maniaques après un long séjour dans ces climats, et qu'ils guérissent quand ils sont de retour dans la température froide de leur pays natal.

On est également d'accord sur les effets de l'hu-

---

(1) *Dissertation sur les vapeurs qui nous arrivent.* Yverdun, 1726, in-8°.

(2) *Expér.*

midité atmosphérique. *Huxham* (1) , *Bisset* (2),
Lind (3), *Cheyne* (4) , et presque tous les auteurs
qui ont écrit après eux sur les maux de nerfs, regardent cette température comme nuisible aux
individus qui ont le genre nerveux délicat, et
comme capable de donner naissance à des névroses.
« Parcourez les différens pays, dit Tissot, c'est dans
ceux où l'air est le plus humide que vous trouverez le plus de maux de nerfs (5). » L'excessive
multiplication de ces maladies dans les îles Bri-
tanniques ne laisse pas le moindre doute à cet
égard. D'autres causes, très-communes parmi les
habitans de la Grande-Bretagne, telles que les variations brusques de l'atmosphère, la consomma-
tion énorme qu'ils font du thé, la vie sédentaire,
l'énergie du caractère national, etc. , peuvent sans
doute contribuer à cette fréquence ; mais il n'en
est pas moins vrai qu'elle résulte, en très-grande
partie, de l'atmosphère humide qui règne en Angleterre. La preuve, c'est que, d'après la remarque de Whitt, quand le temps est sec et tempéré
dans ce pays, il y a beaucoup moins de symptômes nerveux, hystériques et hypocondriaques,

---

(1) *Observat.* , tom. I.
(2) *Medical constitut.*
(3) *On Diseases of hot climates.*
(4) *The Englih malady*, London , 1733.
(5) *Traité des nerfs et de leurs maladies* , tom II.

que durant toute autre température, et que les Anglais se débarrassent du *spleen*, de la mélancolie et de l'hypocondrie, en séjournant dans les pays étrangers, notamment en France (1).

Au témoignage des auteurs que je viens de citer, je puis ajouter mon expérience propre. Pendant la gastralgie hypocondriaque dont j'ai été si long-temps affecté, les orages et les pluies rendaient ma situation très-pénible; je me trouvais infiniment mieux lorsque le temps était sec, pourvu que la chaleur ne fût pas trop grande. J'ai fait la même observation sur un grand nombre d'autres individus atteints de névroses gastriques. En sorte que la température humide me paraît être, en général, l'une des plus redoutables pour les personnes qui sont affectées de maladies nerveuses, ou fortement disposées à les contracter.

Il en est une cependant plus fâcheuse encore; je veux parler de celle qui est composée de la chaleur et de l'humidité. Chacune de ces qualités de l'air étant nuisible lorsqu'elles sont isolées l'une de l'autre, on conçoit que leur réunion doit en aggraver les mauvais effets. C'est ce qui a fait dire à Tissot que la vraie patrie de la délicatesse du genre nerveux était sous la zone torride, principalement entre le 45e et le 55e degré, où il y a

____

(1) *Traité des maladies nerveuses.*

beaucoup d'endroits qui sont tout à la fois très-humides et très-chauds, et dans lesquels on trouve d'horribles maladies de nerfs (1).

Les variations ou les changemens brusques de la température, et particulièrement les temps orageux, pendant lesquels l'atmosphère est chargée de fluide électrique, influent toujours d'une manière fâcheuse sur les individus dont le genre nerveux est délicat et susceptible. L'air sec, ni trop chaud ni trop froid, est le plus favorable à ces individus. Si l'on voit des maladies de nerfs dans les contrées où cette température règne habituellement, il faut les attribuer à d'autres causes. Je ne dois pas taire cependant que Tissot et Marcard (2) ont vu quelques personnes nerveuses qui se trouvaient mieux dans les temps humides et lors des vents du sud que dans des circonstances opposées. Nous avons aussi rencontré des exemples de cette anomalie, qui est assez commune, et qui a lieu dans les cas de violent éréthisme nerveux, ou chez des sujets dont la sensibilité est si vivement exaltée que la plus légère impression leur est insupportable. Je ne tairai pas non plus que le froid rigoureux produit quelquefois des maux de nerfs. Galien assure qu'il peut occasioner le tétanos (3). On a vu dans

(1) *Traité des nerfs et de leurs maladies*, tom. III.
(2) *De l'usage des bains.*
(3) *De morborum differentiis*, chap. 5.

le nord de l'Allemagne, dit Tissot, le spasme de
la mâchoire, de violentes convulsions, l'emprosto-
tonos, résulter de cette qualité de l'air ; et Viridet
rapporte que l'hypocondrie devint fréquente, pendant des hivers très-froids, au *Gessenay*, l'un des
endroits les plus élevés de la Suisse. Plusieurs malades, ajoute ce médecin, étaient tourmentés de
spasmes affreux, qui devinrent même mortels,
surtout parmi les hommes qui n'étaient pas natifs
de cet endroit : ceux qui étaient accoutumés à son
climat glacial n'eurent que de légères atteintes de
la maladie. Mais de ce qu'un froid excessif est capable de causer des maladies nerveuses à des individus qui ne sont point habitués à le supporter,
on ne peut rien en conclure, si ce n'est pourtant
que l'action de la température froide ressemble à
celle de l'opium et de plusieurs autres médicamens
qui calment les nerfs à petite dose, et les irritent à
dose trop élevée. Fondé sur ce que le froid affecte
péniblement les nerfs dénudés, l'axiome d'Hippocrate (1), *nervis frigus inimicum,* n'est nullement
applicable aux névroses, ou, du moins, il ne l'est
que dans des cas très-rares, et seulement quand
il s'élève à un degré extrême.

On peut même douter que le froid rigoureux
de certaines contrées soit réellement la cause des
maladies nerveuses qu'on y observe quelquefois :

------

(1) *Aphor.*, I, V.

20*

MM. les docteurs *Perey*, père et fils , médecins distingués de Lausanne, m'ont dit, dans un voyage que j'ai fait en Suisse, que les névroses, notamment l'hystérie et l'hypocondrie, étaient effectivement assez fréquentes parmi les habitans de l'Oberland et de quelques autres régions élevées de l'Helvétie ; mais ils ne les attribuent point à la température glaciale qui y règne souvent. Selon eux, ces maladies nerveuses sont occasionées, en grande partie du moins, par la lecture des romans, qui s'est aussi introduite chez les montagnards, et surtout par le repos et la vie sédentaire que ces peuplades, qui font beaucoup d'exercice et mènent une vie très-active pendant l'été, sont obligées de garder durant l'hiver, à cause de la grande quantité de neige qui les empêche de sortir de leurs habitations. Pour fortifier cette manière de voir, et faire sentir davantage l'empire de la vie sédentaire sur la production des névroses qu'on rencontre dans les pays montagneux, MM. Perey m'ont cité une note de Tissot (1), dans laquelle, passant en revue les causes qui avaient tant multiplié, de son temps, les maladies nerveuses, ce médecin s'exprime de la manière suivante : « J'ai vu quelques villages dont tous les habitans, occupés aux ouvrages de futaillerie, passaient leur vie à aller couper

-----

(1) *De la Santé des gens de lettres.*

des arbres dans les forêts, à les mettre en œuvre,
à conduire leurs ouvrages sur les marchés, et
c'était le canton du pays où l'on trouvait les
hommes les plus beaux, les plus forts, les mieux
portans, le plus à leur aise : il y a trente ans
qu'il s'y établit quelques lapidaires, la quantité
d'argent augmenta et séduisit, la lapidomanie
gagna ; la futaillerie tomba, la vie sédentaire succéda à la vie active : des mercenaires étrangers sont
venus travailler leurs terres, la nouvelle profession
a perdu sa vogue ; c'est aujourd'hui le quartier
du pays où il y a le plus de maladies de langueur ;
les hommes y sont dégénérés, et l'aisance s'en éloi-
gne pour n''y revenir peut-être jamais, parce
qu'elle fuit les contrées où les hommes sont faibles
et oisifs. » Sans refuser à un froid rigoureux toute
influence sur le développement de l'hypocondrie,
il est donc permis de penser qu'elle n'est pas aussi
grande qu'on pourrait le croire, et que les maux
de nerfs qu'on lui a attribués dépendaient souvent
d'une autre cause.

Quoi qu'il en soit, en mettant de côté les exceptions, toujours en grand nombre parmi les
affections nerveuses, un observateur attentif éta-
blira en principe général, 1° que la température
modérément froide, qui est une cause assez fréquente d'inflammation, contribue puissamment
à guérir les maux de nerfs ; 2° que les températures chaude et humide, peu propres, comme on

sait, à faire naître l'état phlegmasique, favorables même à sa guérison, concourent au développement et à la prolongation des névroses; ce qui constitue des différences très-remarquables entre ces deux classes de maladies.

VI. Voulez-vous une différence encore plus tranchée, vous la trouverez dans la production des névroses par les évacuations sanguines : il me semble du moins que c'est là une preuve décisive de la non identité des inflammations et des maux de nerfs. En effet, les saignées et les hémorrhagies copieuses, étant les principaux moyens curatifs des phlegmasies, guériraient aussi les névroses, si l'état morbide qui les constitue ne différait pas essentiellement de l'état inflammatoire. Or, loin de guérir les maladies nerveuses, ces évacuations les créent très-souvent, et les entretiennent presque toujours. Hippocrate l'avait déjà indiqué, en disant que les convulsions résultent du vide des vaisseaux, non moins que de leur trop grande plénitude. Cette vérité a été confirmée depuis par les médecins auxquels nous devons des traités sur les affections propres au système nerveux : la plupart de ces médecins, entre autres Sydenham, l'un des plus grands observateurs du seizième siècle (1), s'accordent à dire que les pertes immodérées ou intempestives du fluide sanguin entraînent la déli-

---

(1) *Dissertation sur l'affection hystérique.*

catesse, l'atonie et la mobilité de ce système ; que des névroses variées en sont fréquemment la suite, et ils le prouvent en rapportant une multitude de faits particuliers.

Tissot a vu un homme de trente ans, bien portant, mais dont la fibre était un peu lâche, qui, ayant été saigné sur la fin d'un rhume, éprouva, au moment où la saignée fut faite, une espèce de fourmillement dans tout le corps, qui fut immédiatement suivi d'une crampe générale et très-douloureuse ; tous les muscles se roidirent, et il se plaignit d'un serrement entre la poitrine et le ventre, qui le suffoquait. Ces accidens se dissipèrent naturellement au bout de quelques minutes; mais ils se reproduisaient toutes les fois qu'il avait quelques sujets de chagrin. Le même auteur rapporte qu'une demoiselle, âgée de dix-neuf ans, bien portante jusqu'à cet âge, fut attaquée de maux de tête violens, pour lesquels on lui tira, au bout de six semaines, quatorze onces de sang. Cette saignée la jeta tout à coup dans une mobilité excessive; tout . la faisait tressaillir, lui donnait des palpitations, des étouffemens et des angoisses : cet état très-fâcheux durait encore au bout de dix ans, et, pendant tout ce temps, elle n'avait pas eu dix mois de bon. *Van-Swieten* a connu une femme à qui des pertes de sang donnèrent d'abord des défaillances réitérées, ensuite de si fortes palpitations, que ne pouvant faire aucun pas sans en éprouver, elle fut obligée de rester douze ans au lit; et Viridet dit qu'ayant fait tirer huit onces de sang à un homme, il fut saisi d'une convulsion très-violente par tout le corps. J'ai observé un fait absolument semblable. Un homme robuste, auquel je venais de faire une saignée du bras pour une esquinancie, éprouva, pendant une heure, des spasmes si intenses, que je craignais à chaque instant de le voir mourir.

On trouve aussi dans l'ouvrage de Whytt plusieurs histoires de névroses occasionées par des hémorrhagies abondantes, des saignées copieuses ou trop souvent répétées, le flux menstruel, les lochies et un écoulement hémorrhoïdal excessifs. En voici une des plus remarquables. « Un jeune homme, âgé de dix-sept ans, s'étant plaint d'une douleur au côté droit, qui lui était survenue après être tombé de cheval, on lui fit une très-forte saignée. Au bout de quelques jours, il sentit à l'estomac un froid auquel succédèrent bientôt des accès de douleurs vives et de spasmes qui duraient quelquefois vingt minutes, ou une demi-heure, sans discontinuer. Ces symptômes se renouvelaient à des intervalles qui n'étaient pas réglés, mais en général deux fois ou plus souvent dans l'espace de vingt-quatre heures, et ils augmentaient par degrés, à un tel point qu'on était obligé de faire tenir le malade dans son lit par deux ou trois personnes, afin de l'empêcher de s'arracher

les cheveux et de se faire lui-même quelque mal
nouveau. La douleur et les spasmes étaient toujours précédés d'un sentiment de froid dans l'estomac, qui fréquemment se dissipait en un instant. Le gingembre avec de l'eau-de-vie chaude
était froid pour son estomac au moment où l'accès commençait. Lorsque ce jeune. homme eut
souffert de cette manière pendant trois semaines,
ses maux diminuèrent par degrés ; et, en faisant
usage de quelques médicamens stomachiques, en
suivant un régime de vie convenable à son état,
enfin, en prenant de l'exercice, il recouvra parfaitement sa santé. Dans un autre temps, le jeune
homme dont je parle ayant encore perdu une assez
grande abondance de sang, il eut après cet accident les mêmes symptômes que dans les attaques
précédentes ; mais ils furent à un degré beaucoup
moins violent (1). » Si Whytt ne cite pas d'autres
histoires particulières, c'est parce que l'empire
des évacuations sanguines sur le développement
des maladies nerveuses lui paraît si bien établi
par l'expérience, qu'il regarde comme superflu
de rapporter un plus grand nombre d'observations pour le prouver. Il est peu de praticiens,
en effet, qui n'en aient vu des exemples, soit chez
des femmes accoutumées à des pertes utérines,

---

(1) *Traité des maladies nerveuses.*

soit chez des hommes dont le flux hémorroïdal coule en trop grande quantité, soit enfin à la suite de toute autre hémorragie.

Dans le fait que nous venons d'emprunter au médecin écossais, c'est l'estomac qui fut plus spécialement affecté par la perte de sang. Un pareil phénomène est assez commun dans la pratique. Il arrive souvent, dit encore Tissot, que la mobilité ne porte que sur quelques organes, principalement sur le canal digestif; et à ce sujet, il rapporte les deux faits suivans. « Une femme que des pertes utérines avaient rendue très-faible et très-mobile, éprouvait du dégoût, et surtout une telle sensibilité des nerfs de l'estomac, qu'il suffisait qu'elle entendît parler d'alimens pour vomir. On appliqua des sangsues à l'anus d'une jeune personne hypocondriaque; mais, au lieu de procurer du soulagement, cette évacuation sanguine ne fit qu'augmenter l'intensité de la maladie. » En général, ajoute le célèbre médecin de Lausanne, à la suite des hémorrhagies même modérées, on est exposé à des spasmes dans les intestins, qui donnent de la tristesse, des gonflemens abdominaux, de la sensibilité à l'épigastre, etc.; ce qui veut dire, à mon avis, que les évacuations sanguines produisent fréquemment des névroses gastro-intestinales.

Doit-on s'étonner, d'après cela, que ces maladies soient si fréquentes de nos jours? L'abus extraordinaire que l'on fait maintenant des sangsues à l'épigastre explique en partie cette fréquence. Appliquées en trop grand nombre dans une véritable gastrite, ou sans nécessité pour quelque malaise de l'estomac, les sangsues jettent cet organe dans l'atonie et la mobilité, qui sont le premier degré d'une affection nerveuse; et si on les applique dans la gastralgie prise pour une inflammation, ce qui arrive souvent, elles l'aggravent, comme cela doit être, et la rendent interminable, à moins qu'elles ne soient indiquées par quelques circonstances particulières dont nous parlerons dans un autre endroit. Ce que j'avance ici est l'expression de la plupart des faits que j'ai rapportés, et d'une foule d'autres que je passe sous silence, parce qu'ils ne seraient que des répétitions superflues. Il est possible que de semblables faits ne s'observent point dans les hôpitaux militaires, où l'on ne voit pas beaucoup de névroses; mais ils sont fréquens à Paris, et même dans les départemens. Depuis la publication de mon premier travail, et surtout depuis que la première édition de ce Traité a paru, j'ai été très-souvent appelé, et j'ai reçu un grand nombre de mémoires à consulter pour des cas de ce genre. Presque toujours les sangsues avaient été multipliées à l'infini, moins cependant chez les malades traités par le chef de la médecine physiologique, que chez ceux traités par ses élèves. Il faut rendre justice à qui elle appartient : dans

les maladies chroniques de l'estomac, ce chef n'a-
buse pas des saignées locales; j'ai été consulté par
plusieurs de ses malades auxquels il n'en avait
point ordonné, et je suis persuadé qu'il gémirait
s'il était témoin, comme nous, des imprudences
commises à cet égard par d'aveugles partisans de
sa doctrine.

VII. Immédiatement après les évacuations sanguines, je dois indiquer les jeûnes, les alimens
atoniques (1), les délayans et les mucilagineux,
parce que leur abus, contre lequel Baglivi s'est
fortement prononcé (2), concourt souvent, avec
celui des saignées, à faire développer ou à prolonger les maux de nerfs, comme nous l'avons
démontré par de nombreux exemples. D'ailleurs
ce n'est pas d'aujourd'hui que l'on reconnaît à
ces substances le pouvoir de nuire au système
nerveux, et de contribuer à la production des maladies qui lui sont propres : il y a long-temps que
Zimmermann, Tissot, Buchan, l'avaient signalé,

---

(1) Ce qui prouve bien l'empire que l'abstinence et la
nourriture maigre peuvent exercer sur la production des
névroses gastriques, c'est que ces maladies sont très-
communes à la suite du carême, chez des personnes qui
l'ont observé sévèrement : il n'y a pas d'année que nous
ne soyons consulté un certain nombre de fois pour des cas
de ce genre.

(1) *De usu et abusu diluentium et oleosorum.*

et, avant nous, M. Louyer-Villermay l'a déjà
mis dans tout son jour ; les observations qu'il
rapporte sur cet objet ne doivent pas laisser le
moindre doute dans l'esprit des médecins. J'en
transcrirai une des plus concluantes.

« Une jeune femme, âgée de trente ans, d'une
bonne constitution et d'un tempérament sanguin,
était accouchée, depuis onze mois, d'un enfant
qu'elle confia à une nourrice, lorsqu'il lui survint
une fièvre bilieuse d'autant mieux caractérisée
qu'elle était simple et très-intense. Cette maladie
parcourut ses périodes, et se termina après le troisième septenaire. Les boissons délayantes furent le
principal remède mis en usage dès le principe, et
qui ne fut pas interrompu, même pendant la convalescence. Aussi les forces ne revenaient pas, la
malade se plaignait de malaises, de faiblesses ; elle
ressentait de la lenteur à marcher, des engourdis-
semens, des borborygmes, des coliques ; le ventre
était gonflé, les digestions s'opéraient avec peine ;
il y avait céphalalgie, souvent de l'insomnie, et
une constipation opiniâtre : le flux menstruel était
moins abondant que dans l'état de santé. Le médecin appelé en consultation fut instruit des accidens que cette dame avait éprouvés ; il reconnut
que la fièvre bilieuse était depuis long-temps terminée, et soupçonna que ce nouveau désordre était
entretenu par l'abus des délayans, que l'on continuait, sans y joindre aucun médicament propre

à relever les forces. La malade était en outre soumise à un régime très-sévère, et ne sortait pas de sa chambre. Un exercice modéré lui fut conseillé ; on l'a mise à l'usage du vin d'absinthe pour le matin, de l'extrait de genièvre avant le dîner, et d'une potion calmante et tonique pour le soir. On prescrivit une nourriture saine, peu copieuse, mais succulente, l'eau ferrée et un peu de bon vin. On y ajouta les bains de siége pour exciter les règles, qui reparurent plus abondamment dès le premier mois. Peu de temps après, les forces se rétablirent sensiblement ; au bout de trois mois, cette dame fut en pleine santé. »

Aucun praticien de bonne foi ne disconviendra que la femme qui fait le sujet de cette observation, n'eût un commencement d'hypocondrie et de névrose gastro-intestinale, dont elle fut guérie par les toniques ; la chose est trop manifeste pour qu'il soit possible de penser différemment. On pourrait croire que l'état morbide, quel qu'il soit, dans lequel se trouve le canal digestif pendant une fièvre bilieuse, ne fut pas étranger au développement de l'affection nerveuse de ce canal ; puisque les auteurs (1) rapportent des exemples de gastro-entéralgie survenue après une semblable fièvre, et

______

(1) Hoffmann ; *De affectu spasmodico, flatulento seu hypochondriaco*. Fracassini ; *De malo hypochondriaco*.

qui ne paraissait pas devoir son origine à d'autres
causes. Nous sommes persuadé toutefois, avec
M. Louyer-Villermay, que, dans le cas dont il
s'agit, les boissons délayantes contribuèrent puissamment à la production de la névrose gastrique.
Or, si ces tisanes peuvent occasioner cette névrose
en trois semaines, ne doivent-elles pas, à plus
forte raison, la déterminer et l'entretenir, lorsque
leur usage est continué des mois et même des années entières, comme cela arrive souvent aujour-
d'hui? Le bon sens et l'expérience journalière
répondent affirmativement à ma question.

Tissot fait une supposition qui donne une idée
exacte de la production des névroses par l'abus
des antiphlogistiques. « L'homme le plus robuste,
dit ce médecin, le plus sec, le plus brûlé par les
travaux, par les liqueurs, ne connaît pas les maux
de nerfs; aucune cause morale ou physique ne
pourra lui occasioner les symptômes qui les caractérisent ; mais cet homme prend une fièvre
inflammatoire; on le saigne, on le baigne, on
le fait vivre de lait d'amandes, de décoction
d'orge, d'eau de poulet, de farineux légers; on lui
donne des lavemens ; on lui fait des fomentations
aqueuses; au bout de quelques semaines, son
corps est devenu mou, son sang est aqueux; et
alors cet homme fort, robuste, ferme, cet homme
que rien n'aurait ému, devient une femme hystérique ; les odeurs, les surprises, les nouvelles

fâcheuses, les alimens un peu trop âcres, ou en trop grande quantité, lui donneront tous les symptômes de l'hystérie, tremblement, palpitation, crainte, angoisse, gonflement, urines aqueuses, évanouissemens, sursauts., etc. Vous n'avez fait que le relâcher, et vous l'avez rendu vaporeux (1). Que dirait Tissot s'il vivait de notre temps?

L'emploi inconsidéré des délayans, notamment des mucilagineux, produit un état particulier de l'estomac que l'on ne comprend bien qu'après l'avoir éprouvé soi-même. Notre langue n'a pas de terme propre à l'exprimer. Le mot latin *teneritudo*, dont quelques auteurs se sont servis pour désigner cet état, en donne néanmoins une idée assez juste. On peut encore le concevoir en se représentant une partie extérieure sur laquelle on aurait appliqué trop long-temps des fomentations et des cataplasmes émolliens. Cette partie serait débilitée, *attendrie*, impressionnable et très-susceptible; sa sensibilité nerveuse serait *aiguisée*, si l'on veut me passer l'expression, et si facile à émouvoir, que le contact des corps un peu irritans, l'impression physique la plus légère, y feraient naître la douleur, et y rappelleraient l'inflammation. Eh bien! la même chose a lieu dans l'estomac après l'abus des émolliens, peut-être même avec plus

____

(1) *Traité des nerfs et de leurs maladies.*

de facilité encore, attendu que la muqueuse gastrique est naturellement plus délicate que l'enve-
loppe cutanée. Le lait, l'eau de gomme, les farineux, etc., tant prodigués de nos jours, ne sont
en effet que des fomentations et des cataplasmes
appliqués à la surface intérieure de cet organe.
De là son atonie, sa *tendreté*, son impressionnabilité, l'exaltation de sa sensibilité nerveuse et son
extrême susceptibilité, en vertu desquelles la présence des médicamens stimulans, des alimens relevés, un changement de température et la moindre
secousse morale, l'incommodent, le rendent douloureux. De là aussi la multiplication de ses névroses, depuis qu'on a voulu réduire presque
toutes les maladies à la gastro-entérite, et qu'on
abuse si étrangement des boissons et de la nourriture débilitantes.

On dit que ces idées sont *grossières ;* tant mieux,
elles n'en seront que plus faciles à saisir : comme
le fond en est vrai, je voudrais trouver des expressions qui rendissent la chose manifeste. Ayant été
soumis moi-même, pendant des années, à l'application des émolliens, soit à l'extérieur du corps,
soit dans l'estomac, je puis dire l'effet qu'ils y
produisent. Cet effet est tel, qu'il semble que les
nerfs de la partie soient mis à nu et dépouillés
des tissus qui les entourent, tant leur sensibilité
est exaltée. Tous les raisonnemens qu'on pourra
m'opposer à cet égard, ne détruiront pas les im-

pressions que j'ai senties ; et, à moins que mon organisation ne soit tout-à-fait différente de celle des autres individus , je dois penser que l'abus des émolliens produit à peu près les mêmes effets sur tout le monde. Interrogez d'ailleurs ceux qui ont abusé de ces moyens, et vous verrez ce qu'ils vous répondront, s'ils sont en état de rendre compte des sensations qu'ils ont éprouvées.

Les ramollissemens de la muqueuse digestive , dont on ne parlait point autrefois, et dont on parle beaucoup aujourd'hui , sont-ils toujours dus à sa phlegmasie? Je ne suis pas éloigné de penser qu'ils pourraient bien être quelquefois l'effet de l'abus contre lequel nous protestons. Je ne crois pas du moins qu'ils viennent constamment de la même cause, et j'engage les médecins des hôpitaux à faire des recherches sur cet objet. Ils parviendront peut-être à s'assurer que quelques-uns des individus chez lesquels ils trouvent cette désorganisation, avaient abusé des délayans et des mucilagineux. Quoique l'inflammation fasse beaucoup de mal, il serait injuste de tout mettre sur son compte. Ce qu'il y a de certain , c'est qu'une membrane muqueuse mise dans l'eau ne tarde pas à se ramollir et à se décomposer. A la vérité , la comparaison manque d'exactitude, en ce que, sur le vivant , les propriétés vitales qui animent les tissus s'opposent à ce ramollissement et à cette décomposition ; mais ces propriétés résisteront-elles toujours? ne peut-il pas venir un moment où elles seront obligées de céder à l'imbibition continuelle des délayans? Au reste ceci n'est qu'une simple conjecture, qui mérite cependant de fixer l'attention des observateurs.

Si je ne me trompe , cette conjecture acquiert déjà un certain degré de probabilité par les belles expériences que M. *Dutrochet* vient de publier (1), et qui, à cause de l'importante découverte qu'elles annoncent de l'électricité comme principal agent immédiat des mouvemens vitaux, ne peuvent manquer d'exercer une grande influence sur la théorie et même sur la pratique de la médecine. On sait que cet ingénieux médecin a trouvé qu'en vertu de deux actions physico-vitales, qu'il nomme *exosmose* et *endosmose*, les liquides contenus dans les organes creux, non moins que ceux qui les entourent, pénètrent et traversent leurs parois. Or ce passage, que l'on peut comparer à une infiltration au travers des parois organiques, ne s'effectue pas sans leur faire subir une sorte de ramollissement qui, à force de se répéter , pourrait aller jusqu'à une véritable désorganisation.

VIII. L'écoulement extraordinaire de salive peut causer des maladies nerveuses. Selon Boerhaave,

______

(1) *L'Agent immédiat du mouvement vital , dévoilé dans sa nature et son mode d'action chez les végétaux et chez les animaux* , Paris , 1826.

le grand nombre d'hypocondries qu'on trouve aux Indes est dû à cet écoulement, provoqué par la mastication du bétel (1). Le même auteur nous apprend que l'usage des pastilles aromatiques s'étant introduit à la cour de France dans le seizième siècle, il en était résulté des salivations copieuses, et, par suite, beaucoup d'affections hypocondriaques. Tissot a vu un libraire de Lyon, à qui l'on avait conseillé les pilules de Keyser pour des dartres, et qui ayant rendu une quantité énorme de salive, eut le genre nerveux si fortement affecté par cette salivation, qu'il éprouvait sans cesse des étouffemens, comme les femmes atteintes de vapeurs. Les névroses occasionées par la lactation sont trop communes pour qu'il soit nécessaire d'en citer des exemples. Tout le monde sait que les femmes qui nourrissent, éprouvent fréquemment des souffrances épigastriques qu'on ne peut attribuer qu'à l'atonie nerveuse du principal organe de la digestion, puisqu'elles disparaissent par la cessation de leur cause débilitante et par l'emploi des toniques. On peut en dire autant des douleurs d'estomac produites par les flueurs blanches. Il n'est aucun médecin qui n'ait observé mille fois la gastralgie leucorrhoïque, sur laquelle nous ferons quelques remarques au chapitre suivant.

---

(1) *Præl. de morb. nerv.*

IX. Les demoiselles attaquées de chlorose et les femmes enceintes sont très-sujettes aux névroses gastriques, qui se manifestent tantôt par des vomissemens, tantôt par un appétit capricieux, bizarre et dépravé, et tantôt par des douleurs d'estomac plus ou moins violentes. Ces affections proviennent alors, au moins dans le cas de gestation, de la sympathie que l'*utérus* exerce sur le principal organe digestif, et constituent de véritables gastralgies sympathiques. Le docteur Terreux en a rapporté un exemple dans la *Gazette de santé* du 25 avril 1826. «Il y a peu de temps, dit ce médecin, je fus appelé auprès d'une jeune dame enceinte de quatre mois ; elle se plaignait d'une douleur extrêmement vive à l'épigastre : cette douleur revenait par intervalles et était calmée par la pression ; la langue était blanche, l'appétit variable et la fièvre légère. On pratiqua trois à quatre saignées, on appliqua quatre-vingts sangsues, on la soumit à une diète sévère ; et, malgré ce traitement, les douleurs étaient intolérables et la malade se désespérait. Reconnaissant l'insuffisance du régime antiphlogistique, je lui ordonnai des bains, des alimens, des narcotiques à l'extérieur et des calmans à l'intérieur. Je parvins alors, non pas à la guérir de ses douleurs, car elles ne disparurent qu'après l'accouchement, mais au moins à les calmer de manière à les rendre supportables. » Nous venons de voir un fait analogue, avec cette différence que la gastralgie , qui était très-vive , et les vomissemens qui eurent lieu au début de la maladie , s'accompagnaient d'une grande susceptibilité de tout le système nerveux, et d'un état hypocondriaque des plus évidens. La malade, âgée de vingt-quatre ans , d'une constitution nerveuse , et enceinte pour la troisième fois, éprouvait des tressaillemens au plus petit bruit qu'elle entendait; elle se croyait poitrinaire, hydropique et vouée à une mort certaine : une nuit elle me fit appeler en toute hâte, assurant qu'elle avait un vaisseau rompu dans l'estomac, et qu'elle allait périr d'hémorrhagie, bien qu'elle n'eût pas rendu une seule goutte de sang. Je m'abstins de toute évacuation sanguine , parce qu'il n'y avait aucune indication pour en pratiquer; mais je prescrivis à l'intérieur des calmans combinés avec les toniques, la thériaque sur l'épigastre, une nourriture fortifiante , des bains plutôt frais que chauds , de l'exercice et beaucoup de distraction. A l'aide de ces moyens les douleurs d'estomac et les vomissemens disparurent, le genre nerveux se raffermit, l'hypocondrie se dissipa, et tout était rentré dans l'ordre vers le cinquième mois de la grossesse. La gestation nécessite souvent des saignées , et cependant la conclusion que l'on peut tirer, après avoir comparé ces deux cas, n'est point favorable au traitement antiphlogistique dans les névroses de l'estomac des femmes enceintes.

X. Au nombre des causes des gastro-entéralgies, j'ai placé certaines professions dans lesquelles les individus qui les exercent ont habituellement le thorax courbé sur le ventre, et l'estomac renfoncé. Il serait possible toutefois que les douleurs épigastriques dont ces individus sont souvent atteints, résultassent autant de la vie sédentaire à laquelle ils sont accoutumés, que de la position gênante qu'ils conservent en travaillant. Quoi qu'il en soit, nous avons vu plusieurs exemples de névroses gastriques chez des tailleurs. Le plus remarquable est celui d'un jeune homme de vingt-cinq ans, d'une constitution délicate et très-nerveuse. Les douleurs d'estomac n'étaient pas très-vives ; mais il éprouvait, après les repas, des pesanteurs et des malaises à la région épigastrique, des envies de vomir, des flatuosités, des étouffemens, et quelquefois des défaillances ; la constipation était invincible, la maigreur considérable, le moral fortement affecté et l'hypocondrie portée à un haut degré ; les forces étaient abattues. Ce malade consulta un médecin, qui ordonna une saignée du bras, douze sangsues à la région épigastrique, des boissons mucilagineuses, le lait et un régime sévère, bien que l'appétit n'eût pas diminué. Effrayé de ce traitement, parce qu'il s'épouvantait de tout, comme la plupart des hypocondriaques, il vint me trouver pour savoir s'il devait s'y soumettre. Mon avis fut négatif. La douleur d'estomac étant légère, je ne lui conseillai autre chose que la suspension de son travail habituel, un régime convenable, la tranquillité de l'esprit et un séjour de quelque temps à la campagne. Il partit pour Compiègne, son pays natal, d'où il revint au bout de trois mois, en parfaite santé.

XI. Les liqueurs spiritueuses, le vin blanc, le café, le thé et les infusions aromatiques, peuvent occasioner la gastro-entérite : c'est une chose incontestable ; mais on serait certainement dans l'erreur, si l'on croyait que toutes les maladies qu'ils produisent, sont des inflammations. De tout temps on s'est accordé à dire que ces substances exerçaient une action spéciale sur le système nerveux, et les effets qui en résultent sont si connus, même des personnes qui n'ont pas étudié la médecine, qu'il serait inutile d'insister sur ce point. On sait que ces boissons agacent les nerfs, exaltent la sensibilité ; qu'elles causent de l'agitation, de l'insomnie, des tremblemens, des spasmes, des convulsions, le coma (1), et mille autres phénomènes nerveux. Or

---

(1) Ce symptôme est quelquefois l'effet des liqueurs alcooliques : prises avec mesure, elles excitent bien le genre nerveux ; mais leur abus excessif est capable d'entraîner des affections comateuses mortelles : le fait suivant en est une preuve incontestable.

Un homme d'environ cinquante ans est trouvé mort dans le bois de Boulogne, assis par terre, le dos appuyé contre un arbre. A côté de lui se trouvait une bouteille

l'estomac, sur lequel les substances dont je parle agissent directement, ne peut pas rester étranger aux lésions qu'elles déterminent dans d'autres par-

---

d'une pinte, contenant encore un demi-verre de liquide. Le maire de Neuilly envoie le cadavre à la Morgue, avec la bouteille mystérieusement cachetée. Chargé de faire l'autopsie, j'affirme n'avoir trouvé aucune lésion appréciable; il n'y avait pas la moindre congestion vers le cerveau, ni la plus légère trace d'inflammation dans l'estomac : ces différentes parties étaient dans l'état le plus naturel. Tout ce que je remarquai, c'était une odeur alcoolique extrêmement forte : le corps en était tellement imprégné, qu'elle s'exhalait non seulement de l'intérieur des organes abdominaux et de la cavité cranienne, mais aussi des incisions pratiquées sur les membres. La liqueur restée dans la bouteille était de l'eau-de-vie pure. Je conclus dans mon rapport à l'autorité, que cet homme avait succombé à l'ivresse occasionée par l'eau-de-vie; et j'ajoute ici que c'est en anéantissant l'action du système nerveux que cette liqueur a causé la mort. Je ne crois pas du moins qu'on puisse en donner une autre raison.

Boerhaave a rapporté une observation analogue, qu'il avait puisée dans les *Mélanges des curieux de la Nature.* Il s'agit d'un soldat qui mourut subitement après s'être gorgé d'une liqueur fermentée. A l'ouverture du corps on ne trouva rien de remarquable : l'estomac était flasque, presque vide, ne contenant qu'une petite quantité d'un liquide âcre et nidoreux; les intestins étaient distendus par une liqueur vineuse, mais sains du reste; il n'y avait pas la moindre altération dans la tête ni dans la poitrine.

L'affection soporeuse produite par les spiritueux, n'est

ties du corps. Aussi les auteurs regardent-ils l'u-
sage immodéré du café (1), du thé et des aromates
comme une cause assez fréquente d'hypocondrie;

---

cependant pas toujours suivie de la mort; elle disparaît
quelquefois spontanément : dans d'autres circonstances, ou
parvient à ranimer les malades avec des stimulans énergiques. C'est ce que j'ai fait, il y a quelques années, chez
un homme qui, après avoir bu près d'une chopine d'eau-
de-vie, était tombé dans l'état apoplectique le plus complet. Vingt-quatre sangsues au cou, la glace sur la tête et
la moutarde aux pieds n'ayant procuré aucun bien, et
l'ivresse existant déjà depuis trente-six heures, je me suis
décidé à mettre un large *moxa* sur la poitrine. Ce moyen
réussit au-delà de toute espérance : en peu d'instans, le malade fut rappelé à la vie, et il put sortir le lendemain.
Une guérison aussi subite ne permet-elle pas de conclure
que la liqueur s'était bornée à engourdir le système nerveux, sans produire de lésion appréciable ?

(1) Un fait dont j'ai été témoin, prouve que le café peut
agir fortement sur le système nerveux, et produire même
la folie, sans enflammer l'estomac ni le cerveau.

M. D....., âgé de vingt-huit ans, officier en demi-solde,
étudiant avec ardeur les sciences abstraites, notamment les
ouvrages de *Kant* et des autres philosophes d'Allemagne,
pour lesquels il avait une grande prédilection, prend un
matin deux demi-tasses de café à l'eau afin d'éclaircir ses
idées, qui s'embrouillaient, disait-il, depuis quelques jours.
Sa raison se perd à l'instant, comme par un coup de foudre,
il sort du café en criant qu'on vient de l'empoisonner,
parcourt les rues de Paris en vomissant des imprécations
contre le limonadier, entre dans un autre café, où il boit

et Schmitdmann dit que le nombre considérable
de cardialgies qu'il observe habituellement à *Melle*
et dans les autres endroits de la principauté d'Os—

---

douze verres d'eau pour neutraliser le poison. Instruits de
cet événement, ses amis courent après lui ; ils parviennent
enfin, non sans beaucoup de peine, à le faire monter dans
une voiture et à le reconduire dans son hôtel. Appelé en ce
moment, je le trouvai furieux : on fut obligé de l'attacher
dans son lit pour l'empêcher de frapper les personnes qui
l'entouraient ; il accusait tout le monde d'être complice de
l'attentat qu'on venait de commettre sur lui. Le seul parti
à prendre était de le placer dans une maison de santé. J'in-
diquai celle de M. *Dubuisson*, où il fut transféré le soir
même. A la fureur qui se calma peu à peu, succéda une
véritable démence. Autant M. D..... était emporté au début de sa maladie, autant il devint tranquille ; mais il conservait les mêmes idées : il tremblait à l'approche de quelqu'un, et demandait en suppliant , les larmes aux yeux,
qu'on ne lui fît pas de mal. Dans cette situation , on jugea
à propos de le faire voyager. Sa mère vint le chercher
pour le conduire à T....., sa ville natale. Depuis huit ans
que M. D..... est parti, j'en ai eu souvent des nouvelles, et
j'ai appris que son état mental ne s'était nullement amélioré ; que l'exaltation qui avait caractérisé le commencement de son délire, s'était même renouvelée plusieurs
fois, et que, du reste, sa santé physique était très-bonne.

Nous pensons qu'il serait superflu de commenter ce fait.
Il est trop évident que la maladie était entièrement nerveuse, pour qu'il soit possible de le révoquer en doute. La
gastrite et l'encéphalite, si aiguës qu'on puisse les supposer, ne se déclarent pas instantanément, ou du moins n'at-

nabruck, provient, en très-grande partie, de ce
que tous les habitans de cette région, les pauvres
commes les riches, abusent tellement du café, qu'ils
en prennent jusqu'à trois fois par jour. *Omnes
homines, híc, sine exceptione, à nobilibus us-
que ad mendicum, bis saltem per diem coffeam ca-
lentem hauriunt, atque opifices egentiores adeò ter,
nempe seu jentaculum, merendam et cœnam, neque
tepidam, sed plerumquè ferventem. Quod tali as-
siduâque calente et stimulante alluvie, energia et tonus
ventriculi infringatur et destruatur, atque ejus teneritudo et sensibilitas ad summum augeatur et exa-
cuatur fastigium, minimè mirandum est.* Nous avons
aussi rencontré des gastralgies qui ne pouvaient
être attribuées qu'à des causes de ce genre, et deux
fois à l'abus du baume de copahu. Dans plusieurs
cas, également soumis à notre observation, la maladie avait été, sinon produite, du moins fortement exaspérée et entretenue par des médicamens
diffusibles, qui, quoique décorés du titre d'*antispasmodiques*, aggravent plus de névroses qu'ils n'en
guérissent. A la vérité, ces malades s'étant tous
rétablis, je ne puis prouver que leur muqueuse
digestive ne fût point enflammée; mais j'en ai la

---

rivent pas avec autant de rapidité à leur plus haut degré;
elles sont d'ailleurs accompagnées de symptômes qui n'existaient pas chez ce malade.

conviction d'après les symptômes qui existaient, et la guérison obtenue par un autre traitement que celui de la gastro-entérite chronique, bien qu'il ne soit pas tout-à-fait semblable au traite-ment de l'atonie nerveuse, et qu'il doive être mo-difié en pareille circonstance, comme nous le dirons plus tard.

XII. Nous venons d'exposer les principales causes des maladies nerveuses de l'estomac et des intes-tins. Pour compléter leur étiologie, il nous reste à faire mention de quelques agens provocateurs qui donnent souvent lieu à la gastro-entérite, mais qui ne produisent cependant quelquefois qu'une simple gastralgie. Parmi ces agens, on distingue l'ingestion des boissons froides pendant que le corps est en sueur. Quoique cette ingestion soit regardée, et à juste titre, comme une cause déterminante d'in-flammaiion de l'estomac ou de quelque autre par-tie, il existe néanmoins des cas où elle se borne à irri-ter les nerfs de cet organe, et dans lesquels les effets primitifs de son action ne dépassent pas le système nerveux. Je n'ai vu qu'un très-petit nombre de faits semblables; mais il paraît, d'après plusieurs observations rapportées par Trnka, et surtout d'après l'expérience de Schmidtmann, qu'ils ne sont pas aussi rares qu'on pourrait le penser. Ce dernier médecin assure que chaque année, à l'épo-que de la moisson, la cardialgie est fréquente chez les cultivateurs de la contrée qu'il habite, et que cette fréquence résulte des boissons et des alimens froids qu'ils prennent en grande quantité, après s'être échauffés par le travail et à l'ardeur du soleil. Voici ses propres paroles. *Ad causas cardialgiæ perquàm vulgares spectat quoque incauta potulentorum an ciborum frigidorum æstuante corpore adsumptio. Hinc magna ruricularum copia, ardente sole messem colligentium, quotannis hoc crudeli morbo infestatur. Quamobrem tempore autumnali plerumquè maximus cardialgiâ adflictorum occurrit numerus.* Il est vrai que Schmidtmann craint alors la gastrite, et qu'il s'abstient des toniques énergiques et des stimulans, dont il fait un si grand usage dans d'autres occasions « En pareilles circonstances, dit-il, l'estomac me paraissant être dans un état sub-inflammatoire, je commence le traitement par des adoucissans, et je combats ensuite le spasme par les sédatifs combinés avec de légers toniques. » Cette remarque judicieuse du praticien d'Allemagne prouve que sa manière de voir n'est point exclusive, et qu'en distinguant les névroses des inflammations gastriques, il reconnaît des cas néanmoins, dans lesquels les premières ont une grande tendance à dégénérer en phlegmasies; ce que je n'ai jamais contesté. Je n'attaque pas la médecine physiologique; je ne voudrais en détruire que les abus.

Quoique la suppression du flux menstruel et hémorrhoïdal produise habituellement des in-

flammations, on ne peut, sans contredire l'expérience de tous les temps, lui refuser le pouvoir
de créer des névroses. Boerhaave, Vicat, Fracassini, Tissot, Whytt, Lorry, Pomme (1), Viridet, Schmidtmann, et plusieurs autres médecins dignes de foi, rapportent des exemples de maladies nerveuses survenues après cette suppression, et guéries par le retour du flux qui avait
disparu. Alléguera-t-on que des observateurs aussi
exacts se sont constamment trompés, qu'ils ont
toujours pris des phlegmasies pour des affections
nerveuses? Les faits qu'ils nous ont transmis sont là
pour répondre. Les médecins systématiques peuvent les interpréter autrement, et les faire tourner au profit de leur doctrine; mais les amis de
la vérité avoueront que la plupart de ces faits,
dépouillés des théories surannées qui les dépa-
rent quelquefois, étaient de véritables névroses.
D'ailleurs quel est le praticien qui n'a pas observé
l'hystérie chez de jeunes filles mal réglées? Les rapports qui existent entre les hémorrhoïdes et l'hypocondrie, et sur lesquels *Sthal* a fait des réflexions si
ingénieuses, sont connus de tous les médecins. Il y a
plusieurs années que je donne des conseils à un
homme de cinquante-six ans, qui éprouve une
gastralgie fort intense quand son flux hémorrhoï-

---

(1) *Traité des affections vaporeuses.*

dal ne coule pas aux époques accoutumées, et qui ne sent plus rien à l'estomac lorsque ce flux est rétabli ou suppléé par des sangsues à l'anus. Une femme de cinquante ans, dont les règles étaient supprimées depuis quelques mois, fut prise d'une violente cardialgie. L'infusion de baies de genièvre et de semence de carvi, conseillée par *Lentilius*, rappela les menstrues, et la douleur stomacale se dissipa (1). Schmidtmann cite un fait encore plus significatif. Une fille âgée de vingt-un ans, d'un aspect cachectique, et n'ayant jamais eu ses règles, avait une cardialgie presque continuelle, qui s'exaspérait considérablement après les repas. En outre, cette fille éprouvait des cuissons en urinant, et ses urines ne coulaient que goutte à goutte; ce qui fit soupçonner la présence d'un calcul dans la vessie. A l'inspection des parties génitales, on trouva l'orifice vaginal complétement oblitéré par l'hymen. Aussitôt que cette membrane fut incisée, il sortit beaucoup de sang corrompu, et les douleurs d'estomac se dissipèrent en peu de jours, sans qu'il eût été nécessaire d'employer d'autres moyens. Hoffmann parle aussi de jeunes filles dont les règles étaient suspendues, de femmes enceintes, de femmes qui avaient passé leur temps critique, et d'hommes

---

(1) *Misc. nat. cur.*

hémorrhoïdaires, qui étaient très-sujets à la cardialgie, ou à des coliques nerveuses, aux époques
où leur écoulement sanguin avait coutume de
venir, et qui n'en éprouvaient aucune atteinte
dans d'autres momens (1). Il est impossible,
d'après ces faits, de nier l'influence que le défaut
d'une évacuation sanguine peut exercer sur la
production des gastro-entéralgies.

Hâtons-nous d'ajouter maintenant que, de
toutes les névroses de l'estomac, comme des autres
parties, celles qui résultent de la suspension d'un
écoulement sanguin sont, en général, les plus susceptibles d'entraîner l'état inflammatoire. En pareil cas, il n'y aurait pas de graves inconvéniens
à prendre la gastro-entéralgie pour une inflammation de la muqueuse digestive, puisque cette
inflammation, si elle n'existe pas encore, est à
craindre, et que les évacuations sanguines sont
toujours indiquées. Remarquez toutefois qu'il peut
aussi arriver qu'au lieu d'être la cause de la
gastralgie, la rétention du flux menstruel ou hémorrhoïdal n'en soit que l'effet. Ce qu'il y a de
positif, c'est qu'une autre irritation intérieure
supprime assez souvent ces flux sanguins, et qu'il
n'y a point de raison pour qu'une névralgie des
organes digestifs ne les supprime pas également.

____

(1) *De dolore cardialgico.*

Or, dans cette circonstance, l'on ne pourrait, sans faire courir quelque danger au malade, ne voir qu'une phlegmasie gastrique, attendu que la névrose, dont le praticien ne tiendrait pas compte, exige des moyens particuliers, et qu'elle commande une grande réserve dans l'usage des antiphlogistiques. Il est donc utile de s'attacher à distinguer les faits dans lesquels les douleurs d'estomac précèdent la suppression d'un écoulement sanguin, de ceux où elles ne se développent qu'après cette suppression

Mais pourquoi certaines causes produisent-elles tantôt des inflammations, et tantôt des maladies nerveuses? C'est là un des secrets dont la nature nous dérobera encore long-temps la connaissance. On peut l'expliquer cependant, jusqu'à un certain point, par la différence des constitutions individuelles. La délicatesse et la mobilité du genre nerveux prédisposent tellement aux maux de nerfs, que les personnes chez qui elles existent, en éprouvent pour des causes très-légères, et de préférence à toute autre maladie ; tandis que les personnes douées d'un tempérament sanguin et d'une grande irritabilité vasculaire, sont plutôt atteintes d'inflammations, et les contractent avec une extrême facilité : de manière que ce qui donne lieu à des névroses chez des sujets nerveux, cause des phlegmasies aux sujets pléthoriques, et *vice versâ*. En appliquant ces considérations générales à l'estomac et aux intestins, on conçoit la raison pour laquelle beaucoup d'individus sont très-sujets aux névroses de ces organes, pendant que d'autres sont plus souvent attaqués de gastro-entérites. C'est ainsi qu'un air humide et renfermé détermine, comme on le voit souvent dans les prisons, tantôt le scorbut et tantôt les scrophules, selon que les prisonniers se trouvent disposés à contracter l'une ou l'autre de ces maladies ; c'est-à dire suivant qu'ils ont le système capillaire sanguin, qui paraît être le siége principal des affections scorbutiques, ou le système lymphatique, dans lequel résident les écrouelles, plus susceptibles de s'affecter. Voilà tout ce que l'on peut dire à cet égard ; aller plus loin, ce serait se livrer à des hypothèses insoutenables

CHAPITRE III.

DIAGNOSTIC.

Description générale et comparaison de la gastro-entéralgie hypocondriaque avec la gastro-entérite chronique.

Sous le rapport du diagnostic, la distinction de ces maladies n'est pas plus difficile à établir que sous celui de leurs causes : il suffit de comparer les symptômes de la gastro-entérite chronique avec ceux de la gastro-entéralgie, pour faire ressortir les principaux traits distinctifs de chacune. C'est ce que Georget, dont nous déplorons la perte récente, a fort bien exécuté dans le tome dixième du *Dictionnaire de Médecine*. La comparaison qu'il en a faite étant, à peu de chose près, conforme à ce que j'ai observé, je ne puis mieux faire que de la transcrire ici, en y ajoutant néanmoins quelques développemens qui me paraissent nécessaires pour compléter ce tableau comparatif.

XIII. 1° En général la douleur, dans la gastro-entérite chronique, est obtuse, comme dans toutes les phlegmasies, même aiguës, des membranes muqueuses; souvent elle ne se manifeste que par la pression sur l'épigastre : mais, quel que soit son degré d'intensité, cette douleur est *continuelle*, c'est-à-dire qu'elle existe sans interruption, depuis le commencement de la maladie jusqu'à sa terminaison par la mort ou le rétablissement de la santé.

La douleur des gastralgies est fréquemment d'une violence extrême; et, chose digne de remarque, la pression sur la région épigastrique, loin de l'augmenter, la calme souvent, et quelquefois la fait cesser entièrement : si on a observé le contraire, les exemples en sont très-rares (1). En outre, cette douleur qui de l'épigastre s'irradie ordinairement sur les parois thoraciques, le dos et les épaules, est intermittente (2) ou rémittente; elle

---

(1) Un estomac qui devient souvent le siége de douleurs névralgiques très-intenses, et qui est encore fatigué par des digestions pénibles, des distensions flatulentes, etc., peut conserver une sorte de sensibilité qui augmente par la pression, comme j'en ai vu des exemples; mais les médecins attentifs ne confondront pas cette augmentation de sensibilité avec les douleurs inflammatoires.

(2) Lorsque ce caractère est bien prononcé, ce qui arrive souvent, il suffit pour faire distinguer la gastro-entéralgie de la gastro-entérite, parce que l'intermittence appartient spécialement aux affections de nerfs. Il est vrai que l'ophthalmie, et même d'autres inflammations, se manifestent quelquefois d'une manière périodique; mais, dans ces

disparaît complétement, ou diminue considérablement d'intensité, par intervalles, pour revenir avec
toute sa force à des époques plus ou moins régulières. *Per intervalla vexat cardialgia, et remittit in-
termittitque*, dit Schmidtmann, que l'on ne saurait
trop citer quand on s'occupe des gastralgies.

On voit cependant des névroses gastriques dans
lesquelles il n'y a pas de vives douleurs ; c'est plutôt
un malaise pénible et indéfinissable à la région de
l'estomac, accompagné de nausées, de découragement, d'anxiétés, et quelquefois de sensations bizarres : il semble à plusieurs sujets que cet organe se
gonfle et se remplit outre mesure, à d'autres qu'il
est vide et resserré, à quelques-uns qu'il est comme

---

cas, la phlegmasie n'est que l'effet d'une névrose. La
preuve que les nerfs sont alors primitivement affectés, et
que leur état morbide joue le rôle le plus important, c'est
que le quinquina, qui aggrave les inflammations continues, est cependant le principal moyen curatif de celles
qui sont périodiques. Ainsi les affections intermittentes,
phlegmasiques ou non, ont toujours quelque chose de
nerveux, comme Lorry l'a énoncé dans le passage que je
vais transcrire. «..... *Præterea verò notandum est quòd
qui periodis subjiciuntur morbi, aliquid secum nervi ha-
beant, ut et ipsâ eorum curatione declaratur, ità ut pro
axiomate possit haberi, causam hanc periodorum in
nervis quærendam esse, et ad eos solos referendam.* »
Schmidtmann a exprimé la même opinion, et d'une manière aussi positive.

suspendu et isolé des parties environnantes ; souvent ils y éprouvent une vive chaleur ou un froid glacial, comme si un coup de vent, très-chaud ou très-froid, frappait sur la muqueuse digestive ; d'autres fois, c'est un sentiment de formication analogue à celui que produirait un reptile, ou une araignée, qui se promènerait sur cette membrane. Dans certains cas la sensibilité des organes gastriques est si vivement exaltée, que les malades rapportent à ces organes toutes les sensations qu'ils éprouvent. Telle était la situation de cette dame qui écrivait au professeur Pinel : « Le principe de tous mes maux est dans mon ventre ; il est tellement sensible, que peine, douleur, plaisir, en un mot, toute espèce d'affections morales ont là leur principe. Un simple regard désobligeant me blesse cette partie si sensiblement, que toute la machine en est ébranlée... Je pense par le ventre, si je puis m'exprimer ainsi (1). » Ces différens phénomènes, dont la plupart ne peuvent être attribués qu'à la perversion de la sensibilité gastro-intestinale, et qu'on observe principalement chez les personnes qui ont abusé des antiphlogistiques, peuvent exister ensemble ou se succéder alternativement ; ils sont intermittens ou rémittens, comme les douleurs, et se reproduisent aussi avec plus ou moins de régularité.

(1) *Nosog. philosoph.*, t. III.

Un autre symptôme assez fréquent dans la gastro-entéralgie, et qui ne s'observe pas dans la gastro-entérite, ce sont des battemens extraordinaires à la région épigastrique, aux hypocondres ou dans quelque autre partie de l'abdomen ; sensibles à la main, quelquefois même à l'œil, et fort incommodes pour les malades, ils pourraient faire croire à l'existence d'un anévrisme de l'aorte abdominale ou du tronc cœliaque : la méprise est d'autant plus facile, qu'ils peuvent coïncider avec une tumeur formée par des matières fécales ou des gaz amassés dans le colon transverse. Le professeur Laënnec, dont la médecine déplore la perte prématurée, a été plusieurs fois témoin de cette erreur, et il avoue l'avoir commise lui-même, conjointement avec Bayle (1). Schmidtmann, qui a souvent observé ces pulsations, assure qu'on les distingue de celles occasionées par un anévrisme, en ce qu'elles ne sont point isochrones, comme ces dernières, avec les battemens du cœur et du pouls. Du reste, il les attribue à une oscillation spasmodique des fibres musculaires de l'estomac et des intestins Cela est si vrai, dit-il, que j'ai vu chez des hypocondriaques, ces pulsations abandonner l'épigastre pour se porter sur les bras, les cuisses ou les jambes, et revenir ensuite à leur siége primitif. Selon M. Allan Burns, auquel on doit des recherches

---

(1) *Traité de l'auscultation médiate*, seconde édition.

intéressantes sur cette matière, c'est à des contractions nerveuses du diaphragme qu'il faudrait rapporter les battemens qui accompagnent la gastralgie. En convenant qu'il est possible que ces auteurs aient raison pour certains cas, nous pensons
néanmoins, avec Bonnet, Senac, Morgagni, Sauvages, Parry, Albers de Brême et plusieurs autres
médecins, que le spasme qui donne lieu à ces battemens, a fréquemment son siége dans les gros
vaisseaux artériels du bas-ventre. Une chose positive, c'est qu'il existe beaucoup de circonstances
où ils sont isochrones avec le pouls, et où les ca-
rotides, ainsi que les autres artères superficielles
des hypocondriaques et des femmes hystériques,
offrent le même phénomène. Suivant M. Albers,
les pulsations nerveuses ont pour caractères distinctifs d'apparaître soudainement, d'être beaucoup plus violentes d'abord, et de perdre leur intensité après une certaine durée; pendant que les
battemens anévrismatiques se développent graduellement, et augmentent de force peu à peu.
Ce qui distingue encore mieux les premières,
c'est qu'elles suivent ordinairement une marche
intermittente, ou du moins rémittente, comme
je l'ai remarqué chez plusieurs malades. Enfin,
les pulsations abdominales peuvent être déterminées par des tumeurs enkystées de l'abdomen,
des lésions organiques du pancréas, du mésentère, etc. ; mais aucune observation ne prouve

qu'elles aient été l'effet d'une phlegmasie du tube
intestinal ; tandis que les histoires de névroses
gastriques dans lesquelles on les a rencontrées ,
sont extrêmement nombreuses (1).

2° Dans la gastrite chronique, la langue est
ordinairement rétrécie et rouge sur les bords
et à la pointe ; elle est couverte dans son milieu d'une espèce d'encroûtement muqueux des-
séché, en forme de fausse membrane ; chez quelques sujets elle est très-chargée ; l'haleine est
fétide et la bouche habituellement amère : il y a
de l'altération.

Dans la gastralgie , la langue est blanche et épanouie ; quelquefois néanmoins elle rougit momentanément dans toute son étendue ; c'est ce que
j'ai observé chez des personnes auxquelles on avait
appliqué un nombre prodigieux de sangsues, et
qui souffraient la faim depuis long-temps : la salivation est abondante, surtout dans les cas de
boulimie ; le plus souvent il n'y a point de soif ,
et quand elle a lieu , elle n'est pas de longue durée ; plusieurs malades ont même une répugnance
très-prononcée pour des liquides.

---

(1) Une partie de ce que nous venons de dire a été puisée
dans la traduction française du *Dictionnaire de Chirurgie*,
de Samuel Cooper, tom. Ier, pag. 3, où l'on trouvera tous
les détails que l'on pourrait désirer sur les battemens abdominaux qui ne dépendent pas d'un anévrisme.

3° Dans la gastrite, l'appétit manque *toujours*; il est même remplacé par un dégoût universel, lorsque la maladie existe à son plus haut degré (1).

Dans la gastralgie, l'appétit est variable, rarement nul, parfois léger ou naturel, souvent plus fort qu'en bonne santé; on voit des cas où il est perverti, dépravé, capricieux et fantasque, au point de faire désirer des substances insolites; chez plusieurs malades, il est déréglé et revient à chaque instant, même aussitôt après les repas; d'autres fois il alterne avec un dégoût insurmontable.

4° Dans la gastrite chronique, l'ingestion d'une petite quantité d'alimens réveille les souffrances, excite un mouvement fébrile, et les digestions sont tout-à-fait *imparfaites*; les alimens sont ordinairement vomis peu de temps après qu'ils ont été pris. Les malades qui ne vomissent pas, soit que la maladie soit moins intense, soit que l'idiosyncrasie de leur estomac s'y refuse, sont fatigués, pendant la digestion stomacale, par des pesanteurs, des nausées, des rapports *acides* et *corrosifs*, ou *nidoreux* et *fétides*; ils ont une sorte de

---

(1) J'emprunte les principaux traits de la gastrite latente à la belle description que M. Broussais en a faite dans l'*Histoire des phlegmasies chroniques*. Pourquoi l'a-t-il dénaturée depuis par des additions tout-à-fait étrangères à cette maladie!

rumination : la diarrhée est fréquente, au moins dans une période avancée de la maladie.

Dans quelques cas de gastralgie, les malades font cesser les douleurs de l'estomac par l'ingestion d'une grande quantité d'alimens, quelquefois même par l'ingestion des substances les plus indigestes; la digestion peut se faire parfaitement et avec une rapidité étonnante. Pour l'ordinaire cependant, la présence des alimens dans l'estomac réveille aussi les douleurs de cet organe, et les rend très-fortes; mais cette exaspération n'arrive, chez la plupart des individus, que deux ou trois heures après les repas, et alors le malade a également des pesanteurs et du malaise à l'épigastre; il sent le contact des alimens à la surface interne de l'estomac, et croit y avoir un corps étranger; il est tourmenté par des bâillemens, des nausées, des gonflemens abdominaux, des borborygmes, des coliques flatulentes, et des renvois; mais à moins qu'il n'ait pris une trop grande quantité de nourriture, ou des substances pour lesquelles son estomac a une grande aversion, ces renvois n'ont ni *mauvaise odeur* ni *causticité*; quelquefois ils ont le goût des alimens ingérés, souvent ils ne sentent rien, ce sont des gaz purs; et, ce qui constitue une différence encore plus remarquable, les digestions, quoique pénibles et fatigantes, *s'accomplissent*, si ce n'est dans quelques cas où il survient des vomissemens, sans doute lorsque la sensibilité de l'estomac est portée à un degré extrème, et chez les personnes qui ont une grande facilité à vomir. Enfin, pour compléter la dissemblance, nous rappellerons ici un fait essentiel, c'est que les vomissemens des individus atteints de gastral-gie sont composés de matières glaireuses plutôt que de substances alimentaires, et que dans les circonstances où ces individus vomissent les ali-mens, ils rejettent ceux qui sont liquides plutôt que les solides ; tandis que le contraire a lieu dans l'inflammation de la muqueuse gastro-intesti-nale (1).

---

(1) Les névroses, surtout celles de l'estomac, sont trop sujettes à varier pour que l'on puisse dire que ce phéno-mène soit constant ; mais on l'observe dans beaucoup de cas, et quand il existe, ou seulement quand les malades, sans vomir, sont plus incommodés après l'ingestion des liquides qu'après celle des solides, on ne peut guère con-server de doute sur le diagnostic ; il est à peu près certain que la maladie est nerveuse.

Cette difficulté que les personnes atteintes de névroses gastriques éprouvent à digérer les liquides peut, quand ils ne sont pas vomis, donner lieu à un autre phénomène singulier, qui inquiète souvent les hypocondriaques, parce qu'il leur fait croire qu'ils ont une hydropisie de poitrine ou de l'abdomen : je veux parler du mouvement d'un fluide qu'ils entendent et sentent distinctement en mar-chant, en montant à cheval ou en se remuant dans le lit, lequel est occasioné par les boissons qui séjournent long-temps dans l'estomac.

Dans la gastralgie, il n'y a presque jamais de diarrhée; si elle se manifeste quelquefois, elle ne vient que d'une mauvaise digestion, et disparaît en peu de temps : la constipation est, au contraire, habituellement très-opiniâtre pendant toute la durée de la maladie. Lorsque le mal est porté à un haut degré, les urines sont souvent limpides, abondantes, rendues fréquemment, en petite quantité à la fois et avec un sentiment de cuisson dans le canal de l'urètre ou au col de la vessie; ce qui ne se rencontre pas dans la gastro-entérite chronique (1). Il peut arriver néanmoins que les urines des personnes atteintes de névroses gastriques soient d'une couleur jaune ou rougeâtre, et qu'elles déposent un sédiment briqueté; mais j'ai cru observer que ces phénomènes n'avaient lieu que dans les cas où les gastro-entéralgies étaient compliquées d'une maladie bilieuse, ou de toute autre affection.

5° Les gastro-entérites chroniques, quelle que soit la lenteur de leur marche, ne tardent pas à

---

(1) Je sais bien qu'on met cet état des urines et de leur excrétion au nombre des symptômes de cette phlegmasie; mais, à moins de prétendre que l'hystérie et beaucoup d'autres affections nerveuses, dans lesquelles on l'observe également, sont aussi des gastro-entérites, on sera obligé de convenir qu'il appartient plutôt aux névroses des organes gastriques qu'à leur inflammation.

exercer une fâcheuse influence sur la nutrition, et à produire une fièvre hectique, caractérisée par la raideur et la fréquence du pouls, de la chaleur à la peau, et un redoublement dans la soirée; les malades perdent leurs forces et maigrissent rapidement; le tissu cellulaire s'efface, les tégumens se collent sur les muscles et s'enfoncent dans leurs interstices; le teint s'altère d'une manière évidente; la peau prend une couleur brune, tirant sur l'ocre ou la lie de vin : elle se couvre en plusieurs endroits, surtout aux pommettes, de taches d'un rouge vineux et tenant même du violet; enfin, le malade est conduit au tombeau quand les ressources de l'art ne sont d'aucune utilité.

On voit, au contraire, des personnes se plaindre pendant dix, quinze, vingt ans, toute leur vie, de douleurs d'estomac, sans éprouver de fièvre, sans s'affaiblir et sans perdre de leur embonpoint. Schmidtmann fait mention d'une religieuse qui fut sujette à la gastralgie depuis son jeune âge jusqu'à sa quatre-vingt-quatrième année. D'autres personnes de la connaissance de ce médecin parvinrent aussi à un grand âge, quoiqu'elles souffrissent habituellement de l'estomac. *Novi homines ventriculo laborantes, qui nihiloseciùs ad summum pervenere senium.* A la vérité ces cas sont les plus rares : pour peu que cette maladie fasse des progrès, un dépérissement graduel ne tarde

pas à survenir ; il peut même aller jusqu'à la consomption la plus avancée, surtout si on exténue
le malade par le traitement antiphlogistique ;
mais le teint ne se détériore pas, à moins que la
névrose de l'estomac ne soit compliquée d'une
autre affection qui altère, durant un certain
temps, la couleur de la peau, comme cela arrive
lorsqu'un embarras gastrique accompagne la gastralgie et donne lieu à une teinte jaunâtre : à
part ces circonstances, il reste constamment en
bon état.

Le pouls, dans les affections nerveuses des organes gastriques, est ordinairement naturel, quelquefois très-lent, rarement prompt ou fréquent,
plus souvent petit que plein, et, dans certains cas,
intermittent ou inégal. Cependant la fièvre peut
aussi se rencontrer dans ces affections ; mais quand
elle a lieu, c'est presque toujours par accès incomplets et irréguliers, tantôt rapprochés les uns
des autres, tantôt fort éloignés (1) : il est assez

---

(1) L'existence de quelques mouvemens fébriles dans la
gastralgie ne surprendra pas, si l'on fait attention qu'il
est des pyrexies purement nerveuses. En effet, les fièvres intermittentes sont fondamentalement de cette nature,
comme beaucoup d'auteurs l'ont soutenu, et comme le docteur Rayer l'a très-bien démontré dans le douzième volume du *Dictionnaire de Medecine;* et la pratique offre
assez souvent des fièvres continues dont le siége primitif,

rare du moins qu'elle s'y manifeste d'une manière
lente et continue, comme dans la phlegmasie
chronique de la muqueuse gastro-intestinale. On

---

le point de départ, ne peut être placé que dans le système
nerveux. Il n'y a pas long-temps que j'ai vu un fait de ce
genre sur un garçon de dix ans, d'une constitution excessivement nerveuse et très-sujet aux convulsions, pour lesquelles je l'avais traité un grand nombre de fois. Dans ce
cas, l'ennemi le plus déclaré de la pyrétologie, le défenseur
le plus intrépide de la nouvelle théorie médicale, n'aurait
pu découvrir la plus légère phlogose : à son grand regret,
il aurait été forcé de convenir, tant la chose était évidente,
que la fièvre, c'est-à-dire la fréquence du pouls et l'augmentation de la chaleur cutanée, dépendaient uniquement-
ment d'une irritation nerveuse générale, et la guérison
obtenue par les bains frais et les boissons froides, sans le
secours des saignées, aurait confirmé la justesse de son
diagnostic. Ce qui prouve encore que cette fièvre était
entièrement nerveuse, c'est qu'elle fut immédiatement
suivie d'une affection mélancolique des mieux caractérisées, qui se dissipa au bout de quelques mois, dans
un voyage à Saint-Quentin qu'on fit faire à ce jeune
malade.

D'ailleurs la fièvre nerveuse hystérique et hypocondriaque a été signalée par un grand nombre de médecins, entre autres par Baillou, Rivière, Morgagni, Manningham,
Tissot, Marcard, Dumas, etc.; mais je ne puis, dans une
note, m'étendre davantage sur cet objet. Nous renvoyons,
pour plus de développemens, aux savantes *Recherches* du
docteur Amédée Dupau. Cet ouvrage porte la conviction
dans les esprits; après avoir lu sans prévention ce qui

en trouve pourtant quelques exemples dans les auteurs ; les deux que j'ai rapportés d'après M. Guersent en font foi.

6° Dans les névroses gastriques un peu violentes et prolongées, les malades ont des étourdissemens et des vertiges, qui passent quelquefois avec la rapidité de l'éclair et durent rarement plus de deux ou trois minutes ; ils ont aussi des étouffemens momentanés, des palpitations de cœur, des battemens singuliers dans les artères ; ils éprouvent des douleurs vagues, des sensations extraordinaires à la peau, des frissonnemens, un froid intense ou des chaleurs plus ou moins vives : ces phénomènes sont passagers et parcourent différentes parties du corps, notamment la tête, les oreilles, les bras, les lombes et les extrémités inférieures. Le sommeil des individus atteints de ces névroses est tantôt très-bon, tantôt agité, et tantôt nul : lorsqu'ils ont bien dormi, en se levant le matin, ils se trouvent dispos et comme en parfaite santé ; quand au contraire ils ont passé la nuit sans dormir, et surtout quand leur imagination a travaillé, quand ils se sont *creusé la tête,* comme on dit, ce qui arrive presque toujours en pareil

---

est relatif aux névroses fébriles, on reste persuadé qu'il en existe souvent, et que celles du canal digestif prennent quelquefois ce caractère.

cas, ils sont fatigués, abattus, découragés et nonchalans. Rien de tout cela n'a lieu dans la gastro-entérite latente.

7° Les individus qui ont une inflammation chronique de la muqueuse digestive sont tristes, moroses et impatiens, comme dans toutes les maladies de longue durée; mais leur moral est loin d'être aussi affecté que celui des personnes atteintes de gastralgie hypocondriaque. Dans cette névrose, regard *effrayé*, cherchant à découvrir ce que le médecin et les amis qui voient le malade pensent de son état; physionomie *inquiète*, s'épanouissant néanmoins à quelques paroles d'espoir et de consolation, mais prenant l'empreinte de la terreur si quelqu'un a l'imprudence de lui dire *qu'il maigrit beaucoup, qu'il paraît atteint d'une maladie grave*, ou toute autre chose alarmante (1); quelquefois agitation et impatiences, surtout des extrémités inférieures, au point de ne pouvoir rester en place; très-souvent état contraire, c'est-à-dire apathie, paresse et nonchalance inaccoutumées, tristesse, morosité, ennui, découragement, dégoût de la vie ou peur

---

(1) Cette expression de la physionomie est caractéristique; elle suffit à un médecin qui a l'habitude d'observer la gastralgie hypocondriaque, pour distinguer cette névrose de la gastro-entérite chronique.

23*

de la mort ; attention du malade continuellement fixée sur son estomac ; frayeur au moindre malaise qu'il ressent vers cette partie, crainte insurmontable de manger en suffisante quantité ; soins minutieux sur le choix et la préparation des alimens ; intime persuasion d'avoir une maladie mortelle, et difficulté extrême à éloigner cette idée ; relâchement des liens de l'amitié, indifférence pour les personnes et les objets qu'on affectionnait le plus ; égoïsme plus ou moins complet ; affaiblissement considérable des facultés intellectuelles et impossibilité de se livrer aux travaux de l'esprit. Mais diminution rapide de ces phénomènes nerveux, espoir de guérison si les souffrances de l'estomac se calment momentanément, si les fonctions digestives s'exécutent assez bien pendant quelques jours ; puis rechute par la cause la plus légère, physique ou morale, et définitivement, après plusieurs alternatives de mieux et de pire, retour à la santé.

Je demande à présent si les symptômes de la gastro-entéralgie, dont on trouve la description dans les œuvres d'Hippocrate (1), ne diffèrent pas

---

(1) « Dans un certain nombre de cas, a dit le père de la médecine, les malades ne peuvent demeurer sans manger, ni supporter la nourriture qu'ils prennent. Lorsqu'ils sont sans manger, leurs entraillent font du bruit, et l'orifice

assez de ceux de la gastro-entérite chronique , pour faire sentir que le mode d'altération de l'appareil digestif n'est pas le même dans les deux

---

de l'estomac leur fait de la douleur. Ils vomissent tantôt d'une sorte d'humeur , tantôt d'une autre. Ils rendent de la bile , de la salive , de la pituite , des matières âcres ; et après avoir vomi , il leur semble qu'ils sont mieux ; mais lorsqu'ils ont pris de la nourriture, ils sont travaillés de rapports et de rots. Ils ont le visage rouge , et une chaleur brûlante. Il leur semble qu'ils doivent beaucoup aller du ventre ; mais le plus souvent ils ne rendent que des vents. Ils ont mal à la tête , ils sentent des piqûres par tout le corps, tantôt à une partie , tantôt à l'autre , comme si on les piquait avec des aiguilles. Ils ont les jambes pesantes et faibles ; ils se consument enfin , et s'affaiblissent peu à peu. » (*De morbis* , *lib.* 2.) Quoique ce tableau soit incomplet, et qu'il présente quelques symptômes qui n'existent pas toujours, on ne peut y méconnaître les principaux traits de la gastro-entéralgie ; la ressemblance est même d'une exactitude remarquable pour le temps où il a été tracé. Galien décrit également cette affection dans le passage suivant. « Il y a une maladie que quelques-uns appellent maladie *mélancolique* , d'autres , maladie *flatueuse* ou *venteuse* , dans laquelle on rend de la salive claire, et en quantité. surtout lorsque l'on a pris de la nourriture difficile à digérer. On a encore des rapports aigres, des vents et de la chaleur dans les hypocondres , avec un murmure ou grand bruit, non pas d'abord , mais quelque temps après avoir mangé. L'on a aussi quelquefois de grandes douleurs d'estomac , qui à quelques-uns s'étendent jusqu'au dos. Ensuite les alimens étant digérés,

cas. En résumé, intermittence ou rémittence de la douleur d'estomac, cessation de cette douleur par une forte pression sur l'épigastre, sensations bizarres à l'intérieur du principal organe digestif, battemens singuliers à la région épigastrique ou dans les hypocondres; langue blanche et épanouie, bouche humectée et défaut de soif; appétit plus ou moins fort, capricieux, dépravé; accomplissement, et dans plusieurs circonstances, facilité même des digestions; vomissemens des substances solides très-rares, et seulement dans quelques cas particuliers, mais assez souvent vomissemens des liquides ou de matières glaireuses; éructations insipides et inodores; constipation invincible, urines claires, rendues fréquemment et avec un sentiment d'ardeur; ordinairement point de fièvre, quelquefois néanmoins mouvemens fébriles fugaces et passagers, très-rarement fièvre lente et

---

tout cela s'arrête pour revenir après que l'on a repris de la nourriture : les mêmes accidens attaquent quelquefois à jeun, mais le plus souvent après les repas ». (*De locis affectis. lib.* 3 , *cap.* 7.) On peut encore lire une description de la grastralgie dans les ouvrages d'*Aëtius* (*Tetrab.* 2 , *serm.* 2 , *cap.* 9.) et de quelques autres grands médecins de l'antiquité. A cette époque de la science on l'appelait souvent *maladie précordiale*, et c'est sous ce nom que plusieurs maîtres de l'art en ont tracé le tableau.

continue ; conservation des forces et amaigrissement peu marqué si le malade n'est pas soumis à
un régime trop sévère, ni aux évacuations sanguines ; teint naturel ou n'étant altéré que momentanément , et par la co-existence d'une autre
maladie ; souvent interruption de tous les symptômes pendant quelques jours ,. quelques semaines , et rechutes très-faciles; dans beaucoup de
circonstances hypocondrie et affection morale portées au plus haut degré ; mais pronostic presque
toujours favorable et guérison à peu près certaine,
à moins d'un traitement par trop. contraire à la
maladie : tels sont les principaux caractères des
névroses des premières voies.

Douleur d'estomac souvent peu vive, mais continuelle , et s'exaspérant toujours par le toucher
sur la région épigastrique; langue rétrécie , rouge
dans son pourtour et chargée au milieu , bouche
sèche et amère , altération ; inappétence , dégoût
même pour les alimens ; digestions constamment
incomplètes , vomissemens des substances alimentaires , surtout des solides ; chez la plupart des
malades, rapports acides et corrosifs , ou fétides
et nidoreux ; diarrhée fréquente, principalement
lorsque la phlegmasie s'étend sur la muqueuse des
intestins ; fièvre hectique; chute des forces et
amaigrissement rapide par l'effet de la maladie ;
teint profondément altéré , marche uniforme et
non interrompue des symptômes, pronostic fâ-

cheux, mort dans le plus grand nombre des cas, malgré le traitement le plus rationnel : voilà les traits propres à l'inflammation chronique de la muqueuse gastro-intestinale.

Deux maladies entre lesquelles on peut tracer une ligne de séparation aussi évidente ne sont certainement point identiques : et qu'on ne dise pas que ce sont deux degrés de la même maladie ; que la gastro-entéralgie fait affluer le sang vers la partie malade et entraîne nécessairement la gastro-entérite. J'en conviens, cela peut avoir lieu, notamment lorsque la douleur d'estomac est excessive, et il y a alors une véritable complication ; mais il n'en est pas moins vrai que la gastro-entéralgie parcourt souvent, le plus souvent même, toutes ses périodes dans son état de simplicité, et qu'elle constitue par conséquent une maladie propre, tout-à-fait étrangère à la gastro-entérite ; comme le plus souvent aussi la gastro-entérite chronique se développe sans être précédée de névrose gastrique, marche isolément, et forme une maladie entièrement indépendante de toute affection nerveuse.

Division des névroses gastro-intestinales.

On peut dire que la gastro-entéralgie hypocondriaque, dont nous venons de tracer le tableau, et qui se rencontre très-souvent telle que nous l'avons

décrite , constitue l'ensemble des affections nerveuses de l'estomac et des intestins ; car elle offre la
réunion des symptômes attribués aux différentes
espèces qu'on en a établies. D'ailleurs ces affections
ont une si grande affinité les unes pour les autres ,
que dans beaucoup de circonstances où on les observe séparées , elles finissent par se réunir, ou du
moins, par se succéder et se remplacer alternativement. Néanmoins plusieurs névroses gastriques
ayant reçu des noms particuliers , et pouvant exister seules , il est à propos de jeter un coup d'œil
sur les plus remarquables.

XIV. *Dyspepsie.* Cullen embrasse sous ce nom
toutes les affections nerveuses de l'estomac, qu'il
divise ensuite en espèces ou variétés; tandis que
Pinel le restreint aux circonstances dans lesquelles
les digestions sont lentes et laborieuses. Il nous
servira à désigner l'exaltation de la sensibilité,
sans douleur, des organes digestifs : c'est le premier
degré de plusieurs névroses gastro - intestinales,
comme nous l'avons déjà dit en parlant du tempérament nerveux. Schmidtmann croit même qu'il
n'y aurait jamais de cardialgie sans cette prédispo-
sition. *Quantùm investigando*, dit-il, *et cogitando
potui assequi , cardialgia primaria semper fundatur
in nimiâ et immodicâ ventriculi sensibilitate. Absente
tali causâ prædisponente , ut mihi videtur, cardialgia
vix oritur.* Quoi qu'il en soit, les personnes qui sont
atteintes de dyspepsie, se plaignent d'avoir un mau-

vais estomac, un estomac capricieux ; naturel par momens, leur appétit diminue ou augmente dans d'autres occasions ; elles digèrent tantôt bien et tantôt mal : le plus souvent néanmoins, leurs digestions sont longues, pénibles, accompagnées de pesanteurs, de malaise, d'anxiétés à la région épigastrique, d'éructations, de borborygmes, de flatuosités, et suivies d'une constipation difficile à vaincre. Quelques-unes de ces personnes n'éprouvent pendant long-temps aucune autre incommodité, et ne se portent pas mal d'ailleurs ; chez le plus grand nombre, l'affection de l'estomac devient douloureuse, passe à l'état de cardialgie ou de gastrodynie, dont nous parlerons bientôt, et dans ces cas, comme dans la plupart de ceux où elle reste indolente, cette affection se propage, plus ou moins promptement, sur différentes parties du corps, et y produit des phénomènes variés.

« Quand mon estomac est dérangé, que mes entrailles ne sont pas dans leur état naturel, dit Whytt, qui était hypocondriaque, et que ces viscères se trouvent affectés d'une sensation incommode qui me semble être l'effet de la présence des vents ou flatuosités, je ne ressens pas seulement une faiblesse générale, de l'abattement, du découragement ; mais le bruit d'une porte qu'on ouvre sans que je m'y attende, ou un semblable événement qui ne mérite aucune attention, et que je n'ai pas prévu, me fera éprouver, au moment même, dans les parties voisines du cœur, une sensation extraordinaire et qui m'est à charge : bientôt cette sensation s'étend des environs du cœur jusqu'à ma tête, à mes bras, et se fait ensuite sentir, mais à un moindre degré, aux parties inférieures de mon corps. D'autres fois, quand mon estomac est dans un meilleur état, et a plus de ton, je n'ai pas de pareilles sensations, ou du moins elles sont à un degré plus faible, quoiqu'elles soient produites par des causes qui pourraient être regardées comme plus capables de les occasioner, que ne l'étaient celles qui ont fait naître les premières sensations. »

J'ai rapporté ce passage de Whytt, parce qu'il est entièrement conforme à ce que j'ai long-temps éprouvé moi-même, et à ce que l'on voit tous les jours dans la pratique. Il est rare en effet que les névroses idiopathiques de l'estomac restent limitées à cet organe ; pour peu qu'elles se prolongent, les autres parties du corps, et notamment le cerveau, ne tardent pas à en ressentir l'influence. C'est ce que Schmidtmann a aussi remarqué, comme on peut le voir dans la phrase qui suit. *Cùm insuper acris vehemensque dolor ventriculi sensibilissimi, nervis largissimè prospecti, et amplissimum cum aliis partibus habentis consensum, mentem potissimùm adficiat, miseri ejusmodi ægroti maximè redduntur excitabiles, atque ad melancholiam proclives.*

animumque despondent. Lorry avait déjà fait la même observation. *Irradiatio,* dit-il, *quæ à ventriculo orta, in omnes partes ità fertur, eoque impetu grassatur, ut non absurdè à neteoricis quibusdam pro centro sensûs atque motûs habeatur.* Cette irradiation s'effectue sans doute au moyen des sympathies qui unissent si étroitement l'appareil gastrique aux autres appareils, et qui s'exercent vraisemblablement par l'entremise des nerfs. Ce qu'il y a de certain, c'est que les sympathies morbides sont d'autant plus vives que le genre nerveux est plus affecté, et que les transmissions sympathiques des névroses pures s'opèrent en conséquence beaucoup plus facilement que celles des autres maladies ; d'où l'on doit penser que les filets nerveux en sont les principaux agens. On m'objectera les fièvres, que l'on attribue aujourd'hui à une phlegmasie, et dans lesquelles les sympathies sont très-actives. Je ne conteste pas l'existence de l'inflammation dans un grand nombre de pyrexies ; mais qui me prouvera que le système nerveux n'y joue pas aussi un grand rôle, peut-être même le rôle primitif, et que les sympathies qui s'y développent, ne dépendent pas de l'affection de ce système, bien plus que de celle du système sanguin ? Quoiqu'on ait voulu réduire l'appareil sensitif à une sorte de nullité pathologique, il est impossible de supposer que cet appareil, qui préside à toutes les fonctions de l'organisme, ne soit pas vivement affecté dans des maladies qui , comme les fièvres dites essentielles , sont caractérisées par le trouble général de ces fonctions. Quels que soient au surplus les conducteurs en vertu desquels les névroses de l'estomac retentissent sympathique-ment sur le cerveau et le reste de l'économie , une fois que cette transmission est effectuée , l'augmentation de l'irritabilité , la mobilité et la susceptibilité nerveuses envahissent tout le corps ; le moral du malade s'affecte , et l'on voit paraître successivement les nombreux symptômes de l'affection hypocondriaque.

Tel est le mode de développement de cette maladie , lorsque son point de départ est dans les organes digestifs. Il n'y a pas d'hypocondrie sans affection encéphalique, c'est une chose incontestable ; mais cette affection peut être consécutive ; et les médecins qui soutiennent que l'hypocondrie commence toujours par l'encéphale , comme ceux qui prétendent qu'elle débute constamment par le principal organe de la digestion, me paraissent également dans l'erreur. A mon avis , c'est entre ces deux opinions opposées que la vérité se trouve. Je veux bien croire, avec Charles Pison, Flemyng, Georget , Falret et Gaultier de Claubry, que le siége primitif des affections hypocondriaques est souvent dans le cerveau ; mais je suis persuadé , avec Hoffmann, Whytt, Louyer-Villermay, Pinel, Esquirol , et un grand nombre d'autres praticiens, qu'il est souvent aussi dans l'estomac : j'en ai des preuves si convaincantes qu'il m'est impossible d'en douter. Quand je vois des individus qui souffrent d'abord plus ou moins de temps des organes digestifs, sans éprouver la moindre lésion des facultés intellectuelles, et qui finissent cependant par devenir hypocondriaques ; quand je considère que chez ces individus l'affection morale cesse dans les momens où les fonctions digestives s'exécutent bien, et qu'elle reparaît lorsque ces fonctions se troublent de nouveau ; quand je m'aperçois enfin que le désordre de l'esprit suit le dérangement de l'appareil digestif comme l'ombre suit le corps, je ne puis m'empêcher de croire que le siége primitif de la maladie réside alors dans cet appareil, et que la névrose des parties intérieures de la tête soit consécutive à celle des viscères abdominaux. Il est vrai qu'une fois déclarée, l'affection cérébrale réagit sur l'estomac et contribue à entretenir, à aggraver même, la gastralgie qui lui a donné naissance ; mais on ne peut pas dire pour cela que l'hypocondrie soit partie de l'encéphale. Nous allons plus loin, et nous soutenons qu'il est des circonstances dans lesquelles le siége primitif de cette vésanie n'est ni dans le cerveau ni dans l'estomac ; qu'il suffit que les nerfs d'une partie quelconque soient affectés, pour que des symptômes hypocondriaques se manifestent si les malades y sont prédisposés. Nous

le soutenons parce que nous avons vu ces symptômes survenir pendant des névralgies extérieures,
dans l'état de grossesse, etc., et parce que nous
les avons vus disparaître ensuite par la guérison
de ces névralgies, et après l'accouchement. Ne sait-
on pas d'ailleurs que le délire aigu est fréquemment sympathique d'une affection située hors
de l'encéphale? Pourquoi n'en serait-il pas de
même de l'hypocondrie, qui est un délire chronique? Fracassini, dont l'ouvrage n'est pas assez
connu, a émis une autre opinion sur le siége de
la maladie hypocondriaque (1). Bien qu'il reconnaisse des cas où l'estomac et les intestins
sont plus spécialement affectés, il ne croit pas
qu'elle émane de telle partie plutôt que de telle
autre; selon lui, c'est une affection de tout le système nerveux. La principale raison qu'il en donne,
c'est que le tube alimentaire peut être atteint
d'une névrose sans qu'il survienne des symptômes
d'hypocondrie, et que, d'un autre côté, on trouve
des hypocondriaques chez lesquels le canal digestif ne souffre point. Il est possible que cette opinion de Fracassini soit juste pour quelques malades; mais elle est certainement fausse dans le
plus grand nombre de circonstances. En médecine,
les idées exclusives sont presque toujours erronées, surtout quand il s'agit de névroses.

______

(1) *De malo hypocondriaco.* Lipsiæ, 1758.

XV. *Cardialgie, gastrodynie, crampes d'estomac, pyrosis.* Ces mots sont à peu près synonymes ; on les a employés indistinctement du moins pour désigner des douleurs nerveuses du principal organe de la digestion : les seules différences qu'on ait fait remarquer entre les affections qu'ils désignent, c'est que la gastrodynie n'occasione point de syncopes et de défaillances, comme la cardialgie peut le faire, et que le *pyrosis*, au lieu de consister dans une véritable douleur d'estomac, est caractérisé par une sensation de chaleur ardente dans cet organe, laquelle s'étend jusqu'à la gorge, et est suivie de l'expuition d'une matière limpide, souvent très-acide.

Quoi qu'il en soit, les douleurs nerveuses de l'estomac, qu'on peut aussi appeler *névralgies gastriques*, parce qu'elles ressemblent parfaitement aux névralgies extérieures, peuvent exister seules, au moins pendant quelque temps, et méritent une attention particulière, attendu qu'en les traitant d'une manière convenable, il est possible d'arrêter leur marche et de prévenir le développement de l'hypocondrie, qu'elles déterminent tôt ou tard si on ne réussit pas à les calmer. Or, les névralgies gastriques sont sujettes à une foule innombrable de variétés, sous le triple rapport de leur intensité, du mode de souffrance qu'elles produisent, et de leurs retours périodiques. Considérées sous le premier point de vue, elles varient et peuvent présenter tous les degrés intermédiaires, depuis le mal d'estomac le plus léger jusqu'à des douleurs intolérables. Schmidtmann les a vues occasioner le délire et des convulsions chez des femmes très-sensibles. *Aliquot notavi mulieres perquàm sensibiles, ferociente cardialgiæ paroxismo, delirio atque nervorum distensionibus correptas.* Mais ces douleurs ne sont pas constamment de même nature, c'est-à-dire que tous les malades qui en sont atteints n'éprouvent pas la même sensation : chez les uns, c'est un sentiment de constriction, comme si l'estomac était fortement serré dans un étau ; chez d'autres, c'est plutôt le sentiment d'une distension excessive, qui leur fait craindre la rupture de cet organe ; quelques-uns éprouvent un sentiment de dilacération analogue à celui que produirait la morsure d'un animal ; plusieurs comparent leur douleur à un tortillement, d'autres à une perforation ; assez souvent il semble que l'estomac soit tiraillé avec des tenailles ; dans certaines circonstances il est le siége d'un froid glacial ou d'une chaleur brûlante ; d'autres fois enfin, c'est une douleur très-aiguë et indéfinissable à la région épigastrique. On voit des cas dans lesquels ces différentes sensations ne changent point, et conservent le même caractère durant toute la maladie ; tandis qu'il en est d'autres où elles se succèdent et se remplacent d'une manière alternative, non seulement d'un accès à l'autre, mais encore pendant le même accès. L'intermittence et la rémittence des névralgies gastriques offrent aussi beaucoup d'anomalies ; car les douleurs qui les caractérisent se renouvellent ou s'exaspèrent à des époques fort irrégulières : on remarque néanmoins que ce retour ou cette exaspération arrive souvent un peu avant les repas , et plus souvent encore deux ou trois heures après, c'est-à-dire quand l'estomac est irrité par le besoin d'alimens et lorsqu'il entre en action pour expulser le chyme dans les intestins. Quant aux autres caractères qui distinguent ces douleurs de celles appartenant à la gastro-entérite chronique , nous les avons déjà indiqués dans la description générale , et il serait inutile de les rappeler ici ; mais je rapporterai l'histoire d'une gastralgie simple, qui doit prouver aux plus incrédules que les affections nerveuses de l'estomac n'entraînent pas toujours, quoi qu'on en dise , l'inflammation de la muqueuse digestive.

Il a déjà été question, dans l'introduction de cet ouvrage , du malade dont je veux parler; c'est l'un des hommes qui ont éprouvé une céphalalgie quotidienne, depuis l'âge de dix-huit ans jusqu'à celui de quarante. A cinquante-six ans, M. P...., d'un tempérament lymphatique et nerveux, employé supérieur dans une administration, eut un violent chagrin occasioné par la perte d'un fils. Au bout de quelques jours, douleur d'estomac , qui se déclarait deux ou trois heures après l'ingestion des alimens, et cessait aussitôt que la digestion était achevée, en laissant le malade dans une grande fatigue. Les bouillons, les potages, les substances les plus douces et les plus légères, produisaient autant de souffrance que les repas ordinaires, les alimens relevés et indigestes. Il y avait des jours néanmoins pendant lesquels la gastralgie était nulle, sans qu'il fût possible de s'en rendre raison, le régime étant le même. D'abord supportable et bornée à la région épigastrique, la douleur devint ensuite très-aiguë, et se propagea sur les parois du thorax, principalement vers le milieu du dos; au plus fort de la maladie, l'accès se terminait souvent par des vomissemens de matières muqueuses, analogues à des huîtres ou à du blanc d'œuf : les substances alimentaires n'étaient jamais vomies. Doué d'un grand courage, et animé d'un zèle excessif pour les fonctions importantes qu'il remplissait, M. P.... ne voulut s'astreindre à aucun traitement, et continua le travail du cabinet, depuis neuf heures du matin jusqu'à minuit, ne prenant de repos que le temps nécessaire pour dîner : il consentit seulement à réduire sa nourriture de moitié; encore ne persista-t-il pas très-long-temps dans ce régime, parce qu'il avait bon appétit, et qu'il n'éprouvait aucun soulagement des privations qu'il s'imposait. Enfin, après huit mois de duréc , la gastralgie disparut , mais il survint une violente sciatique. Obligé de garder la chambre pour cette dernière affection , le malade se soumit alors au traitement indiqué : les sangsues , les cataplasmes, les vésicatoires volans, les frictions de toute espèce , furent inutiles ; la douleur sciatique dura plus de six semaines, et ne céda qu'aux bains de vapeurs. Depuis huit ans que la première gastralgie eut lieu , M, P.... en a encore éprouvé deux faibles atteintes, qui se sont également dissipées par le retour d'une légère névralgie de l'extrémité inférieure (1).

Ce fait se passait sous mes yeux , avant que je n'eusse appris à distinguer les névroses des inflammations de l'estomac. Croyant à l'existence d'une gastrite chronique, j'avais conseillé les sangsues à l'épigastre, les boissons mucilagineuses, un régime sévère, et la suspension des travaux intellectuels. Si mes conseils eussent été suivis, si l'attention du malade se fût dirigée vers son estomac, et si son esprit n'eût pas été continuellement distrait par ses occupations administratives, je suis persuadé, d'après ce que j'ai vu maintes fois de-

____

(1) Les névroses gastriques alternent souvent avec d'autres maladies nerveuses. Hoffmann a vu plusieurs personnes chez lesquelles la cardialgie et la migraine revenaient alternativement. (*De dolore cardialgico.*) La pratique m'a fourni quelques faits semblables.

puis, que l'affection gastrique, qui s'est bornée à une simple gastralgie, aurait fait plus de progrès, et que l'hypocondrie se serait manifestée.

Lorsque la gastralgie est aussi bien caractérisée que dans cette observation, il me semble qu'il est difficile de la révoquer en doute. On m'a pourtant reproché de l'admettre trop légèrement, et de considérer comme général ce qui n'avait que rarement lieu. A l'appui de ce reproche, on a fait mention de quelques faits isolés de maladies d'estomac qui auraient pu être prises pour des névroses et qui avaient néanmoins laissé des ulcérations ou des squirrhes de cet organe; d'où l'on a tiré l'étrange conséquence qu'il fallait *toujours* attendre l'autopsie pour affirmer qu'une affection gastrique avait été nerveuse. On a même dit que la guérison ne pouvait donner aucune certitude à cet égard, parce qu'on avait trouvé chez des personnes sujettes à des douleurs d'estomac, et mortes ensuite d'une autre maladie, des cicatrices de la muqueuse digestive qui attestaient que ces douleurs avaient appartenu à une gastrite. Mais il serait facile, d'un autre côté, de citer des milliers d'exemples de maladies d'estomac qu'on aurait pu regarder, et qu'on a souvent regardées en effet (témoin la plupart des observations que j'ai rapportées), comme inflammatoires ou organiques, et dont la guérison a cependant été parfaite; ce qui prouve qu'elles n'étaient, au moins en grande partie, que des névroses, puisque les lésions organiques de l'estomac ne guérissent jamais et que sa véritable inflammation latente guérit très-rarement; car les cas de cicatrices ne sont pas nombreux : ils se réduisent peut-être à un seul, celui du célèbre professeur Béclard. Ainsi, s'il est prouvé par les faits qu'on m'oppose, qu'un squirrhe et une inflammation chronique du principal organe de la digestion peuvent être regardés comme une gastralgie, d'autres faits prouvent également que la gastralgie est souvent prise pour une gastro-entérite chronique ou pour une dégénérescence squirrheuse de cet organe. D'où je conclus, à mon tour, qu'il n'est pas toujours nécessaire d'attendre l'ouverture cadavérique pour affirmer qu'une affection de l'estomac a été nerveuse. On peut même avancer, sans hésitation, que les cas dans lesquels il est possible d'en acquérir la certitude avant le décès, sont heureusement les plus nombreux. Je dis heureusement, parce que, s'il est bien de faire des autopsies quand l'occasion s'en présente, il est encore mieux de guérir les malades, et qu'il serait difficile d'arriver à ce but salutaire, si on était obligé d'attendre la mort pour connaître la maladie.

Les douleurs épigastriques qui accompagnent si souvent les flueurs blanches, et que les femmes qui en sont atteintes désignent communément par l'expression de *tiraillemens* d'estomac, constituent

une gastralgie sympathique, parce qu'elles dépendent évidemment de l'empire que les parties
génitales exercent sur le principal organe de la digestion. La preuve que ces douleurs sont un effet
de la leucorrhée, c'est qu'elles se développent
avec cet écoulement, ou peu de temps après, et
qu'elles disparaissent lorsqu'il est arrêté. Du reste
cette gastralgie, qu'on doit distinguer par l'adjectif
leucorrhoïque, est ordinairement simple, c'est-à-
dire qu'elle se complique moins fréquemment
avec l'hypocondrie, que la plupart des névroses
idiopathiques du tube alimentaire. On m'a dit,
et j'ai même lu quelque part, que les médecins de
la nouvelle école l'assimilaient également, comme
les autres gastralgies, à la phlegmasie latente de
la muqueuse gastro-intestinale; mais j'ai de la
peine à y ajouter foi, parce que cette théorie n'aurait pas l'ombre de vraisemblance. Quoi! des douleurs stomacales qui excitent souvent la boulimie,
et pendant lesquelles les digestions s'accomplissent très-bien, quelquefois même avec trop de
rapidité; des douleurs qui s'exaspèrent habituellement par les antiphlogistiques, ainsi que je l'ai
vu dans plusieurs circonstances, et qui guérissent
presque toujours par les toniques, notamment
par les ferrugineux, seraient aussi des gastrites?
En vérité, si une pareille doctrine était professée,
et si elle trouvait des partisans, on ne saurait ce
qui devrait le plus étonner du sérieux impertur-

bable des maîtres ou de la crédulité des élèves.
Rien n'empêche assurément qu'une femme qui a
des flueurs blanches n'ait en même temps une gastrite chronique, si elle a été exposée aux causes
de cette phlegmasie; mais dire que la gastralgie
qui se rencontre généralement avec la leucorrhée
est toujours une inflammation, ce serait énoncer
une opinion tellement absurde, qu'on se refuse-
rait à croire qu'elle eût pu être émise, si l'on ne
savait pas cependant jusqu'à quel point l'esprit
de système peut égarer les hommes.

XVI. *Entéralgie.* Indépendamment des maux
de nerfs qu'ils ont en commun avec l'estomac, les
intestins deviennent le siége de névroses particulières auxquelles le principal organe digestif reste
tout-à-fait étranger. Telle est la colique essentiellement nerveuse ou spasmodique, qui a été
reconnue de tout temps par les grands observateurs, qui est formellement admise par Bichat,
et qui, au dire de ce médecin célèbre, est certainement indépendante de toute affection locale
des systèmes séreux, muqueux et musculaire des
intestins (1). Cette maladie se voit assez fréquemment; je connais plusieurs personnes d'un tempérament nerveux et irritable, qui en sont affectées après des accès de colère ou des contrariétés.

---

(1) *Anatomie générale*, tom. 1, p. 229.

On la distingue à un sentiment de tortillement, principalement autour de l'ombilic ou dans le trajet du colon, et à une vive douleur que la pression n'augmente point et soulage même souvent; douleur qui se termine quelquefois en douze ou vingt-quatre heures pour ne plus revenir, tandis qu'il est des cas où elle se reproduit par accès irréguliers, notamment après les repas, comme la gastralgie : du reste, il n'y a point de fièvre, ni aucun autre symptôme phlegmasique. Nul doute cependant que la colique nerveuse n'entraînât l'entérite ou la péritonite, si elle durait long-temps, si elle était très-violente, et si elle avait lieu chez des individus disposés aux inflammations. Il importe donc, pour prévenir cette fâcheuse dégénérescence, de la combattre promptement par les calmans et les narcotiques; seuls moyens capables d'en arrêter les progrès sans contribuer au développement de la phlegmasie, comme pourraient le faire les antispasmodiques irritans.

L'entéralgie peut, comme la gastralgie, exister sous la forme chronique, et se prolonger des années entières. En pareilles circonstances, qui sont habituellement accompagnées d'hypocondrie, au lieu d'une véritable douleur, le malade éprouve souvent, dans les intestins, un malaise indéfinissable, ou des sensations particulières, analogues à celles que nous avons signalées dans l'estomac.

Quelquefois la douleur et les sensations bizarres existent ensemble, ou se succèdent d'une manière alternative. Dans tous les cas, ces différens symptômes reviennent ou s'exaspèrent pendant la digestion intestinale, ou dans un autre moment ; car ils ne suivent jamais une marche continue et uniforme ; toujours ils ont des rémittences plus ou moins longues, ou des intermissions complètes.

Il y a deux ans et demi, nous fûmes consulté par un courrier de la malle qui était affecté depuis seize ans d'une colique nerveuse chronique, avec cette particularité qu'il n'en ressentait aucune atteinte lorsqu'il voyageait en voiture, tandis que les accès, composés de douleurs plus ou moins fortes et d'un grand malaise autour de l'ombilic, se renouvelaient à peu près tous les jours de repos. Les antiphlogistiques avaient constamment aggravé la maladie, et les toniques avaient été employés sans succès : l'éther et l'eau de fleurs d'oranger calmaient les souffrances, mais ne les guérissaient pas radicalement. Du reste, ce courrier avait beaucoup d'embonpoint ; il conservait toutes ses forces, et, à voir son extérieur, on l'aurait cru en parfaite santé.

Je puis continuer maintenant cette observation qui s'arrête là dans la première et la seconde édition de mon ouvrage, parce que le malade n'était pas revenu me trouver quand je les ai publiées. La médication tonique et sédative que je lui prescrivis n'ayant pas été suivie régulièrement., n'eut aucun résultat avantageux ; mais l'assa fœtida, à la dose de six grains, matin et soir, qui lui fut ordonnée plus tard par un autre médecin , diminua beaucoup les douleurs. Consulté de nouveau au mois de novembre 1827, je fus d'avis d'ajouter à chaque pilule d'assa fœtida un quart de grain d'extrait muqueux d'opium. Ce moyen produisit un bon effet ; car le malade ne souffrait presque plus depuis qu'il faisait usage de ces pilules. Toutefois il n'était pas entièrement rétabli, lorsqu'il lui survint, au printemps de 1828 , une grande quantité de furoncles qui ont amené une guérison complète, sauf quelques glaires qu'il rend de temps à autre, soit par le haut, soit par le bas.

A la suite de ce fait nous placerons celui d'un autre malade auquel je donne habituellement des conseils , et qui était aussi atteint depuis plusieurs années d'une entéralgie chronique, compliquée d'hypocondrie. Ordinairement difficiles et laborieuses , ses digestions intestinales s'accompagnaient souvent , surtout pendant les temps orageux et humides, de coliques, de spasmes et de faiblesses voisines de la défaillance. Après avoir été à la garde-robe , il éprouvait dans l'abdomen , et plus spécialement à la région du *cæcum* , une sensation d'anéantissement qui lui faisait dire que ses intestins tombaient en *collapsus*. Loin d'être avantageux, comme dans le cas précédent, les voyages en voiture lui étaient contraires ; il ne pouvait les supporter long-temps sans ressentir une vive irritation et un surcroît de souffrances dans les viscères abdominaux. Les irritans pris à l'intérieur produisaient le même effet, et les antiphlogistiques, notamment les saignées, étaient également nuisibles. Mais en s'abstenant de toute médication, et en prenant, avec mesure, des alimens qui ne fussent ni atoniques ni excitans, l'état de cet individu était supportable, et tout me faisait penser qu'il se serait encore mieux trouvé s'il se fût moins affecté, s'il lui eût été possible d'oublier sa maladie.

Ce que je pensais de ce malade, en rédigeant son observation pendant l'hiver de 1827, s'est pleinement confirmé; car son embonpoint augmenta sensiblement, malgré les malaises qu'il éprouvait dans le bas-ventre. Du reste une éruption dartreuse, à laquelle il était très-sujet autrefois, et qui n'avait point paru depuis long-temps, lui procura un mieux si considérable, qu'il put supporter la voiture pour aller prendre les eaux d'Aix-la-Chapelle, dont il avait déjà éprouvé les bons effets il y a quelques années.

De retour à Paris, il continua à aller passablement bien, et au moment actuel, octobre 1828, sa santé n'est pas mauvaise, bien qu'il ne soit pas complétement débarrassé de toutes ses incommodités du bas-ventre, et qu'il y ait encore chez lui une affection hypocondriaque, qui est presque nulle néanmoins lorsque les fonctions intestinales s'exécutent librement, mais qui se réveille quand ces fonctions éprouvent quelque difficulté.

Depuis la première publication de cet ouvrage, nous avons observé d'autres exemples d'entéralgie chronique, qu'on avait, sinon aggravée, au moins entretenue par les sangsues, les mucilagineux, le régime débilitant, etc. , et qui s'est constamment améliorée par une nourriture fortifiante et des médicamens sédatifs : nul doute même que la plupart de ces malades ne fussent arrivés plus tôt à une guérison solide, s'il m'avait été possible de rassurer complétement leur esprit, et de les convaincre que leurs intestins étaient exempts de phlegmasie ; car, dans les affections hypocondriaques, le traitement moral est plus difficile à diriger que le traitement physique. Parmi les faits dont je m'occupe, il y en a sept qui me paraissent dignes d'attention : nous allons les rapporter en peu de mots.

M. B..., âgé de quarante-sept ans, d'une complexion maigre et très-nerveuse, négociant dans une grande ville de province, fut attaqué, à l'âge de vingt-sept ans, d'une rétention d'urine, qui se calma, sans disparaître entièrement, par l'emploi des bains tièdes. Un fort rhume que ce malade éprouva à quarante ans, affecta son moral au point de lui persuader qu'il était poitrinaire; de plus, il croyait avoir toutes les maladies dont il entendait parler, et quand il était seul, il s'imaginait souffrir dans toutes les parties du corps, bien qu'il n'eût réellement que des douleurs dans les intestins et une grande faiblesse dans les membres; encore ces symptômes ne l'empêchaient-ils pas de vaquer à ses occupations, et de manger comme à son ordinaire. Après s'être mouillé les pieds, M. B... fut pris, à quarante-trois ans, d'une fièvre assez violente qui se termina en peu de jours par d'abondantes évacuations de matières noires, dures et fétides. A dater de ce moment, les souffrances abdominales, qui n'augmentaient point par la pression, devinrent si vives, qu'il ne pouvait plus manger que deux potages par jour, et encore lui occasionaient-ils de fortes coliques, qui avaient cela de particulier, qu'elles ne se déclaraient que cinq à six heures après l'ingestion de la soupe s'il prenait un demi-verre de vin par dessus, tandis qu'elles se manifestaient de suite quand il se privait de cette boisson.

Les douleurs que la rétention d'urine faisait éprouver à M. B... s'étant exaspérées pendant sa quarante-quatrième année, il vint chercher du secours dans la capitale, où on lui fit quarante-une opérations avec le caustique, afin de détruire trois rétrécissemens qui existaient dans le canal de l'urètre. Le cours des urines se rétablit; mais les digestions devinrent encore plus pénibles. Deux ans après, des affaires de commerce ramenèrent M. B... à Paris, et il consulta alors, pour ses douleurs abdominales, un célèbre médecin physiologiste. Convaincu qu'il existait une *entérite chronique*, ce médecin prescrivit un régime extrêmement sévère, les sangsues sur le ventre, des demi-bains et l'eau de gomme lactée. Pendant l'usage de ces moyens, le malade devint sourd; la faiblesse de ses jambes approcha de la paralysie; la constipation fut opiniâtre; les forces qui lui restaient se dissipèrent; la maigreur fit de grands progrès; les coliques continuèrent leur marche habituelle, et depuis elles prirent de l'intensité toutes les fois que M. B... buvait des tisanes et usait de rafraîchissans. Le ventre, exploré avec attention par plusieurs médecins, ne présentait rien de particulier.

Telle était sa situation lorsqu'il m'envoya un mémoire à consulter, vers la fin de mars 1827. Présumant que la maladie était nerveuse, que c'était une *entéralgie hypocondriaque*, je conseillai d'essayer graduellement une nourriture tonique, de prendre des infusions de glands de chêne à l'intérieur, et de faire des applications opiacées sur l'abdomen. Le 9 mai, M. B... m'écrivit qu'il allait beaucoup mieux, et qu'il avait l'espoir, sinon d'obtenir une guérison complète, au moins d'améliorer considérablement son état, en suivant le traitement que nous lui avions indiqué.

M. L...., âgé de trente-deux ans, d'une constitution bilioso-nerveuse, marchand de farine dans les environs de Paris, jouissait d'une bonne santé, lorsqu'il fut pris, il y a plus de trois ans, d'une constipation des plus opiniâtres, et d'une douleur très-vive dans le bas-ventre, laquelle revenait quatre à cinq heures après le repas, et occupait tantôt une partie et tantôt une autre, mais plus spécialement le flanc droit. Persuadé que ces symptômes annonçaient une *entérite* qui avait son siége dans la portion ascendante du colon, le médecin de la ville où demeurait alors le malade, ordonna un traitement antiphlogistique rigoureux ; plus de cent cinquante sangsues furent appliquées sur l'abdomen ; les boissons mucilagineuses, les cataplasmes, les bains, les lavemens, etc., furent prodigués à l'infini, et M. L.... ne mangeait que des potages au maigre et du lait, quoique l'appétit ne lui manquât jamais. La douleur diminua d'intensité ; le malade put continuer son commerce et monter souvent à cheval : cependant il souffrait encore et la constipation persistait. Au bout d'un an de cette situation, M. L.... prit le parti d'aller se reposer au sein de sa famille, où il se porta très-bien pendant un mois, et où il se serait vraisemblablement rétabli sans médication, s'il n'y eût pas été attaqué d'un embarras gastrique, pour lequel l'officier de santé du village lui fit avaler, dans un jour, quatre onces d'huile de ricin.

Ce médicament détermina une superpurgation ; mais la douleur du ventre se renouvela vivement et força le malade à quitter son pays, pour revenir auprès du médecin qui l'avait traité. Les anti-phlogistiques furent remis en usage et produisi-rent le même effet que la première fois, c'est-à-dire du soulagement sans guérison complète. M. L.... acheta alors un fonds de boulanger dans la capitale, vint s'y établir au printemps de 1827, et me fit appeler en consultation à la fin de juin, avec le médecin qui le soignait depuis son séjour à Paris. La douleur abdominale était moins forte qu'autrefois, mais elle revenait toujours après les repas, qui se composaient de lait, de pois-son et de légumes ; le malade ne pouvait aller à la garde-robe sans prendre plusieurs lavemens ; son teint était un peu jaune, et le moral légèrement affecté. Des frictions avec la pommade d'*Authen-rieth*, et un vésicatoire que l'on venait d'appli-quer sur l'abdomen n'avaient procuré aucune amélioration.

Le diagnostic ne me parut point douteux : l'in-suffisance des antiphlogistiques, le défaut de fièvre et de soif, l'insensibilité du ventre au toucher et l'absence d'une tumeur dans cette partie, enfin la conservation des forces et de l'embonpoint, me firent juger que la maladie était nerveuse, et qu'elle céderait à un régime tonique, secondé par des applications opiacées sur l'abdomen. Le médecin ordinaire partagea mon opinion, et tout porte à croire que nous ne nous étions pas trompés ; car, au bout de quinze jours de l'usage de ce nouveau traitement, les selles étaient plus faciles, et la douleur du ventre n'était revenue que deux fois, encore ces retours avaient-ils été provoqués par des fautes de régime.

J'ai revu M. L.... six mois après avoir publié ce fait dans la seconde édition de mon ouvrage : sans être entièrement rétablie, sa santé physique allait beaucoup mieux ; mais il était encore un peu hypocondriaque.

Puisque l'occasion s'en présente, nous ferons ici quelques réflexions sur une erreur dans laquelle tombent presque tous les malades, ainsi que beaucoup de médecins , relativement à la nourriture dite tempérante. Les personnes qui ne vont que rarement à la selle, et avec de grandes difficultés, s'imaginent qu'elles sont *échauffées* , et qu'il n'y a que les alimens rafraîchissans qui puissent faciliter les évacuations alvines ; ce qui les engage à ne manger que des légumes , du poisson, des fruits, etc. , et à s'abstenir de viandes, dans la crainte de s'échauffer de plus en plus. Cette théorie est juste dans les cas où le resserrement du ventre dépend d'une véritable irritation intestinale ; mais elle est fausse pour les circonstances,

peut-être plus nombreuses, dans lesquelles ce resserrement est dû à l'atonie des intestins, et c'est
précisément ce qui a lieu dans la plupart des névroses du tube digestif. Voyez les hypocondriaques
qui se croient affectés de gastro-entérite chronique, et que l'on traite en conséquence ; ils vivent
des années entières avec du lait, des soupes maigres, des légumes, du poisson, des fruits et de
l'eau, et cependant ils sont en proie à une constipation d'autant plus rebelle qu'ils insistent davantage sur ce régime. Eh bien ! changez l'alimentation de ces malades ; faites-leur prendre, avec
mesure, des potages au gras, des œufs à la coque,
des viandes rôties, des légumes au jus, de bon
vin rouge, et vous verrez que les évacuations
alvines se rétabliront parfaitement bien : c'est ce
que nous observons tous les jours, et cela doit être.
En effet, au lieu de soutenir l'action du canal intestinal, les alimens antiphlogistiques augmentent son atonie et le mettent dans l'impossibilité
de se contracter pour l'expulsion des matières fécales; tandis que les alimens fortifians relèvent la
tonicité de ce canal et lui donnent l'énergie nécessaire à l'exercice de ses fonctions. C'est ainsi que
les rafraîchissans constipent, et que les échauffans
tiennent le ventre libre, selon l'état des organes
digestifs; tant il est vrai que les effets des substances alimentaires et médicinales ne sont point
absolus, mais relatifs aux dispositions indivi-

25*

duelles. Continuons à présent l'article de l'enté-ralgie par des observations qui nous fourniront le sujet d'une autre remarque.

Un homme d'environ trente ans, d'un tempérament bilioso-sanguin, d'une taille très-élevée et d'une corpulence grêle, vint me consulter l'un des premiers jours de mai 1827. Il était malade depuis cinq années : sa maladie consistait dans une violente douleur abdominale, qui se manifestait, presque tous les jours, cinq à six heures après les repas, et dans un dévoiement continuel, composé de matières alimentaires, aqueuses et glaireuses; il n'y avait point de fièvre ni de soif, et l'appétit était toujours plus fort qu'en bonne santé. De l'ennui, du découragement, des inquiétudes chimériques, en un mot, une véritable hypocondrie accompagnait l'affection du bas-ventre. Le médecin auquel on demanda des conseils déclara que la maladie était une *entérite chronique*. Cependant plus de deux cents sangsues qu'il prescrivit sur l'abdomen, les cataplasmes émolliens, les bains tièdes et les lavemens mucilagineux, le lait et de légers potages au maigre pour toute nourriture, aggravèrent constamment les symptômes. A la vérité, durant les cinq ans de maladie il y eut des améliorations plus ou moins longues ; mais c'était lorsque le malade abandonnait le traitement, mangeait de la viande, montait à cheval et se livrait à son état de commissionnaire en bœufs.

D'après cet exposé, et l'impossibilité de découvrir, par le toucher, quelque altération des viscères abdominaux, nous ne doutâmes pas que la maladie ne fût nerveuse, et nous conseillâmes les moyens convenables, c'est-à-dire des alimens toniques, des applications opiacées sur le ventre, de l'exercice, des distractions et la tranquillité de l'esprit. Ce dernier point fut difficile à obtenir, et nous eûmes beaucoup de peine à convaincre le malade que sa situation n'avait rien de fâcheux : quoiqu'il eût un grand appétit, il ne mangeait pas sans crainte. Néanmoins les coliques disparurent, le dévoiement cessa, et au 10 juillet de la même année, la guérison aurait été complète s'il n'avait pas encore eu des borborygmes pendant la digestion intestinale, et des symptômes hypocondriaques, qui ne l'ont pourtant pas empêché de se marier quelques jours après, et qui, on pouvait l'espérer, ne tarderaient pas à disparaître.

Les borborygmes ont effectivement disparu, comme je l'espérais en publiant ce fait pour la première fois, et les digestions se sont très-bien rétablies ; mais les symptômes hypocondriaques reviennent encore de temps en temps. En outre, l'individu dont il s'agit est actuellement sujet à une violente colique, qui ne se reproduit néanmoins qu'à des époques fort rares, et qui est certainement nerveuse, puisqu'elle cède toujours, et en peu d'heures, à une potion éthérée. Au besoin, ce serait là une nouvelle preuve que sa première maladie n'était point phlegmasique; car si les affections morbides qui se succèdent chez la même personne sont presque toujours identiques, cela est surtout vrai quand elles ont lieu dans le même organe.

M. P...., officier de gendarmerie, s'exprime de la manière suivante dans une lettre qu'il m'envoya à la fin de 1827. « Depuis trois ans je suis atteint de coliques qui dans le principe étaient supportables, et ne reparaissaient que de loin à loin. Au printemps de 1826, elles devinrent plus fréquentes et plus douloureuses; elles s'accompagnaient de douleurs à l'épigastre, de fréquens maux de tête, de digestions longues et pénibles. En janvier 1827, selles fréquentes, composées d'albumine, précédées, accompagnées ou suivies de douleurs très-vives dans le canal intestinal, et surtout au rectum. Mon imagination, qui travaillait déjà beaucoup depuis trois ans, fut totalement alarmée. Deux médecins appelés prescrivirent les bains, les mucilagineux, les lavemens et les sangsues, qui furent appliquées successivement à l'épigastre, sur le ventre et à l'anus. Malgré ce traitement, commencé en janvier, le mal allait croissant, et en avril j'étais exténué, en proie à une fièvre lente continue, dans un état de maigreur et de faiblesse tel que je ressemblais à un squelette; les nuits se passaient dans l'agitation ; si par hasard je prenais du sommeil, j'en sortais baigné de sueurs, et avec un éréthisme très-douloureux des parties génitales : des faiblesses et des évanouissemens de cinq à six minutes eurent souvent lieu ; en un mot, mon état était tout-à-fait désespéré, et je ne pouvais pas même digérer quelques cuillerées d'eau de poulet : le moral était vivement affecté. Cette situation se prolongea quinze jours, durant lesquels je ne prenais que de la gelée de poulet, administrée par cuillerées à café. Je remarquai que cette substance, qui composa ma nourriture pendant deux mois, me faisait du bien. Les accidens commençaient à diminuer ; mais les forces ne revenaient pas, quoique je prisse alors de petits potages au lait coupé avec l'eau de gruau. Dans cette position, il se déclara une violente fièvre tierce, pour laquelle on m'administra quatre grains de sulfate de quinine, que mon estomac ne put supporter, et qui réveillèrent la douleur dans tout le tube intestinal. On ne pouvait pas me sortir de mon lit, tant la faiblesse était grande et les évanouissemens rapprochés ; ma situation était pire que la première fois : on s'attendait à chaque instant à me voir mourir, lorsque, contre toute espérance, la fièvre cessa, et que peu de jours après les douleurs cédèrent aussi ; de manière que je fus bientôt en état de me lever et de passer quelques heures sur une chaise longue. Dès que je pus me soutenir seul, j'exigeai qu'on me transportât dans les montagnes de la Franche-Comté, mon pays natal, à cent lieues de ma résidence. En allant à petites journées, je m'aperçus bien vite de l'effet du grand air, et mon voyage, comme mon séjour dans ce pays pendant les mois d'août et de septembre, améliora considérablement mon état. Ma nourriture consistait alors en potages au lait et en viande de poulet ou de veau. Ce fut pendant mon séjour en Franche-Comté que je vis l'annonce de votre ouvrage sur les *gastralgies* et les *entéralgies*; je m'empressai de le faire venir, et la lecture de ce livre calma singulièrement mon imagination, en me faisant espérer que ma maladie n'était pas une *superbe gastro-entérite chronique*, comme on me l'avait tant répété. Depuis je m'abandonne avec plus d'assurance aux alimens, sans sortir toutefois d'une nourriture douce et légèrement tonique, et mes digestions se font bien, si ce n'est que j'éprouve souvent de la constipation, qui m'oblige à recourir aux lavemens; néanmoins je les emploie le plus rarement possible parce qu'ils me fatiguent. Quant aux douleurs du tube intestinal, je n'en ressens plus que de très-légères et à des époques éloignées. Une seule chose m'inquiète et me tourmente, c'est le priapisme, qui avait presque cessé durant le plus fort de la maladie et qui a reparu dans la conva-

lescence : cet accident, pour lequel je vous demande des avis, ne se manifeste que pendant le
sommeil et presque toujours à la même heure
de la nuit ; mais il occasione un sentiment d'ardeur brûlante dans la partie affectée et une douleur intolérable qui se propage dans les reins,
où elle dure plus ou moins long-temps. »

Dans le but de remédier à ce symptôme , nous
indiquâmes les moyens qui nous avaient réussi en
pareilles circonstances : ce sont, 1° des frictions
d'huile camphrée , tant à la surface interne des extrémités inférieures que sur les parties qui étaient
le siége du mal ; 2° des fomentations et des bains
locaux avec du lait d'amandes douces , ou une
décoction de racines de nymphéa. En conseillant
l'usage de ces moyens, nous engageâmes le malade
à nous écrire de nouveau s'il n'en obtenait pas
l'effet désiré. N'ayant plus reçu de ses nouvelles
depuis cette époque, nous avons lieu de croire
qu'ils ont produit la guérison.

L'éréthisme des parties de la génération a été
signalé par quelques auteurs comme un phénomène assez fréquent des maladies nerveuses de
l'estomac et des intestins ; mais mon expérience
m'autorise à penser qu'on y voit plus souvent l'état
contraire, c'est-à-dire l'inertie complète de ces parties. Néanmoins j'ai observé cinq fois leur excitation morbide, et dans trois de ces cas elle était
devenue plus fréquente et plus vive durant la

convalescence qu'elle n'avait été pendant la maladie, ce qui me paraît facile à expliquer : la névrose externe ayant augmenté au fur et à mesure que celle de l'intérieur diminuait, le principal siége de la maladie, qui était auparavant dans le canal digestif, s'est transporté sur les organes génitaux ; il y a eu déplacement de l'affection de nerfs, révulsion du dedans au dehors, comme dans certaines fièvres ou phlegmasies intérieures qui se terminent par une éruption cutanée. Quoi qu'il en soit, le priapisme pouvant se présenter dans les maladies nerveuses des premières voies, mérite d'être remarqué aujourd'hui en ce qu'il contribue à les faire distinguer des inflammations gastro-intestinales. En effet, lorsque ce symptôme, qui a toujours été regardé comme purement nerveux, accompagne une maladie du canal des alimens, il en est une émanation sympathique, ou il forme une affection concomitante. Or dans le premier cas, c'est un signe positif que la maladie de ce canal est également nerveuse, attendu que les affections sympathiques sont de même nature que la maladie qui les détermine. L'indice est moins certain dans le second cas, parce qu'il est possible que deux maladies qui existent ensemble chez le même sujet soient hétérogènes ; pour l'ordinaire cependant elles occupent le même tissu et sont identiques. Supposons une personne qui a une affection des poumons et des engorgemens glanduleux, soit autour du cou, soit dans quelque autre endroit : ces engorgemens n'indiquent-ils pas que la maladie pulmonaire consiste dans des tubercules ? Eh bien ! la même chose a lieu pour les maux de nerfs. Si une maladie intérieure est accompagnée d'une névrose externe, cette névrose annonce que l'affection interne est aussi nerveuse. C'est ainsi qu'en procédant du connu à l'inconnu, de ce qui se passe sous nos yeux à ce qui se cache dans l'intérieur du corps, on arrive souvent, par voie d'induction, à la connaissance des maladies les plus obscures. Mais revenons aux faits.

M. D...., âgé de trente ans environ, d'une constitution nerveuse, officier dans la garde royale, vint me consulter, le 22 mars 1828, pour une douleur abdominale et des difficultés à digérer qu'il éprouvait depuis huit années. Un profond chagrin avait donné naissance à ces phénomènes, qui s'étaient ensuite exaspérés par l'usage du baume de copahu. La douleur parcourait quelquefois tout le ventre ; néanmoins elle se faisait plus particulièrement sentir au flanc gauche. Les digestions étaient longues et pénibles, accompagnées de pesanteurs, d'anxiétés et d'une flatulence extraordinaire. Au rapport du malade, il n'avait jamais eu de fièvre ; l'appétit avait presque toujours été bon, et le ventre libre, sans constipation ni dévoiement. Plusieurs médecins auxquels il s'était adressé lui avaient dit que sa maladie consistait dans une phlegmasie latente du colon ; que c'était une *colite* chronique. Cependant les antiphlogistiques, notamment les saignées, employés à différentes reprises, n'avaient procuré aucune amélioration, et les irritans cutanés, mis en usage à titre de révulsifs, avaient constamment aggravé le mal.

Lorsque M. D.... me demanda des conseils, il avait toutes ses forces, le teint naturel et un embonpoint passable ; la langue était blanche, le pouls faible et lent ; l'abdomen, exploré avec attention, n'offrait qu'une légère sensibilité à la région iliaque gauche. Le moral n'était pas tranquille ; il y avait un peu d'hypocondrie. Les potages au gras et au maigre, les viandes blanches, le poisson et les légumes, étaient les alimens qui passaient le mieux ; le lait et les œufs n'étaient pas supportés : ils occasionaient de violentes coliques ; mais l'eau à la glace, la glace elle-même, le bouillon et les bains froids, faisaient beaucoup de bien. Pensant, d'après cet exposé, que la maladie était plutôt nerveuse qu'inflammatoire, nous prescrivîmes l'extrait de gland de chêne à l'intérieur, et sur la partie douloureuse un emplâtre de thériaque, d'opium et de camphre. Nous conseillâmes aussi de passer graduellement à une nourriture plus substantielle.

Ce malade revint me consulter le 8 avril. La douleur de l'abdomen avait disparu, et les digestions auraient été faciles, si elles ne se fussent pas toujours accompagnées d'une grande flatu-lence. A cela près, il était si bien qu'il devait se marier le 28 du même mois. Nous lui fîmes sus-pendre toute médication ; mais nous insistâmes pour qu'il prît des alimens plus toniques, qui l'effrayaient encore et qui étaient cependant les seuls moyens capables de remédier aux flatuosités dont il se plaignait. Il était présumable du moins que ce symptôme, qui existait lorsque le malade se nourrissait de poisson et de légumes, céde-rait à une alimentation plus fortifiante.

M. V...., âgé d'environ trente-cinq ans, d'un tempérament sanguin et nerveux, sujet au flux hémorrhoïdal, employé dans une administration, éprouva, sans cause manifeste, au printemps de l'année 1826, une violente colique qui avait son principal siége au-dessus du nombril, d'où elle s'étendait, sur les deux côtés du ventre, jusques aux fosses iliaques. Cette douleur offrait des ré-missions ; mais l'arrivée des alimens vers le point affecté l'exaspérait prodigieusement, et la diges-tion intestinale était suivie de plusieurs évacua-tions de matières incomplétement digérées, parmi lesquelles on remarquait des substances glaireu-ses et des stries de sang. A part ces symptômes, M. V.... ne se portait point mal : il n'avait pas de fièvre, l'appétit se soutenait et la digestion stomacale n'occasionait aucun malaise. La maladie fut cependant regardée, par deux médecins, comme une violente inflammation de la portion transverse du colon et traitée en conséquence. Diète absolue, application de trois cent quatre-vingts sangsues dans l'espace de quinze jours, plus de cent bains tièdes, boissons mucilagineuses, cataplasmes, fomentations et lavemens émolliens.

Au lieu d'anéantir les accidens, comme elle l'aurait fait s'ils n'eussent été que phlegmasiques, cette médication les rendit plus intenses et affaiblit considérablement le malade. Ils se calmèrent ensuite, sans disparaître entièrement, à l'aide des adoucissans et des opiacés, qui furent prescrits par un autre médecin. Les forces étant un peu revenues au commencement de l'été, M. V.... partit pour le midi de la France, où il resta deux mois, et revint à Paris dans la même situation, c'est-à-dire éprouvant toujours des selles trop fréquentes et des coliques, qui laissaient néanmoins des intervalles de repos. Après avoir consulté plusieurs médecins et employé beaucoup de moyens sans succès, le malade se détermina, en juin 1827, à aller prendre les eaux de Saint-Sauveur. L'usage de ces eaux, secondé par l'atmosphère salutaire des Pyrénées, eut un résultat très-avantageux; car les douleurs du ventre et le dévoiement cessèrent tout-à-fait, et M. V.... se porta très-bien durant les trois mois qu'il passa dans ce pays. Mais de retour dans la capitale en octobre, il

éprouva une violente rechute, pour laquelle un
médecin ordonna trente sangsues sur l'abdomen,
l'eau de gomme, les bains tièdes, des lavemens
et des cataplasmes émolliens, qui aggravèrent encore le mal comme la première fois.

Lorsque je fus appelé, le 20 novembre suivant, le malade ne vivait que de lait *froid* et sucré
dans lequel il trempait quelquefois du pain : le
lait chaud et toutes les autres substances alimentaires produisaient constamment des douleurs abdominales et de fréquentes évacuations alvines.
La langue était blanche, l'appétit et le pouls naturels, le moral irrité, l'embonpoint médiocre, le
teint pâle, le ventre souple et indolent au toucher ; les forces permettaient à M. V.... d'aller souvent travailler à son administration. Les mauvais
effets des antiphlogistiques et l'insuffisance des
autres moyens employés jusqu'à ce jour me déterminèrent à prescrire l'assa fœtida, dont on
n'avait pas encore fait usage, et l'acétate de morphine, qui avait déjà procuré du soulagement.
Une pilule, composée de deux grains de la première substance et d'un huitième de grain de la
seconde, fut donc prise·matin et soir. En outre,
l'emplâtre de thériaque saupoudré de douze grains
d'acétate de morphine fut appliqué sur le principal siége des souffrances, qui était toujours entre
l'ombilic et le creux de l'estomac.

Aussitôt que ce traitement fut commencé, les

coliques cessèrent , les selles furent naturelles , et le malade put prendre du riz à l'eau, des pommes de terre, de la laitue et des carottes, pourvu que ces alimens fussent *froids*. Le 9 décembre, la douleur se renouvela , mais sans dévoiement. On insista sur les mêmes pilules en augmentant la dose de chacune des substances qui les composaient. La colique diminua d'intensité et avait presque entièrement disparu le 13. Néanmoins le malade ayant éprouvé des rapports d'assa fœtida et une sorte d'irritation intérieure après l'ingestion des pilules, on leur substitua le sirop de morphine , qui produisit un grand calme jusqu'au 18. La colique et le dévoiement étant revenus à cette époque, il fut décidé qu'on appliquerait deux sangsues à l'anus, et qu'on les répéterait tous les mois, à cause des hémorrhoïdes auxquelles le malade était sujet. Au moyen de cette légère évacuation de sang , et de la continuation du sirop de morphine, les symptômes se dissipèrent en peu de jours, et le mieux fit de tels progrès, que M. V.... mangea bientôt des viandes blanches sans le moindre inconvénient , et qu'il fut en état de partir le 4 janvier 1828 , en qualité d'inspecteur de son administration , pour faire une route de quatre-vingt-dix lieues. Je ne l'ai pas revu ; mais j'ai appris d'une manière certaine que sa santé s'était encore améliorée pendant ce voyage, qui a duré deux mois, et qu'elle continuait depuis son retour à être assez bonne.

M. de B..., âgé de vingt-quatre ans, d'un tempérament lymphatique et nerveux, avocat dans une ville de province, sujet aux coliques, en éprouva pendant l'été de 1826 de plus fréquentes et de plus fortes que de coutume. Ces douleurs se manifestaient autour de l'ombilic, cinq à six heures après les repas, notamment la nuit ; elles n'augmentaient point par la pression, et se terminaient par des évacuations de matières peu consistantes, mêlées quelquefois de mucosités. Du reste, il n'y avait pas de fièvre ni de souffrance épigastrique ; l'appétit était naturel, et les fonctions de l'estomac se faisaient bien : les accidens ne se développaient qu'au moment de la digestion intestinale ; encore n'avaient-ils pas lieu tous les jours. Le régime et la médication antiphlogistiques aggravèrent la maladie : au bout de sept à huit mois de ce traitement, les coliques, qui avaient été intermittentes jusqu'alors, étaient continues, les forces et l'embonpoint considérablement diminués ; la sensibilité nerveuse était exaltée, l'agitation excessive, le sommeil perdu, et le moral affecté au degré qui constitue l'hypocondrie la plus manifeste.

M. de B... était dans cette situation au mois de mai 1827, lorsque la lecture du *Traité sur les gastralgies* lui suggéra l'idée qu'il avait une affection nerveuse, et le détermina à changer de traitement ;

il fit part de cette idée et de cette détermination à son médecin, qui conseilla des pilules opiacées, des potages au gras et du poulet rôti. Un mieux sensible fut le résultat de ce changement de médication et de nourriture : les coliques devinrent plus rares et moins violentes, l'irritabilité et l'agitation se calmèrent, le sommeil revint, le moral se tranquillisa, les forces et l'embonpoint se rétablirent assez pour que le malade ait pu faire le voyage de Paris à la fin de juillet, époque à laquelle il vint me consulter.

Quoiqu'il y eût de la maigreur, rien, à l'extérieur du corps, n'annonçait un état de maladie : l'abdomen était souple et indolent à la pression ; mais des coliques plus ou moins intenses, et suivies d'une ou deux évacuations de matières mal digérées, revenaient encore quelquefois pendant la nuit. L'esprit du malade, bien qu'il fût plus tranquille, n'était pas entièrement rassuré ; il y avait toujours une teinte hypocondriaque. Je ne fis aucun changement à la médication ni au régime, si ce n'est que je conseillai de varier un peu les alimens et de rougir l'eau qui servait de boisson dans les repas. Le mieux continua, et M. de B... repartit bientôt pour son pays.

De retour chez lui, et après un mois d'une assez bonne santé, les symptômes reparurent : insomnies, rêves effrayans, impatiences, agitation excessive des extrémités inférieures, au point que les genoux *s'entre-choquaient* l'un contre l'autre, pour me servir de l'expression du malade; malaises et anxiétés; bouche pâteuse, langue blanche, salivation abondante et salée, diminution de l'appétit; coliques très-fortes revenant presque toutes les nuits, borborygmes, sensations alternatives de plénitude et de vacuité dans le ventre; évacuations de matières ramollies, mêlées de glaires et de filets de sang, urines copieuses et limpides; point de fièvre ni de soif, mais découragement, tristesse et disposition à pleurer. Instruit de cette rechute par une lettre du 24 septembre, j'ordonnai la réduction des alimens, une décoction de racine de salep édulcorée avec le sirop de pavot, l'emplâtre de thériaque saupoudré d'acétate de morphine, de petits lavemens avec l'eau d'amidon et quelques grains d'opium muqueux; mais les accidens étaient dissipés quand ma réponse arriva, et, à l'exception d'une douleur d'estomac qui survint alors après les repas, et qui cédait à une forte pression sur la région épigastrique, le malade se trouva fort bien pendant quinze jours, à la suite desquels il se manifesta une seconde rechute analogue à la première. Trois mois s'écoulèrent ensuite avec des alternatives de mieux et de pire, de calme et d'exaspérations. Le 20 février, le malade en éprouva une très-violente, qui fut encore aggravée par une boisson acide dont on lui conseilla l'usage. Les

26*

demi-lavemens d'eau d'amidon opiacée calmaient toujours la douleur ; mais ils ne l'empêchaient pas de se renouveler à des époques plus ou moins rapprochées : ce n'était qu'un palliatif. J'insistai sur la nécessité de faire un voyage aussitôt que la saison le permettrait.

Pour se conformer à ce précepte, le malade reprit la route de Paris, où il arriva le 12 avril 1828. Son état physique et moral était à peu près le même que lorsqu'il y était venu la première fois, avec cette différence cependant que les coliques, au lieu d'être caractérisées par une vive douleur, comme l'année précédente, consistaient plutôt dans un malaise indéfinissable et difficile à supporter. Examiné de nouveau avec toute l'attention possible, l'abdomen ne m'offrit rien de remarquable ; il n'y avait pas même de sensibilité au toucher. La thériaque à l'intérieur, l'assa fœtida en lavemens, et quelques autres moyens de même nature, furent employés sans succès ; mais quatre grains d'extrait de quinquina dans la première cuillerée de soupe, et l'usage de l'eau de *Spa* avec du vin de Bordeaux, procurèrent ensuite à M. de B... une grande amélioration, qui fit des progrès rapides, malgré quelques légers retours des symptômes, que l'on devait presque toujours attribuer à des fautes de régime. Ayant repris des forces et un embonpoint passable, ce jeune homme partit le 27 mai pour retourner dans son dépar-

tement. Bien que sa guérison ne fût pas complète,
on aurait pu la regarder comme assurée, si l'hypocondrie, dont il n'était pas tout-à-fait débarrassé,
n'eût pas fait craindre une récidive, qui n'était
cependant pas encore survenue le 25 juin, époque
à laquelle il m'écrivit que son état satisfaisant se
soutenait depuis qu'il avait quitté la capitale.

Les névroses des intestins se compliquant quelquefois de phlegmasie de leur membrane muqueuse, c'est probablement ce qui a eu lieu chez
plusieurs des individus dont on vient de lire les
observations. Une chose certaine, c'est que les
selles glaireuses, et même sanguinolentes, qui
leur survinrent à différentes époques, peuvent
faire penser qu'ils avaient réellement alors un certain degré d'entérite. Mais en supposant qu'elle
ait existé pendant les redoublemens de la maladie,
cette inflammation n'était qu'un effet de la névrose intestinale. La preuve que l'entéralgie jouait
le premier rôle, c'est que le traitement antiphlogistique, qui enlève radicalement les phlegmasies
primitives de la muqueuse digestive, et que l'on
a tant prodigué à ces individus, ne les a cependant
pas guéris, comme il l'aurait fait si l'entérite
avait constitué la principale affection; c'est que,
loin de les guérir, ce traitement aggrava leur
état, preuve encore plus décisive en faveur de
notre manière de voir. Il aurait été de quelque
utilité, si on ne l'eût employé qu'avec mesure et

dans les momens où il y avait une apparence de phlegmasie; mais son usage immodéré et continué sans interruption, d'après l'idée exclusive de la phlogose, a exaspéré et entretenu l'entéralgie; il l'a identifiée avec l'organisme, et rendue très-difficile à guérir, comme cela devait être; car, on ne saurait trop le redire, s'il y a quelque chose de prouvé par l'expérience, c'est que l'abus des évacuations sanguines et des autres débilitans perpétue les maux des nerfs, les enracine profondément dans l'économie et les rend parfois incurables.

Il est donc à regretter que les médecins qui ont traité nos malades en premier lieu, n'aient pensé qu'à l'inflammation; s'ils eussent fait attention à la névrose, et s'ils l'avaient combattue dès son principe par les anodins, les sédatifs, les adoucissans ou les toniques, selon les circonstances, ils l'auraient vraisemblablement arrêtée en peu de jours, et ils auraient prévenu par là le développement de la phlegmasie, qui, je le répète, n'était que secondaire. Ce qu'il y a de certain, c'est que ces substances médicinales n'auraient pas fait autant de mal que les antiphlogistiques, et que, employées de bonne heure, elles enlèvent promptement, sous nos yeux, beaucoup d'affections analogues à celles dont il s'agit. Lorsque les douleurs ne sont pas vives, un régime convenable peut même rétablir la santé, sans qu'il soit nécessaire de recourir aux médicamens, comme je l'ai vu plusieurs fois.

Nous venons de convenir que l'entéralgie de plusieurs des personnes qui nous ont fourni le sujet de ces remarques, s'était probablement compliquée, à différentes reprises, d'un degré plus ou moins prononcé d'entérite ; mais on ne doit pas en inférer que cette complication ait eu lieu chez tous les individus dont nous avons parlé, et l'on serait dans une étrange erreur si l'on croyait que les déjections glaireuses, et même sanguinolentes, soient constamment le résultat d'une phlegmasie intestinale. J'ai observé d'autres cas d'entéralgie dans lesquels il y avait un dévoiement muqueux, qui ne pouvait cependant pas être attribué à l'inflammation des intestins, puisqu'il céda aux fortifians, après avoir été aggravé par la méthode débilitante. Tel est celui d'une jeune demoiselle qui, à la suite d'une vive frayeur et d'abondantes saignées, fut prise, il y a plus de deux ans, d'une forte colique nerveuse et de fréquentes évacuations de mucosités, pour lesquelles les relâchans furent nuisibles, et dont on ne put obtenir la guérison qu'avec les toniques. On sait d'ailleurs que les bons médecins ont toujours admis des flux de ventre par faiblesse, ainsi que des hémorrhagies intestinales passives ; et l'observation clinique prouve effectivement l'existence de pareilles évacuations, qui pourraient bien résulter quelquefois d'une simple névrose du tube intestinal. Il est vrai néanmoins que la diarrhée n'est pas commune dans les entéralgies sans complication, et que les selles glaireuses mêlées de stries sanguines y sont encore plus rares ; mais les praticiens ne doivent pas ignorer qu'il est possible que ces phénomènes s'y rencontrent : ce sont là des particularités, des anomalies, dont les affections nerveuses offrent tant d'exemples.

Ainsi, quoique la constipation soit un symptôme très-fréquent d'entéralgie et le dévoiement un caractère de l'entérite, il ne faudrait cependant pas prendre cette névrose pour une inflammation de la muqueuse digestive, par cela seul que le malade aurait le flux de ventre ; en d'autres termes, bien que la constipation appartienne plus spécialement aux névroses des intestins, et le dévoiement à l'inflammation de leur membrane muqueuse, il ne faudrait pas crier à l'entérite, ni se presser de recourir aux sangsues, uniquement parce qu'il y aurait des selles liquides et trop rapprochées ; il ne le faudrait même pas toutes les fois que ces évacuations contiendraient des mucosités et des filets de sang, attendu que ces phénomènes peuvent être indépendans d'une phlegmasie. Dans ces cas douteux, la recherche des causes prédisposantes et occasionelles, une attention scrupuleuse sur les autres symptômes et les effets du traitement dont on aura déjà fait usage, éclaireront le diagnostic et feront éviter des méprises fâcheuses.

Si l'on me demande maintenant pourquoi certains cas d'entéralgie simple s'accompagnent de dévoiement alimentaire, aqueux et glaireux, je répondrai que ce phénomène est probablement dû aux mêmes causes qui font que certaines gastralgies sont accompagnées de vomissemens de pareilles matières ; c'est-à-dire, soit à une indigestion intestinale, soit à une sensibilité excessive des intestins qui leur fait expulser les alimens par le bas, comme une extrême sensibilité du principal organe digestif les fait rejeter par le haut, soit enfin à ce que les intestins *nerveusement* affectés ont, ainsi que l'estomac, de la peine à digérer les liquides qui pénètrent dans leur cavité, et à ce qu'ils peuvent aussi devenir le siége d'une sécrétion morbide plus ou moins cópieuse, comme Hoffmann et Fracassini l'ont remarqué. L'analogie de ce qui se passe à l'extérieur indique même la possibilité de cette sécrétion. Les névroses de l'œil ou des parties environnantes sont capables d'entraîner l'ophthalmie ; mais on voit aussi des circonstances où elles ne déterminent qu'un écoulement de larmes et de mucus, sans inflammation de la conjonctive ; et il n'y a aucune raison pour que la même chose n'ait pas lieu dans le canal intestinal, pour qu'une névrose de ce canal ne produise pas un écoulement de mucosités sans enflammer sa membrane interne.

Ce qui prouve encore l'existence de la sécrétion vicieuse dont il s'agit, c'est que les matières fécales endurcies et desséchées des entéralgiques qui ne vont que rarement à la garde-robe, sont souvent enveloppées d'une substance glaireuse qui donne de vives inquiétudes aux hypocondriaques, parce qu'ils la regardent comme l'indice d'une désorganisation intestinale, bien qu'elle disparaisse au fur et à mesure que les selles se rétablissent dans leur état naturel. Au surplus, j'abandonnerai volontiers ces explications, moyennant que les praticiens tiennent compte du fait que j'ai voulu constater.

La colique occasionée par le cidre, la bière, etc., chez les personnes qui abusent de ces boissons, ou qui ne sont point accoutumées à leur usage, est aussi de nature nerveuse. On peut dire la même chose de la colique de plomb, ou des peintres. Un grand nombre d'auteurs avaient déjà soutenu que cette affection est une véritable névralgie intestinale, lorsque M. Ranque, médecin en chef de l'hôpital d'Orléans, l'a prouvé jusqu'à l'évidence dans les *Archives générales de médecine* (1). Mais ces deux maladies étant très-connues, et différant néanmoins sous plusieurs rapports des névroses qui font l'objet spécial de mon travail, je ne m'en

---

(1) *Cahier de mars* 1825.

occuperai pas ; si j'en fais mention, c'est seulement pour marquer la place qu'elles doivent occuper dans un cadre nosologique.

XVII. *Vomissement nerveux ou spasmodique.* Ce vomissement est quelquefois indépendant de toute autre maladie ; il existe alors seul, et constitue une névrose essentielle ou idiopathique de l'estomac. Le docteur L. Frank, premier médecin de la duchesse de Parme, en a publié plusieurs exemples dont M. Marc a donné l'analyse dans la *Bibliothèque médicale*, cahier de décembre 1823. Nous allons les transcrire tels qu'on les trouve dans ce recueil périodique.

« Depuis cinq ans un homme vomissait les alimens quelques heures après les avoir pris ; il était arrivé au plus haut degré d'émaciation. Après avoir employé sans succès une infinité de moyens, M. Frank se détermina à lui faire appliquer un moxa sur la région épigastrique ; le dixième jour de l'application, après la chute de l'escarre, les vomissemens cessèrent, et le malade se rétablit en peu de mois. »

« Pendant son séjour à Janina, en 1807, M. Frank fut appelé chez un seigneur turc, âgé de cinquante-deux ans, qui, depuis plusieurs semaines, était atteint d'une sorte de dyspepsie. Il vomissait les alimens peu d'heures après les avoir ingérés. Après un grand nombre de moyens tentés inutilement, M. Frank commençait déjà à craindre qu'il n'existât une affection organique, lorsqu'il s'avisa de donner vingt grains de racine de jalap, trente grains de semen-contra, et six grains de calomel en trois prises dans les vingt-quatre heures. Dès le second jour le ventre se ramollit, les selles se rétablirent, et en peu de temps la guérison fut complète. »

« Une dame française, d'un très-haut rang, âgée de quarante ans, éprouvait depuis huit ans un vomissement chronique, pour lequel elle avait consulté sans succès les plus célèbres médecins français. Après beaucoup de tentatives infructueuses, M. Frank découvrit qu'elle gardait les alimens lorsqu'elle était dans le bain. Guidé par cette découverte, il lui fit prendre ses repas dans le bain, où il la fit rester six à huit heures par jour. Elle fut complétement rétablie par ce seul moyen. »

« Les cas qui suivent prouvent jusqu'à quel point le vomissement idiopathique peut résister aux remèdes les mieux indiqués, et cependant céder, comme par enchantement, à des moyens dus en quelque sorte au hasard. Un homme âgé de trente ans, très-sujet aux indigestions, éprouva, en 1796, pendant trois semaines, une disposition au vomissement, et vomit plusieurs fois par jour, alors même qu'il avait observé la diète la plus sévère. Fatigué d'une foule de remèdes qu'il avait pris inutilement, il déjeûne avec du jambon cru

et du vin généreux ; dès ce moment les vomissemens cessent. — Une personne tourmentée depuis
quarante jours de vomissemens, se rétablit en
mangeant un peu de jambon cuit, mais dont elle
suçait seulement le jus. — Une dame, à Parme,
vomissait depuis quelques années tous les alimens
qu'elle prenait : quelqu'un lui conseilla d'avaler
une huître crue ; elle la garda, on lui en donna
deux qui furent également gardées ; on augmenta
peu à peu le nombre d'huîtres, et la malade fut
guérie. »

« J'ai eu plusieurs fois l'occasion, dit le docteur Marc, de rencontrer des cas semblables à
ceux que rapporte mon ami Frank, et ils m'ont
rendu d'autant plus attentif, qu'aujourd'hui on
n'a généralement que trop de tendance à tomber
dans l'excès contraire des médecins qui ont précédé notre époque ; car si le plus grand nombre
d'entre eux ne s'occupaient pas assez, il y a trente
ans, des maladies organiques, et ne soupçon-
naient même pas leur existence, dans le cas même
où les symptômes les plus positifs indiquaient la
présence de ces maladies ; si alors ils tourmentaient les malades par des remèdes inutiles et très-
souvent nuisibles, nos médecins actuels se laissent peut-être trop facilement décourager par la
supposition d'une affection organique. Alors tout
traitement curatif est mis de côté, toute investigation étiologique cesse. On se borne aux cal-

mans ; et l'affection qui peut-être n'était d'abord que dynamique, finit réellement par devenir organique. » Après ces réflexions judicieuses, M. Marc cite les trois faits suivans, qu'il a observés lui-même, et dans lesquels on ne peut méconnaître un vomissement nerveux occasioné par les vices arthritique et rhumatismal.

« Une femme contrefaite, hystérique, âgée de quarante ans, éprouvait depuis plus d'un an et demi des vomissemens qui survenaient peu d'heures après l'ingestion des alimens. Ces vomissemens étaient douloureux, quelquefois bilieux, plus souvent acides, et les matières vomies contenaient presque toujours les alimens ingérés en dernier lieu. Maigreur extrême, accès fébriles irréguliers. Plusieurs médecins consultés déclarèrent qu'il y avait affection organique du pylore, et conseillèrent de borner le traitement à l'usage de quelques adoucissans. Diverses considérations que le peu d'espace auquel je suis restreint m'empêche d'exposer, notamment la durée de la maladie devenue très-intense, sans apparition quelconque des accidens qui annoncent le dernier stade, me firent concevoir quelque doute. Ce doute se fortifia par un examen étiologique plus rigoureux, et je me déterminai à combattre une affection arthritique avec irradiation hystérique portée vers l'estomac. L'usage interne du gaïac, de l'aconit, des lavemens d'assa fœtida, les injections vagi-

nales avec la jusquiame, les pédiluves muriati-
ques, etc., firent cesser les vomissemens; et la
malade, quoique toujours hystérique, continue
depuis plusieurs années d'exister sans éprouver
d'accidens du côté de l'estomac. »

« Une femme, habitant une boutique sombre
et humide, vomissait depuis sept ans les alimens,
et ne supportait que le lait, qui souvent encore
ne passait pas. Les désordres constitutionnels qui
résultent nécessairement d'une semblable affection, étaient parvenus à un haut degré. Divers
traitemens avaient été administrés sans succès.
Je crus reconnaître une irritation rhumatismale
portée vers l'estomac, et prescrivis des pédiluves
et lotions nitro-muriatiques, selon la méthode de
Scott; à l'intérieur l'usage des poudres composées
de fleur de soufre et de magnésie calcinée, par-
dessus lesquelles je fis boire une tasse d'une boisson acidulée. En peu de jours les vomissemens
cessèrent, et la santé se rétablit. »

« Un employé au ministère de l'intérieur se
trouvait dans un état à peu près semblable à celui de la malade précédente : on l'avait déclaré
atteint d'une affection organique. Je le soumis aux
bains de vapeurs aqueuses, et dès le quatrième
bain les vomissemens cessèrent pour ne plus reparaître. »

Le docteur Guibert a publié l'observation suivante dans la *Revue médicale*, cahier de décembre

1827. Nous la remettons sous les yeux des lecteurs, parce qu'elle prouve l'efficacité de l'extrait de racine de valériane contre le vomissement nerveux. Comme cette maladie est souvent rebelle à beaucoup de moyens médicinaux, il est bon que les praticiens connaissent tous ceux auxquels ils peuvent avoir recours pour la combattre avec succès. N'oubliez pas cependant la remarque qui nous a été suggérée par le fait rapporté à la page 102 ; elle trouve encore ici son application.

« Madame B***, religieuse, âgée de trente-cinq ans, usant depuis plusieurs années d'une mauvaise nourriture, et en proie à de profonds chagrins, était sujette à un vomissement nerveux qui se reproduisait un certain nombre de fois par jour et la fatiguait extrêmement. Le retour de ce vomissement était irrégulier ; il survenait ordinairement après les repas, mais d'autres fois il paraissait dans leur intervalle. L'estomac n'était le siége d'aucune douleur, même par la pression ; le pouls, presque naturel, était faible, lent et toujours sans fièvre. Les autres fonctions s'exécutaient bien ; seulement la malade maigrissait un peu et avait de la constipation. Son visage était constamment pâle. Cherchant à se débarrasser d'une maladie aussi insupportable, elle avait employé successivement, d'après les conseils de plusieurs médecins, l'eau de fleurs d'oranger, l'infusion de tilleul, puis les toniques, le sirop de quinquina, la rhubarbe, la gentiane, et aucun de ces moyens n'avait pu réussir à faire cesser les vomissemens.

» Cette malade me fut adressée le 17 mai 1824. Après m'être informé soigneusement des symptômes qu'elle éprouvait, et des remèdes qu'elle avait tentés jusqu'alors, je lui prescrivis les pilules d'extrait de valériane, de cinq grains chaque, au nombre de huit par jour; puis j'en portai la dose à douze, quinze et dix-huit : au bout d'une semaine de leur usage, les vomissemens devinrent moins fréquens. Ils étaient entièrement dissipés le 1er juin, et depuis cette époque ils ne reparurent plus. La malade prit, dans tout le cours du traitement, environ deux onces et demie de cet extrait. »

Nous sommes redevable au docteur Poullain, chirurgien aide-major au 1er régiment de dragons, de quatre exemples de vomissement nerveux, dans lesquels la magnésie a eu un plein succès : ce médecin éclairé les a recueillis, et c'est lui qui va les exposer

« Madame B...., demeurant à Vendôme, âgée de vingt-neuf ans, d'un tempérament nerveux et très-irritable, était tourmentée depuis environ huit mois par un vomissement qui se déclarait régulièrement une heure après chaque repas, et pour lequel elle avait employé un grand nombre de remèdes inutiles. Les boissons mêmes étaient rejetées, ce qui fatiguait considérablement la malade. Le dernier médecin consulté déclara qu'elle était atteinte d'une gastrite aiguë, entée sur une gastrite chronique. Il ordonna donc force sangsues, la diète la plus sévère et les boissons adoucissantes. Ce traitement fut exactement suivi pendant trois semaines ; mais loin de calmer les accidens, il ne fit qu'affaiblir madame B...., qui fut obligée de s'aliter, en proie à des efforts de vomissement continuels et extrêmement violens, même quand l'estomac était vide. Appelé dans le mois de juillet 1828, je reconnus une affection nerveuse de l'estomac, maladie beaucoup plus fréquente qu'on ne le croit communément. Aussi, loin d'insister sur le traitement antiphlogistique, prescrit et suivi jusqu'alors sans succès, je conseillai à la malade de faire usage d'alimens plus nourrissans, et de prendre, cinq minutes avant chaque repas, deux cuillerées à café de magnésie dans un demi-verre d'eau sucrée. Ce régime et cette médication eurent tout le succès que j'en attendais : le vomissement cessa à la seconde prise, de magnésie ; et madame B...., qui continua l'emploi de ce moyen pendant huit jours, reprit peu à peu son genre de vie ordinaire sans ressentir la moindre incommodité. »

« Mademoiselle A......, ouvrière en linge à Vendôme, âgée de vingt ans, blonde, d'une taille élancée et d'un tempérament lymphatico-sanguin, éprouva, à l'âge de dix-huit ans, une forte dou-

leur épigastrique, pour laquelle elle consulta différens médecins de la ville et des environs. Le
premier qui fut appelé regarda la maladie comme
un simple embarras gastrique, et prescrivit en
conséquence un grain de tartre stibié. Il en résulta des vomissemens bilieux très-abondans, qui
soulagèrent la malade au point de lui faire croire
qu'elle était guérie. Mais deux mois après, la douleur d'estomac reparut, et un autre médecin fut
consulté. Celui-ci conseilla une application de
vingt sangsues à l'épigastre, l'usage des boissons
mucilagineuses et une diète sévère. Loin de se
calmer, la douleur épigastrique redoubla de violence, et trois jours après elle fut accompagnée
de grands efforts pour vomir. Le médecin ordonna une seconde application de sangsues, qui
ne fut point faite parce que la malade s'y refusa,
et l'on fut obligé de s'en tenir aux autres antiphlogistiques. La douleur d'estomac diminua un
peu, mais toutes les substances ingérées étaient
rejetées par le vomissement, même l'eau sucrée.
Cet état dura quatre mois, malgré le régime débilitant qui fut suivi avec constance, d'après le
conseil de plusieurs médecins auxquels on s'a-
dressa tour à tour. Tous pensaient que mademoiselle A...... était atteinte d'une gastrite chronique;
l'un d'eux crut même qu'il y avait un commencement de squirrhe au pylore; opinion d'autant plus vraisemblable qu'elle ne pouvait rien

garder dans l'estomac. Effrayée de ce pronostic, sa mère l'amena chez moi dans le courant d'août 1828, et voici ce que je remarquai : maigreur extrême ; langue dans l'état naturel, appétit prononcé , douleur épigastrique moins forte que dans le commencement de la maladie , mais se faisant toujours sentir pendant la digestion et ne disparaissant qu'après le rejet des substances alimentaires, qui s'effectuait au bout de deux ou trois heures de leur ingestion dans l'estomac. Les boissons étaient également vomies. Instruit par la mère de tout ce qui avait été fait sans succès, je vis bientôt qu'il s'agissait d'une gastralgie, pour laquelle j'ordonnai un demi-gros de magnésie, à prendre en une seule fois, cinq minutes avant le repas, dans une infusion de tilleul. La malade commença ce traitement le lendemain matin, et fut tout étonnée de ne sentir aucune pesanteur à la région épigastrique après avoir pris du café au lait, qui composait habituellement son déjeuner. Sa surprise redoubla deux heures après en s'apercevant que les envies de vomir ne revenaient pas comme les autres jours. Le vomissement n'eut point lieu en effet, et il n'est pas revenu depuis ce moment. Le surlendemain, mademoiselle A...... vint me témoigner sa reconnaissance. Je l'engageai à continuer l'usage de la magnésie, à la dose d'un demi-gros avant le déjeuner et autant avant le dîner. Le régime ordinaire fut repris graduellement, l'embonpoint se rétablit, et au bout de trois semaines la guérison était complète. »

« Mademoiselle H...., de Chablis, âgée de vingt ans, brune et d'un tempérament sanguin, éprouvait depuis deux mois un vomissement de glaires, qui se répétait tous les matins et la fatiguait beaucoup. Consulté par elle au mois d'octobre 1828, je lui conseillai l'usage de la magnésie, à la dose d'un demi-gros par jour, qu'elle prit à jeun dans un verre d'eau sucrée. Trois jours après le vomissement cessa, et j'ai su depuis qu'il n'avait point récidivé. »

« M. C...., marchand de vin, rue du Ponceau à Paris, âgé de ving-six ans, d'un tempérament sanguin et d'une constitution robuste, rejetait, tous les matins, après de grands efforts pour vomir, un verre environ d'une matière glaireuse. Je l'engageai à prendre, avant de se lever, un demi-gros de magnésie dans un verre d'eau sucrée. Trois doses de cette substance suffirent pour arrêter le vomissement, qui n'a jamais reparu. »

M. Louyer-Villermay dit avec raison qu'on trouve le type du vomissement nerveux dans certaines antipathies de l'estomac, qui repousse les alimens appétés d'ailleurs par l'individu. Ce médecin en cite deux exemples, mieux caractérisés encore que ceux dont nous avons déjà fait mention dans le chapitre de l'étiologie. « Un homme bien portant mange avec appétit et plaisir du poisson préparé au beurre, et chaque fois il le vomit sans presque aucune douleur; peu d'instans après il peut faire un second repas qu'il digère très-bien. Un autre déjeûne avec des tartines de pain et de beurre qu'il arrose d'eau rougie; et bientôt l'estomac a rejeté cet aliment, qu'il conserve au contraire lorsque le déjeûner se termine par du vin pur. » Nous connaissons une dame qui ne peut avaler du poisson frit sans le vomir aussitôt, ce qui ne l'empêche point de continuer son repas. « Dira-t-on, ajoute M. Louyer-Villermay, que c'est un commencement de lésion organique de l'estomac? Mais cette disposition existe depuis plus de trente ans, et ne se reproduit jamais ou presque jamais sans l'influence de cette même circonstance. On ne peut voir dans ces faits qu'un vomissement nerveux (1). »

Un autre vomissement nerveux idiopathique, non moins caractérisé que le précédent, c'est celui dont sont atteints quelques individus à l'aspect d'une autre personne qui vomit, et dont nous avons déjà parlé en nous occupant des causes des maladies nerveuses. Quant au vomissement effréné qu'on éprouve les premières fois qu'on navigue, j'ignore s'il est essentiel ou sympathique;

---

(1) *Dictionnaire des sciences médicales*, tom. LVIII, p. 370.

je ne sais si le roulis du vaisseau , qui paraît en être la cause déterminante, agit immédiatement sur l'estomac, ou s'il porte d'abord son action sur le cerveau , lequel exciterait sympathiquement le principal organe digestif; mais toujours est-il hors de doute qu'il tient à un état nerveux, primitif ou sympathique de cet organe : il est impossible de l'attribuer à une inflammation ; et, quoique les médecins physiologistes regardent toutes les névroses gastriques comme des phlegmasies , je ne puis croire néanmoins qu'ils aillent jusqu'à soutenir que le vomissement dont je parle soit l'effet d'une gastrite. On dira peut-être qu'il la produirait s'il durait plus long temps, et je suis loin d'en nier la possibilité. Cependant, si le vomissement de mer devait provoquer l'inflammation gastrique aussi facilement qu'on pourrait le croire, il me semble qu'il la déterminerait au moins quelquefois , tandis qu'il n'a peut-être jamais de suites fâcheuses; ce qui prouverait encore au besoin que les nerfs d'une partie peuvent être vivement irrités, sans que l'état inflammatoire s'y manifeste.

Le diagnostic du vomissement nerveux occasioné par des antipathies, par imitation involontaire et par la navigation, n'offre aucune difficulté ; mais il est plus difficile de distinguer le vomissement spasmodique résultant de quelque autre cause , parce qu'il peut être confondu avec celui de l'embarras gastrique, de la gastrite , du squirrhe de l'estomac, etc. La méprise est d'autant plus aisée que le vomissement produit par le fait seul de la sensibilité exaltée de cet organe est, comme les autres affections nerveuses, sujet à varier : un malaise général, de la pesanteur et des douleurs à la tête, l'amertume de la bouche, la cardialgie, des nausées, le précèdent quelquefois; tandis qu'on voit des cas où il survient sans aucun symptôme précurseur. Souvent il se compose d'une sérosité limpide ou de mucosités plus ou moins consistantes ; d'autres fois ce sont des matières bilieuses jaunâtres, ou une bile verte poracée, qui sont rejetées par le vomissement. Plus tard il peut s'y joindre des portions d'alimens. Il arrive même qu'une grande quantité de substances alimentaires est vomie, mais ce n'est que dans les circonstances où la maladie existe depuis long-temps, ou quand l'exaltation de la sensibilité gastrique est portée à un si haut degré, que l'estomac, ne pouvant supporter le contact de ces substances, les repousse aussitôt après leur ingestion. Tantôt le vomissement spasmodique a lieu une seule fois par jour, tantôt plusieurs fois; et, chose digne d'attention, quelques malades vomissent les alimens légers, pendant qu'ils conservent ceux qui sont indigestes. Il présente encore plusieurs particularités notables. Ainsi il s'opère plus facilement, plus promptement et avec moins de douleur que ceux qu'on observe dans les autres affections. Après cet acte les malades se trouvent presque aussi alertes que dans l'état de santé, et peuvent vaquer à leurs affaires ou même se livrer à leur appétit, qui le plus souvent n'en est point dérangé. En général cette névrose est exempte de fièvre, ou du moins de fréquence du pouls, de soif et de chaleur. La région épigastrique n'est point douloureuse au toucher. Les selles sont rares, les urines abondantes et limpides. La figure est rarement altérée; et, à moins de vomissemens journaliers de la presque totalité des alimens, il n'y a aucun signe de dépérissement.

Des malades échappent au vomissement nerveux en restant au lit; d'autres le préviennent par le mouvement, l'exercice et la dissipation. La durée de la maladie est variable : chez les uns elle se dissipe au bout de quelques heures ou de quelques jours; souvent aussi elle se prolonge durant des mois ou des années. Dans d'autres cas, après avoir cédé plusieurs fois et momentanément, elle reparaît avec de nouvelles forces, pour enfin se dissiper tout-à-fait, après un laps de temps plus ou moins long. Si cette affection a des suites fâcheuses, ce n'est que dans les circonstances fort rares où tous les alimens ingérés dans l'estomac sont vomis, et peu de temps après les repas; alors la vie peut réellement toucher à un terme prochain. (Louyer-Villermay.)

Assez souvent le vomissement nerveux est symptomatique d'une autre maladie. C'est ce qui a lieu, par exemple, dans le *cholera-morbus*, au moins pendant sa première période ; car, à l'ouverture des personnes qu'il enlève rapidement, on ne trouve presque jamais de traces d'inflammation, comme l'a remarqué M Ferrus, auquel nous devons un excellent article sur cette maladie (1). Mais il s'agit principalement ici du vomissement nerveux qui est symptomatique des autres maux de nerfs. On a vu qu'il se rencontrait quelquefois dans la gastralgie simple ou hypocondriaque, et M. Louyer-Villermay cite des cas d'hystérie où ce symptôme existait. « Une demoiselle âgée de seize ans, après quelques jours de malaise, et par suite d'un amour contrarié, éprouva des accès d'hystérie caractérisés par la suffocation, le sentiment d'une boule, des palpitations, une sorte de cri ou de *clangor* analogue au bruit qui accompagne la toux dans la coqueluche, etc. Au bout d'un mois il s'y joignit le vomissement de toute substance solide ou liquide : ce vomissement avait lieu une heure après le repas, sans efforts et comme par régurgitation. Il résista pendant quinze à vingt jours à l'eau de Seltz, à l'eau de gomme, au vésicatoire sur l'épigastre et aux sangsues. Peu après, il céda au *vin d'absinthe* pris chaque jour à la dose

____

(1) *Dictionnaire de médecine*, tome **V.**

d'une once. Les premiers alimens que la malade put digérer furent des œufs durs et de la salade, dont naguère elle ne pouvait faire usage. » La mélancolie peut également s'accompagner de vomissement spasmodique. Pinel nous en a fourni un exemple que nous avons rapporté dans le premier chapitre de cet ouvrage. (*Voy.* LVIIe observation.) Il n'y a pas long-temps que j'en ai observé un autre qui doit trouver ici sa place.

M. ***, capitaine dans la garde royale, âgé de quarante-trois ans, fort et bien constitué, sujet autrefois aux hémorrhoïdes et à des momens de mélancolie, vint me consulter au commencement d'octobre dernier. Deux ans auparavant environ, il avait été pris, sans cause manifeste, d'un vomissement effréné qui se dissipa au bout de huit à dix jours. Depuis, le même accident s'était renouvelé à des époques irrégulières, tantôt très-éloignées et tantôt rapprochées. Les accès étaient précédés de tristesse, de morosité et d'ennui ; ils se manifestaient ensuite par le dégoût de la nourriture et par des nausées si fortes, que le malade, ne pouvant contenir ses doigts, les portait involontairement au gosier pour amener un vomissement de matière bilieuse très-abondante, dans laquelle on ne voyait jamais de substances alimentaires. Les antiphlogistiques et les révulsifs ayant été employés inutilement, on avait eu recours aux opiacés et aux antispasmodiques de toute

espèce. Ces médicamens adoucissaient les symptômes sans abréger leur durée, qui était ordinairement d'une à deux semaines. Le tartre stibié
était plus utile : donné dans le commencement
des accès, il les réduisait à un jour ou deux, mais
il n'empêchait pas leur retour. Une fois qu'ils
étaient terminés, cet officier ne se portait pas
mal, du moins physiquement ; il avait bon appétit et digérait bien, pourvu qu'il ne prît que
peu de liquides : l'eau pure principalement ni
les autres boissons délayantes ne lui convenaient.
Son état moral était moins satisfaisant : comme
tous les mélancoliques, il était triste, morose, et
répandait facilement des larmes; il se désespérait
sur sa situation et se croyait voué à une mort certaine. L'examen le plus attentif ne faisait cependant rien découvrir dans les viscères abdominaux, et tout portait à croire que la maladie était
purement nerveuse. Mais sa longue durée et l'inutilité des moyens dont on avait déjà fait usage
rendaient le traitement difficile. Ma prescription
se borna à remonter, autant que possible, le courage du malade et à rassurer son esprit; à lui conseiller une alimentation tonique, l'extrait de racine
de valériane et de camomille en pilules, des bains
par affusion, deux sangsues à l'anus chaque mois,
l'exercice et des distractions de tout genre. Il lui
importait d'autant plus de se conformer à ce
dernier précepte, qu'il avait observé que le vomis-

sement ne revenait point lorsqu'il se livrait journellement au jeu de billard. Ne l'ayant pas revu,
nous ignorons les résultats de ce traitement. Je
ne rapporte donc pas cette observation comme
un succès, mais comme un exemple du vomissement nerveux chez un mélancolique, et pour
faire remarquer en même temps une singulière
anomalie des névroses stomacales : je veux parler
de l'effet produit par l'émétique. Malgré l'axiome
d'Hippocrate, *vomitus vomitu curatur,* qui pourrait
être souvent dangereux dans la pratique, on ne dira
certainement pas que l'emploi du tartre stibié fût
rationnel, et c'était pourtant la seule substance
médicinale qui exerçât une influence très-avan-
tageuse sur la maladie, sans doute en rompant
le spasme de l'estomac, à la manière des moyens
perturbateurs.

Enfin il existe un troisième vomissement nerveux, et c'est le plus fréquent. On s'imagine bien
que j'entends parler de celui qui est sympathique.
Un grand nombre de maladies peuvent le produire : on observe néanmoins qu'il dépend ordinairement des lésions des organes avec lesquels
l'estomac a des sympathies plus étroites. Ainsi les
maladies des intestins, du cerveau, des reins et
de l'utérus, le déterminent plus souvent que celles
des autres parties du corps. Lorsque ce vomissement est l'effet sympathique de *l'entérite,* de la
céphalite, de la *néphrite* et de la *métrite,* je pense,

avec M. Gaultier de Claubry, qu'il perd bientôt son caractère nerveux pour devenir inflammatoire, parce que ces phlegmasies se répètent facilement sur le principal organe de la digestion. Mais je ne puis accorder à ce médecin qu'il en soit de même quand le vomissement dont il s'agit est l'effet d'une affection non phlegmasique : dans les cas, par exemple, où il résulte de l'hydropisie essentielle du cerveau (1), du passage d'un calcul dans l'u-retère, des vers intestinaux, etc., il conserve long-temps sa *nervosité*; je suis même disposé à croire qu'il la conserverait pendant toute sa durée, si nulle autre cause que l'irritation nerveuse qui le produit ne contribuait au développement de la phlogose gastrique. Il m'est encore plus difficile de croire que le vomissement nerveux des fem-mes enceintes doive nécessairement occasioner cette phlogose, et qu'elles ne parviennent à éviter la gastrite qu'en se mettant au régime. Je l'avoue, cet exemple, choisi par notre confrère pour com-battre mon opinion, ne me prouve nullement que je sois dans l'erreur. Certes, je lui sais bon gré du conseil qu'il veut bien me donner d'étu-

---

(1) M. Andral fils nous a fourni l'histoire d'une petite fille de trois ans qui avait une hydropisie du cerveau et un vomissement répété, à la suite duquel l'estomac n'a pré-senté aucune trace d'inflammation. (LIII° observ.)

dier la médecine physiologique ; mais, à parler franchement, je ne vois pas la nécessité d'approfondir une doctrine qui fait naître des idées aussi exagérées pour ne rien dire de plus. La vérité est que la plupart des femmes font peu d'attention au vomissement qu'elles éprouvent pendant leur grossesse ; que ce phénomène ne les empêche point de manger comme à l'ordinaire si elles conservent de l'appétit, et qu'elles ne sont cependant presque jamais atteintes de gastrite par le seul effet de l'irritation nerveuse de l'estomac, bien qu'elle se prolonge plusieurs mois, et quelquefois même jusqu'à la fin de la gestation. C'est ce qui est prouvé par les autopsies que nous avons rapportées d'après MM. Dance et Guersent. On se rappelle qu'elles sont relatives à quatre femmes qui succombèrent à un vomissement opiniâtre vers le milieu de leur grossesse, et à l'ouverture desquelles le principal organe digestif se trouva parfaitement sain.

Au reste, si on désire savoir ce qui peut arriver lorsqu'on regarde le vomissement de l'état de grossesse comme un signe de gastrite imminente ou déclarée, je vais le dire en peu de mots. Une dame qui avait eu trois fausses couches devint enceinte pour la quatrième fois. Quelques douleurs d'estomac et le vomissement se manifestèrent à la première période de la gestation. Son médecin, qui est physiologiste, crut à l'existence d'une gastro-entérite chronique, et prescrivit un traitement antiphlogistique rigoureux. Les symptômes gastriques firent des progrès, les forces tombèrent, et l'embonpoint disparut. Le médecin eut alors de l'inquiétude, et en fit part au mari par voie indirecte. Alarmé de la situation de son épouse, celui-ci eut recours au professeur Dubois, qui, reconnaissant l'erreur, ne conseilla que l'air de la campagne et une bonne nourriture. La malade fut conduite à Meudon dans un tel état de faiblesse, qu'en arrivant il fallut la porter de la voiture jusqu'à l'appartement qui lui était destiné. Au bout d'un mois, cette dame était presque entièrement rétablie. Et il ne serait pas permis de s'élever avec force contre une théorie qui fait commettre de pareilles *bévues !* car c'est ici le mot propre. Je suis fâché de m'en servir, mais je ne sais appeler les choses que par leur véritable nom.

XVIII. *Malacie, pica.* Ces deux mots ont à peu près la même signification; l'un et l'autre désignent la dépravation du goût. S'il y a une différence entre la malacie et le pica, elle consiste seulement en ce que dans la première les désirs se portent sur des substances inusitées comme alimens, mais qui peuvent cependant nourrir, tandis que dans le second l'appétit se porte vers des objets qui ne contiennent aucun principe nutritif. Quoi qu'il en soit de cette distinction, peu importante pour la pratique, la malacie, ou la perversion de l'appétit, est une névrose gastrique qui accompagne quelquefois la gastralgie, comme nous l'avons dit dans la description générale, et qui peut aussi exister seule, c'est-à-dire sans douleur d'estomac et sans aucun autre phénomène nerveux.

Nous ne devons parler ici que de cette dernière espèce. On l'observe principalement chez les enfans délicats, les filles chlorotiques et les femmes enceintes. Dans le premier cas la maladie est idiopathique ; on croit qu'elle l'est aussi dans le second ; mais dans le troisième elle est évidemment sympathique. Cette affection est connue depuis long-temps, et les exemples en sont très-multipliés dans les auteurs. « Il est très-fréquent de voir des enfans languissans, à l'âge de trois ou quatre ans, dévorer secrètement, pendant des mois ou des années, le mortier des murs, de la poussière, de la craie, du charbon ou tout autre objet semblable. Roderic A-Castro cite l'histoire d'une femme qui mangea vingt livres de poivre, et celle d'une autre qui ne vivait que de glace. Van-Swieten parle d'une dame qui n'avait pas de plus grand plaisir que de boire beaucoup de vin, quoiqu'elle fût naturellement très-sobre. Une autre, suivant Sennert, qui rapporte beaucoup de faits de ce genre, avalait deux livres de craie et de pierre broyées, sans en être incommodée. Une fille a avoué à Sauvages qu'elle avait mangé jadis, avec un plaisir infini, la

·croûte qui s'attachait aux murailles des latrines. »
J'ai vu moi-même une femme qui faisait sécher
ses matières fécales, et les mangeait ensuite avec
délices. « Zacutus Lusitanus a connu une demoiselle qui, ayant, par mégarde, goûté ses excrémens,
en fit après sa nourriture favorite, au point qu'elle
ne pouvait s'en passer sans être malade. Une autre
mangeait jusqu'à deux livres de sel par jour, ce
qui lui attira une diarrhée bilieuse. Tulpius rapporte qu'une femme mangea impunément quatorze cents harengs salés pendant sa grossesse.
On lit dans les *Transactions philosophiques*, année
1767, l'histoire d'une femme qui, dégoûtée de
tous les alimens, s'introduisait le canon d'un souf-
flet dans la bouche, faisait aller elle-même cet
instrument, et avalait à longs traits et avec délices
l'air qui en sortait. Cette dépravation du goût entraîne quelquefois à des actes de fureur. Langius
cite l'observation d'une femme des environs de
Cologne, qui, désirant manger de la chair de son
mari, l'assassina pour satisfaire son barbare appétit, et en sala une grande partie pour prolonger
son plaisir.

» Il est des femmes qui, dès le moment qu'elles
conçoivent, prennent du dégoût pour certains alimens qu'elles aimaient beaucoup auparavant.
Baudelocque assure qu'une femme prit tout à coup
de l'aversion pour le vin, immédiatement après

avoir cohabité avec son mari On remarque quelquefois, au contraire, des femmes qui sont tourmentées par un goût exclusif pour certaines substances. Baudelocque rapportait, dans ses leçons, avoir connu des femmes dont les unes aimaient passionnément le marc de café, d'autres le charbon, quelques-unes la cire à cacheter, plusieurs du poisson cru volé, d'autres enfin du foin arraché à une voiture au moment où elle passait dans la rue. Sauvages a connu une femme qui, lorsqu'elle était enceinte, ne se nourrissait que de pain le plus noir qu'elle pouvait trouver. Il a aussi vu une femme enceinte qui s'occupait, pendant des mois, de ce qu'elle mangerait, sans rien trouver de son goût ; elle désirait ardemment ce qu'elle ne connaissait pas. En 1788, il y avait à la Salpêtrière une femme qui prenait tous les jours trois ou quatre cuillerées à bouche de cendre et quelques charbons, qu'elle croquait comme des dragées. M. Murat connaît une femme qui, dans une grossesse, mangeait avec délices et abondance du marc de café arrosé de vinaigre à l'estragon. Une femme, dit Roderic A-Castro, avait envie de manger un peu de l'épaule d'un boulanger, et elle le désirait si fort, que son mari fut contraint de prier le boulanger de permettre à sa femme de lui mordre l'épaule, pour la guérir d'une maladie qui était incurable sans ce moyen : le boulanger ayant souffert les deux premières morsures, ne put consentir à s'en laisser faire une troisième (1). *

On n'en finirait point si l'on voulait faire mention de tous les désirs bizarres et de toutes les
envies singulières que les filles chlorotiques et les
femmes grosses peuvent éprouver; le nombre en
est infini, et ils sont presque aussi variés qu'il y a
d'objets dans la nature : il existe peu de substances
en effet, même parmi celles qui répugnent le plus
dans l'état de santé, qui ne puissent être convoi-
tées par les personnes atteintes de la névrose stomacale appelée malacie ou pica. Mais, au milieu
de ce désordre, il y a deux remarques importantes
à faire : la première, c'est que les malades appè-
tent souvent ce qui leur convient. Ainsi, quand
ils recherchent du plâtre, de la craie, du charbon, etc., les absorbans leur sont avantageux,
pour détruire les mucosités gluantes et insipides
dont leur estomac est surchargé, et qu'ils vomissent ordinairement le matin, lorsqu'ils sont à jeun.
Cet instinct de la nature existe dans d'autres maladies nerveuses de l'appareil digestif; je l'ai observé plusieurs fois dans la gastralgie, et je l'ai
éprouvé moi-même : je désirais ardemment des
alimens secs, comme de la croûte de pain, et je
m'en trouvais beaucoup mieux que des liquides.
La seconde remarque à faire, c'est que les indi-

· (1) *Dictionnaire des sciences médicales*, tom. **XXX**,
article **Malacie**, par **MM**. Murat et Patissier.

vidus dont l'appétit est dépravé, avalent fréquemment .de grandes quantités de substances malsaines et dégoûtantes sans en être incommodés; d'où l'on peut conclure que leurs digestions se font parfaitement bien, et qu'ils n'ont point, par conséquent, d'inflammation gastrique.

Chez les enfans délicats et les filles qui ont les pâles couleurs, la malacie peut durer des années entières; chez les femmes enceintes, elle a lieu non seulement pendant les premiers mois de la grossesse, mais quelquefois elle se prolonge jusqu'après l'accouchement. Du reste, cette affection n'a rien de fâcheux, et disparaît d'elle-même après la cessation de la cause qui l'entretenait; autre preuve évidente qu'elle ne dépend pas d'une phlegmasie de la muqueuse digestive; car la véritable gastrite chronique ne se dissiperait pas si facilement la mort en serait même souvent le résultat; ce qu n'arrive peut-être jamais par le seul fait de la névrose dont nous venons de parler.

XIX. *Anorexie.* L'anorexie symptomatique est extrêmement fréquente; elle existe dans presque toutes les maladies aiguës, et dans un grand nombres de maladies chroniques. Il faut pourtant en excepter les névroses, et notamment celles du principal organe de la digestion. En effet, l'appétit y est quelquefois diminué, souvent perverti, déréglé ou augmenté; mais, chose singulière et digne d'être remarquée à cause de son importance pour le diagnostic, on voit peu de gastralgies, d'hypocondries, de vomissemens nerveux, etc., dans lesquels le désir d'alimens se trouve tout-à-fait anéanti, à moins que ces névroses ne soient compliquées d'une autre lésion pathologique. Or, si l'anorexie complète s'observe rarement comme symptôme des autres affections nerveuses de l'estomac, on doit bien penser qu'il est encore plus rare de rencontrer l'anorexie essentielle, c'est-à-dire indépendante d'une autre affection, et constituant par elle-même toute la maladie.

Ce n'est pas que les histoires d'anorexie manquent dans les livres : les auteurs, et Sennert en particulier, en citent, au contraire, une multitude; mais dans la plupart de ces exemples, le défaut d'appétit dépendait évidemment d'une autre affection, et quelques-uns se rapprochent tellement du merveilleux qu'il est difficile d'y ajouter foi : de manière qu'après avoir mis de côté tous les faits où le dégoût était symptomatique, et ceux qui ne peuvent inspirer aucune confiance, il en reste très-peu dans lesquels on puisse reconnaître une véritable anorexie idiopathique. L'observation suivante, citée par Pinel, d'après Stahl, quoique l'une des plus concluantes que je connaisse, est encore loin de satisfaire un esprit exact.

« Une femme, âgée de trente ans, d'un tempérament lymphatique et mélancolique, ne suivant aucune règle relativement à la nourriture et à l'air, est affectée pendant deux jours de nausées et de vomissemens ; elle rejette beaucoup de matières visqueuses foncées en couleur. (*Médicamens composés de substances astringentes et d'opium.*) Suppression du vomissement, mais nul retour de l'appétit, nul sentiment de la faim. Le peu d'alimens que la malade prend occasionent aussitôt un léger dégoût qui empêche d'en prendre de nouveaux ; décoloration et langueur générale. » Qu'est devenue cette femme? c'est ce que l'on ne dit pas, et c'est pourtant ce qu'il aurait fallu dire, si on voulait que le fait devînt utile à la science. Il y a plusieurs années, j'en ai observé un qui s'approche davantage des conditions nécessaires pour commander la conviction, sans les remplir entièrement.

Madame L. , âgée de cinquante-deux ans, d'un tempérament lymphatique, avait toujours éprouvé depuis son enfance un dégoût prononcé pour les viandes sèches ; elle n'en mangeait que de très-grasses, ou préparées avec des sauces à la graisse, du poisson et des légumes. Avec ce régime, et en menant une vie sédentaire, madame L. acquit une forte corpulence et jouit d'une bonne santé jusqu'à l'époque de son temps critique, qui eut lieu vers sa quarante-huitième année. Dès lors l'appétit commença à diminuer, et, la malade mangeant moins, l'embonpoint se dissipa aussi graduellement. Toutefois elle ne se trouvait pas assez incommodée, et le mal ne faisait pas des progrès assez rapides pour qu'elle jugeât à propos de demander des conseils. Il y avait plus de trois ans que l'inappétence et le dépérissement existaient lorsque je fus mandé. La langue était blanche et la peau décolorée; l'épigastre, exploré attentivement, n'offrait rien d'extraordinaire; il n'y avait jamais eu de douleur d'estomac, ni vomissement, ni diarrhée; les bouillons et le café au lait, seuls alimens que la malade pût avaler, et qu'elle *buvait* par raison, étaient parfaitement digérés; point de fièvre, sommeil excellent, meilleur même que dans l'état naturel. Les moyens les plus capables d'exciter la faim, tels que l'eau magnésienne, l'osmazome, les vins de quinquina et d'absynthe, etc., furent employés inutilement, mais aussi sans aggraver la maladie, qui continuait sa marche comme si elle eût été abandonnée à la nature. Je demandai une consultation, et M. le professeur Fouquier fut appelé. D'après son avis, on fit usage du sulfate de quinine incorporé dans l'extrait de genièvre, de quelques boissons excitantes, d'un peu de vin de Malaga, de frictions générales et de bains composés avec l'écorce de chêne et les plantes aromatiques. Sans provoquer un appétit décidé, ce nouveau traitement fit du bien : la répugnance pour les alimens n'était plus insurmontable; madame L.

pouvait prendre et digérer des potages et des huî
tres, ses forces revenaient un peu, et je commençais à espérer de la voir se rétablir, lorsqu'elle eut
la douleur de perdre son mari, enlevé en trois
jours par un catarrhe suffocant. De ce moment,
elle retomba dans son premier état, et succomba
six semaines après, réduite au dernier degré du
marasme.

L'autopsie n'ayant pas été faite, par des raisons
indépendantes de ma volonté, il m'est impossible
d'affirmer que cette dame n'avait pas de lésion organique de l'estomac ou de quelque autre viscère
de l'abdomen; mais rien ne prouve qu'elle eût été
atteinte d'une altération de ce genre : l'abolition
complète du sentiment de la faim, la chute des
forces et le dépérissement, suites inévitables du
défaut d'alimentation, étaient les seuls symptômes
caractéristiques de la maladie; d'où je suis porté
à croire que c'était là une *anorexie* idiopathique,
une affection purement nerveuse du principal organe digestif, amenée lentement par la nourriture
atonique dont madame L. faisait habituellement
usage. Ce qui semble confirmer mon opinion,
c'est que la malade, naturellement d'un caractère
doux et un peu indolenté, devint irritable et
très-susceptible; c'est que les variations de l'atmosphère et les changemens de température exerçaient une grande influence sur sa situation, .
comme cela arrive dans toutes les maladies où le

système nerveux est plus spécialement affecté. Il
est difficile de se persuader d'ailleurs qu'une phlegmasie chronique, ou un squirrhe de l'estomac,
puisse exister aussi long-temps sans produire de
douleur, sans occasioner de vomissement, et sans
troubler les digestions. Enfin ces affections se seraient aggravées par l'emploi des stimulans et des
toniques actifs; tandis qu'ils avaient sensiblement
amélioré l'état de la malade, et l'auraient peut-
être guérie si un violent chagrin n'en eût pas
arrêté les effets avantageux.

XX. *Boulimie.* On ne peut faire un pas en médecine physiologique sans rencontrer des inconsé-
quences. Je n'ai point entrepris de relever toutes
celles dont nos réformateurs, qui en ont tant reproché aux autres, notamment à leur vénérable
maître le professeur Pinel, se sont rendus coupa-
bles sur la partie que je traite, cela m'aurait entraîné beaucoup trop loin; mais il en est une
qui me paraît assez curieuse, et qui est en même
temps assez grave pour que je demande la per-
mission de la signaler en passant. Elle est relative à la boulimie nerveuse, la seule dont je doive
m'occuper, parce que l'appétit extraordinaire dû
à un vice d'organisation de l'estomac, à l'ouverture du canal cholédoque dans cet organe, à l'absence de la vésicule du fiel, ou à quelque autre
cause semblable. est étranger à mon sujet. Du
reste, il en est de cette boulimie comme des autres

névroses gastriques; elle peut exister isolément, ou ne constituer qu'un symptôme de la gastralgie; mais les réflexions critiques auxquelles je vais me livrer s'appliquent à ces deux circonstances.

Après avoir enseigné qu'un appétit trop violent occasione l'inflammation de la muqueuse gastro-intestinale, et que l'éréthisme nerveux dans lequel consiste cet appétit n'est autre chose que le premier *pas* d'une gastro-entérite, les médecins physiologistes font cependant jeûner, pour ne pas dire mourir de faim, les personnes qu'ils croient menacées ou déjà atteintes de cette inflammation. Ils ne s'aperçoivent donc pas que leur pratique est ici en contradiction formelle avec leur théorie; car, en supposant que les besoins excessifs de manger entraînassent nécessairement la gastro-entérite, et que l'éréthisme qui les constitue formât le commencement de cette phlegmasie, la première indication à remplir pour la prévenir ou arrêter ses progrès serait encore d'apaiser ces besoins par une quantité suffisante de nourriture, attendu qu'il est de règle générale en médecine de commencer le traitement d'une maladie par l'éloignement des causes qui l'ont produite et qui peuvent l'entretenir. Eh bien ! dans le cas dont nous parlons, ces médecins font précisément tout le contraire : au lieu d'éloigner la cause pour annuler les effets, ils l'entretiennent comme moyen de guérison. Quoi ! d'un côté, vous soutenez qu'un appétit immodéré concourt au développement et à la prolongation de la gastro-entérite chronique, et, de l'autre, c'est en faisant supporter la faim à vos malades que vous prétendez les guérir ou les préserver de cette inflammation? Aussi la trop grande sévérité que vous leur imposez dans le régime contribue-t-elle beaucoup aux déplorables résultats de votre traitement.

Cette sévérité ne convient que dans les cas où la muqueuse digestive est décidément enflammée, et alors on a rarement besoin de la prescrire aux malades : ils se mettent presque toujours d'eux-même à la diète, parce qu'ils n'ont aucun désir de prendre de la nourriture; mais tant qu'ils conservent de l'appétit, il est à peu près certain que la maladie n'est que nerveuse, qu'il n'y a pas de gastro-entérite; et le meilleur moyen pour empêcher le développement de cette phlegmasie, c'est de les laisser manger avec modération.

Il ne faut pas s'imaginer néanmoins que ce soit toujours en causant l'inflammation de la muqueuse digestive, que la faim démesurée produit de mauvais effets : pour l'ordinaire, ce n'est qu'en exaspérant de plus en plus la sensibilité nerveuse de l'estomac qu'elle devient nuisible ; et cette exaspération est si peu de nature inflammatoire, que la gastralgie qui en résulte peut durer plusieurs années de suite, se dissiper, et revenir à des

époques plus ou moins éloignées, sans s'accompagner de phlogose gastrique. Je ne dis pas cependant que l'éréthisme nerveux qui donne lieu à
un appétit dévorant ne conduise jamais à la gastro-entérite; je suis persuadé, au contraire, qu'il
y conduit quelquefois, surtout lorsque d'autres
circonstances concourent en même temps à la production de cette phlegmasie. Mais, fondé sur l'expérience, je soutiens que l'éréthisme en question
est le plus souvent simple, et dégagé de tout mélange phlegmasique, comme nous l'avons déjà
dit pour les gastralgies en général, dont il n'est
qu'une variété. Ainsi la faim canine est une cause
directe de gastralgie, et seulement une prédis-
position à la gastro-entérite. La comparaison suivante, d'une exactitude incontestable, rendra mon
idée plus intelligible.

L'appétit vénérien, porté même à un haut degré, n'entraîne pas nécessairement l'inflammation
des parties génitales ; l'orgasme qui le constitue
peut se répéter fréquemment et durer long-temps
sans que ces parties soient atteintes de la moindre
phlogose ; mais qu'à cet orgasme se joignent des
causes d'inflammation, comme l'abus des spiritueux, l'usage des cantharides, la suppression
d'une hémorrhagie habituelle, etc., les parties
génitales s'enflammeront facilement. La même
chose a lieu pour l'appétit alimentaire : l'irritation nerveuse dans laquelle il consiste peut être

fort intense et se renouveler tous les jours, sans que pour cela l'estomac et les intestins deviennent nécessairement le siége d'une inflammation; mais si la personne qui éprouve un excès d'appétit use de stimulans, ou si le flux hémorrhoïdal par exemple, auquel elle pouvait être sujette, s'est supprimé, ces organes s'enflammeront avec la plus grande facilité.

Veut-on une autre comparaison : elle aura l'avantage d'être prise dans le système digestif même, et de fournir par conséquent une induction encore plus concluante. Lorsque la faim dépasse ses limites naturelles, les glandes salivaires, leurs conduits excréteurs, et la muqueuse buccale, sont dans un état d'éréthisme tout-à-fait analogue à celui de l'estomac. Le malade en a connaissance par le sentiment d'une tension douloureuse qu'il éprouve dans ces parties; la salive est sécrétée plus abondamment que de coutume; ce liquide jaillit dans la bouche avec une force remarquable, et donne lieu à une stupation continuelle. Souffrez la faim cependant aussi long-temps que vous le voudrez, cette sur-activité de votre appareil salivaire n'entraînera pas son inflammation, à moins qu'il ne soit soumis en même temps à l'action de quelque autre cause stimulante.

Deux réflexions bien simples doivent se présenter à l'esprit des médecins, sur l'appétit extraordinaire qui caractérise souvent les affections

nerveuses de l'estomac. 1° S'il annonçait réellement une gastro-entérite chronique, comme on
l'assure, tous les individus qui éprouvent de vifs
besoins de manger, la plupart des convalescens
entre autres, chez lesquels la faim est ordinairement insatiable, seraient atteints, ou au moins
fortement menacés de cette maladie ; ce qui est
par trop contraire à l'observation pour qu'il soit
possible de l'admettre. 2° Si le premier degré de
l'état inflammatoire de l'estomac exaspérait la
faim, elle devrait être d'autant plus grande que
cet organe se trouverait plus enflammé; en d'autres termes, si une légère gastrite augmentait l'appétit, une gastrite plus forte devrait l'augmenter
davantage; tandis qu'il est de notoriété médicale
que le dégoût de la nourriture est le symptôme
le plus constant des phlegmasies de la muqueuse
digestive.

Examinez ce qui se passe dans les gastro-entérites aiguës de toute espèce, primitives ou se-
condaires. Le besoin de manger ne cesse-t-il pas
complétement plusieurs jours avant que la maladie ne soit déclarée, pour revenir dans la convalescence, c'est-à-dire quand l'inflammation du
canal digestif a disparu ? Il n'est pas même nécessaire que les lésions aiguës de l'estomac et des
intestins s'élèvent au degré d'une véritable gastro-
entérite, pour que la faim soit anéantie; les irritations gastriques qui ont lieu dans la plupart

des fièvres dites essentielles, et dans une multitude d'autres affections pathologiques, produisent toujours cet effet : en un mot, la faim est anéantie dans toutes les maladies aiguës dans lesquelles la muqueuse gastro-intestinale est enflammée, ou seulement irritée, soit idiopathiquement, soit d'une manière sympathique. Cette loi générale est si constante qu'il serait difficile d'en citer des exceptions.

Or, s'il est prouvé que les phlegmasies et les simples irritations aiguës de l'estomac détruisent l'appétit, on ne peut pas raisonnablement soutenir que son inflammation chronique l'augmente. Que la gastrite latente n'anéantisse pas ce besoin aussi complétement que la gastrite aiguë, cela se conçoit, l'intensité des effets doit être proportionnée à la violence de la cause; mais avancer que la première le rend plus fort que dans l'état naturel, quand on est obligé de convenir que la seconde l'annulle tout-à-fait, ou, pour parler autrement, regarder la boulimie comme un effet de la gastro-entérite chronique, pendant qu'il est incontestable que la gastro-entérite aiguë entraîne le dégoût des alimens, c'est vraiment une absurdité.

Pour être conséquent, il faut nécessairement admettre que l'éréthisme qui produit la faim canine n'est pas de même nature que la phlegmasie et l'irritation qui occasionent l'anorexie. Il est impossible de croire, en effet, que ces deux symptômes opposés naissent de l'état inflammatoire seul, plus ou moins développé, de la muqueuse digestive. Un contraste aussi frappant peut exister dans la gastralgie, par la raison que les maladies qui consistent dans l'exaltation et l'aberration de la sensibilité nerveuse donnent lieu à beaucoup d'anomalies, aux phénomènes les plus disparates. De là les variétés et les bizarreries qu'on remarque dans l'appétit des sujets atteints de névrose gastrique; bizarreries telles, qu'il arrive souvent que le même malade est tantôt affamé et tantôt dégoûté de toute nourriture; que la même personne a une répugnance insurmontable pour certains alimens et des désirs irrésistibles pour d'autres, comme on le voit chez beaucoup de filles chlorotiques et de femmes enceintes.

Mais ce contraste et cette incohérence ne se rencontrent pas dans la gastro-entérite simple, attendu que les symptômes des phlegmasies sont, en général du moins, permanens, réguliers, coordonnés entre eux, en harmonie avec la lésion qui les détermine, et qu'ils n'offrent des variations remarquables que sous le rapport de leur intensité. Ainsi l'inappétence, qui s'observe toujours dans les gastro-entérites aiguës, est également un symptôme invariable de la gastro-entérite chronique; elle persiste sans interruption depuis le commencement jusqu'à la fin de cette phlegmasie gastro-intestinale : le retour de l'appétit annonce la terminaison de la maladie. S'il est vrai que l'inflammation latente de la muqueuse digestive s'accompagne quelquefois du besoin excessif de manger et de désirs fantasques, c'est qu'elle est alors compliquée de gastralgie, comme cela arrive dans certains cas que nous avons déjà été obligé de faire remarquer en différentes occasions, mais dont nous ne parlerons pas maintenant, pour ne point trop anticiper sur ce que nous avons à en dire par la suite. Je dis que la gastro-entérite chronique est alors compliquée de gastralgie, parce que ce besoin et ces désirs tiennent à une névrose de l'estomac, et non à l'inflammation de cet organe ; et que dans toutes les circonstances où ils existent on peut affirmer qu'il y a affection nerveuse du système digestif.

Enfin les faits, dont l'autorité a encore plus de poids que celle de l'analogie et du raisonnement, prouvent aussi que les médecins physiologistes nous induisent en erreur, lorsqu'ils soutiennent que la faim démesurée indique toujours une phlegmasie imminente, ou déclarée, de la muqueuse digestive. S'il en était ainsi, j'aurais eu une gastro-entérite épouvantable, attendu que j'ai souffert ce besoin pendant une année, et à un degré extrême. Quel est cependant le médecin sans prévention, qui, après avoir lu attentivement la première observation de cet ouvrage, ne dira pas que cette maladie était purement nerveuse ? Plusieurs autres personnes affectées de la même maladie que moi, et qui sont venues me consulter après avoir été traitées par des médecins de la nouvelle école, m'ont présenté le même phénomène, c'est-à-dire un appétit excessif et de longue durée, sans inflammation gastrique.

Un homme que j'ai soigné, conjointement avec M. Léveillé, pour un abcès de l'œsophage, a supporté la faim et la soif pendant quatorze jours, sans pouvoir avaler une seule goutte de liquide. L'introduction forcée de la sonde ayant été reconnue dangereuse, on se borna à soutenir les forces par des lavemens nutritifs, et à étancher la soif avec des collutoires. Certes, si la faim entraînait inévitablement la gastrite, voilà un cas où cette inflammation aurait existé, d'autant plus que cet homme avait un tempérament sanguin, et que le besoin de boire et de manger qu'il éprouvait était excessif. Tout prouve cependant que son estomac n'était pas enflammé, puisque ses digestions se faisaient très-bien, et que sa santé revint promptement, aussitôt que le passage des alimens fut rétabli par la rupture et l'évacuation spontanées de la collection purulente.

On lit dans le onzième numéro de la *Revue Britannique* le fait de l'infortuné Antoine Viterbi, qui prit la courageuse résolution de se laisser mourir de faim, pour s'épargner l'ignominie d'une exécution publique, et priver ses ennemis de la satisfaction de le voir monter sur l'échafaud. Rien n'est plus intéressant que le journal, d'abord écrit par lui-même, et ensuite sous sa dictée, de toutes les souffrances qu'il éprouva pendant l'abstinence complète à laquelle il s'était condamné. Eh bien! quoique ce touchant récit contienne les détails les plus minutieux, on n'y trouve aucun symptôme de gastrite, si ce n'est une soif intense, qui ne suffit pas pour la caractériser. Viterbi répète souvent, au contraire, que l'estomac et les intestins étaient dans la quiétude la plus parfaite, qu'il ne ressentait pas la moindre douleur dans ces parties. La faiblesse et l'intermittence du pouls, des vertiges et des syncopes, furent les phénomènes les plus remarquables de cette agonie, qui se termina le dix-huitième jour par une mort digne de Socrate.

Bontius, Albertini et Peyer ont fait l'ouverture de plusieurs personnes qui étaient mortes de faim; et quoique ces auteurs aient noté soigneusement les lésions organiques qu'ils avaient vues, ils ne font aucune mention de la phlegmasie de l'estomac (1). Rédi et Valsalva, qui ont disséqué des animaux que le manque de nourriture avait fait périr, gardent également le plus profond silence sur cette phlegmasie. Rédi affirme

---

(1) Morgagni, *De caus. et sed. morb.* Epist. XXVIII.

même qu'il est incroyable dans quel bel état il trouvait les viscères de ces animaux. Nos adversaires pourront dire qu'on ne connaissait pas la gastrite à l'époque où ces médecins vivaient, et qu'elle a pu échapper à leur investigation ; mais nous avons prouvé que cette inflammation était connue depuis long-temps, et des observateurs aussi scrupuleux, en recherchant les altérations cadavériques des sujets morts de faim , auront certainement dirigé leur attention vers le principal organe digestif. On se persuadera donc difficilement qu'ils eussent méconnu sa phlegmasie , si elle avait existé. En mon particulier, j'aime mieux croire à son absence qu'à l'ignorance de ces observateurs. Ce qui me confirme encore dans l'idée qu'elle n'existait point , c'est qu'en commentant les faits dont il s'agit, et en discutant, avec sa sagacité ordinaire, sur d'autres faits semblables, Morgagni ne dit pas non plus un seul mot de la gastrite. Ce silence d'un médecin grand anatomiste et qui a souvent parlé de l'inflammation de la muqueuse gastro-intestinale , comme nous l'avons déjà dit, prouve qu'il ne pensait pas que la boulimie l'occasionât aussi facilement qu'on le croit de nos jours.

Ne connaît-on pas d'ailleurs les histoires de certains individus qui dévorent des quantités énormes d'alimens, et dont la voracité les porte même à se repaître des objets les plus dégoûtans? Percy en a rapporté plusieurs dans le *Journal de Médecine;* on en trouve aussi de très-curieuses dans l'important ouvrage de .M. le professeur Leroux (1). Ces grands mangeurs n'ont pas néanmoins de gastro-entérite : la boulimie qui les tourmente, au lieu d'être l'indice d'une inflammation gastrique, comme on le croit aujourd'hui, est positivement une preuve du contraire; et la facilité avec laquelle ils digèrent les substances qu'ils s'introduisent dans l'estomac, prouve encore contre l'existence de cette inflammation; car le manque d'appétit et l'impossibilité de digérer étant, d'après l'auteur de l'*Histoire des Phlegmasies chroniques,* des symptômes constans de gastrite latente, il en résulte nécessairement que l'appétence et l'accomplissement des digestions sont des signes négatifs de cette gastrite. Il est vrai que cet auteur ne professe plus la même opinion; mais je m'en tiens à son premier ouvrage, qui passe aux yeux de presque tous les médecins pour être le meilleur et le plus conforme à l'expérience clinique. On peut donc établir en principe général, et regarder comme une chose certaine, autant qu'il est possible de le faire en médecine, que les malades qui ont faim et qui digèrent, ne sont point affectés de

---

(1) *Cours sur les généralités de la médecine pratique et sur la philosophie de la médecine.*

gastro-entérite, quels que soient d'ailleurs les symptômes qu'ils éprouvent.

Je me résume : le sentiment de la faim ne dépend que d'une excitation nerveuse de l'appareil digestif. La lésion qui constitue la gastro-entérite peut résulter accidentellement, et résulte quelquefois en effet de cette excitation portée à un haut degré; mais elle n'en est ni la continuation, ni une suite nécessaire : ce sont là deux choses parfaitement distinctes, puisqu'elles existent presque toujours séparément. Ces deux états morbides peuvent se succéder, mais ils ne marchent pas souvent ensemble. Telle est même la différence de leur nature, qu'il est permis de dire que la présence de l'un doit généralement faire présumer l'absence de l'autre. Ma pratique m'autorise à penser du moins que les cas de douleurs d'estomac avec boulimie sont tous, ou à peu près tous, des névroses gastriques; et l'on sait que l'appétit manque peut-être constamment dans les inflammations fortement prononcées de la muqueuse gastro-intestinale.

Ainsi on a tort de dire que l'éréthisme, dans lequel consiste la faim extraordinaire, est le premier *pas* d'une gastro-entérite ; on a tort surtout de le traiter comme si c'était réellement une phlegmasie. Il est vrai que le traitement antiphlogistique sévère peut calmer la violence de l'appétit ; mais c'est en augmentant la susceptibilité de l'estomac

et la mobilité nerveuse générale ; c'est en détermi-
nant l'hypocondrie ou l'imbécillité, et quelquefois
la folie. La cinquième observation que nous avons
rapportée, et les autres cas mentionnés dans les
réflexions qui la suivent, sont des preuves de ce
dernier résultat. Un médecin de ma connaissance
en a vu un autre exemple frappant chez une dame
qui, à la suite du traitement antiphlogistique qu'on
lui avait prescrit, et après avoir souffert la faim
pendant deux ou trois mois, à cause d'une prétendue gastro-entérite chronique, perdit d'abord complétement la raison, et succomba au bout de quelque temps d'aliénation mentale. Quoique partisan
de la doctrine physiologique, le médecin qui m'a
rapporté ce fait n'a pu résister à l'évidence ; il a eu
la franchise de convenir que cette dame était morte
victime de la théorie que nous combattons. Encore
une fois, ce qui produit la boulimie, pour laquelle Hippocrate conseille le vin pur (*Aph.* 21,
sect. II), n'est pas une inflammation de la muqueuse digestive ; c'est un état essentiellement
nerveux de l'estomac, une variété de la gastralgie,
laquelle diffère autant de la gastrite qu'une névrose
de l'œil, par exemple, diffère de l'ophthalmie, et
ne passe point aussi facilement qu'on le croit à
l'état phlegmasique. Contraire à la raison, et démentie par les faits, l'identité de ces affections
doit être repoussée comme une innovation dangereuse, enfantée par la manie de ramener presque

toutes les maladies à l'inflammation, et, qui pis est, à un seul mode inflammatoire.

Ici se termine ce que nous avions à dire sur le diagnostic des névroses gastriques. Il me serait facile d'en multiplier les exemples : depuis qu'une cruelle expérience m'a appris à les connaître, ma pratique m'en a fourni un nombre prodigieux. Je puiserais aussi d'autres observations de ce genre dans les auteurs, notamment dans Trnka (1), où l'on en trouve de fort intéressantes, si je ne pensais pas que les faits dont j'ai rendu compte, et les descriptions générales que j'en ai tracées, suffisent pour donner une idée de ces névroses, et faire sentir la nécessité de les distinguer soigneusement de la gastro-entérite chronique. Il importe d'autant plus de ne pas les confondre, que ce qui guérit les phlegmasies de l'estomac peut exaspérer et même créer ses maladies nerveuses, et que les moyens curatifs de celles-ci sont contraires dans celles-là. Que dirait-on d'ailleurs d'un médecin qui confondrait les névralgies sous-orbitaires avec les inflammations de la joue? Cette manière de voir n'aurait cependant rien de plus absurde que de prendre les gastralgies pour des gastro-entérites. On ne peut donc pas assimiler les névroses de l'estomac aux phlegmasies de cet organe, sans encou-

---

(1) *Historia cardialgiæ.*

rir le reproche de tout embrouiller à force de vouloir tout éclaircir, et de compromettre gravement
la vie des hommes.

C'est pourtant ce que l'on fait aujourd'hui : la
gastro-entérite latente ne paraît être si commune
que parce qu'on regarde les névroses gastriques
comme des inflammations. Quand on sera revenu
de cette opinion erronée (et l'on en reviendra bientôt), on verra que les affections nerveuses du système digestif se rencontrent bien plus fréquemment
que sa phlegmasie chronique. Je ne dis pas pour
cela que cette dernière soit aussi rare qu'on le
croyait autrefois ; je pense seulement que l'imagination des médecins physiologistes en exagère beaucoup trop la fréquence. Nous l'avons déjà fait remarquer, ce n'est que dans les hôpitaux qu'on peut
l'observer assez souvent, et cela parce que les malheureux qui vont y chercher des secours sont généralement adonnés à la boisson, à l'ivrognerie et à
la crapule, c'est-à-dire aux causes les plus capables
d'enflammer le canal digestif ; elle est bien plus rare
dans les classes élevées de la société, par la raison
que leur genre de vie les expose davantage aux névroses de ce canal. *Quis non videt*, dit Baglivi, *quòd
magna morborum pars ab eo, quod singulorum cer-
vicibus impendet curarum jugo, aut producatur,
aut foveatur, præsertim in iis qui fortuna utuntur
lautiori ; hi namque animi potiùs quam corporis*

motibus afficiuntur (1). En français, tout le monde voit que les inquiétudes et les peines de l'ame occasionent ou fomentent beaucoup de maladies, surtout parmi les personnes favorisées de la fortune, attendu qu'elles ont l'esprit presque toujours tourmenté, pendant que leur corps est ordinairement tranquille. Or, l'expérience ayant appris que les affections morales déterminent des névroses plutôt que des phlegmasies, il en résulte que les maladies gastriques des gens aisés doivent être plus souvent nerveuses qu'inflammatoires ; ce qui est effectivement confirmé par l'observation clinique.

Le docteur Briand, auteur d'un manuel de médecine légale, a été consulté par un homme d'environ quarante ans, pour de violentes douleurs d'estomac, accompagnées d'une consomption très-avancée. Cet homme avait été guéri six mois auparavant d'une fièvre bilieuse, et l'on sait ce qu'est cette maladie en langage physiologique. Considérant que le malade avait éprouvé une gastro-entérite aiguë, le docteur n'hésita pas à penser qu'il avait actuellement une gastro-entérite chronique, par la raison toute simple que ces deux phlegmasies se succèdent avec la plus grande facilité. D'ailleurs on ne pouvait méconnaître, selon ce médecin, l'inflammation gastro-intestinale ;

(1) *Lib. I, cap. XIV.*

portée même à son plus haut degré. Après avoir établi un pronostic fâcheux , il ordonna l'application de douze sangsues à la région épigastrique, un cataplasme émollient qu'on devait arroser avec du *laudanum ,* et une tisane de coquelicot édulcorée avec le sirop de guimauve. Ce traitement fut prescrit bien plus pour ne pas avoir l'air d'abandonner le malade à une mort certaine, que dans l'espoir d'obtenir une guérison qui paraissait impossible. M. Briand éprouva donc une grande surprise en rencontrant peu de temps après le malade se portant très-bien. Mais en faisant des questions sur ce qui s'était passé, le médecin apprit que la garde-malade s'était trompée de bouteille ; le sirop avait servi à arroser le cataplasme, et le *laudanum de Sydenham* à édulcorer la boisson : six gros de ce médicament avaient été consommés en huit jours, à la suite desquels le malade s'était trouvé parfaitement rétabli. L'étonnement fit alors place à la réflexion. M. Briand soupçonnait déjà que l'opium était utile dans le traitement de la gastro-entérite chronique , parce qu'il en avait obtenu plusieurs fois des avantages marqués; et ce nouveau fait , en fortifiant ses soupçons , l'engagea à faire des recherches ultérieures pour savoir définitivement si les opiacés ne posséderaient pas en effet une grande vertu contre l'inflammation latente de la muqueuse des voies digestives.

Cette observation, qu'on aurait pu croire fabuleuse si je n'avais pas nommé son auteur, fut communiquée à la Société médicale d'Émulation de Paris il y a quelques années. Chargé d'en rendre compte à cette société savante, je dis que le fait était fort curieux, mais qu'avant de prononcer sur sa valeur réelle, il était prudent d'attendre le résultat des nouvelles recherches auxquelles le docteur Briand avait promis de se livrer. Si je faisais ce rapport aujourd'hui, je serais beaucoup moins circonspect : plus éclairé par l'expérience, je ne balancerais pas à dire que la méprise de la garde-malade a dévoilé l'erreur du médecin ; que la maladie était une gastro-entéralgie, et non une gastro-entérite ; que les autres cas de prétendues phlegmasies gastriques dans lesquels M. Briand avait déjà reconnu les bons effets de l'opium, étaient aussi des névroses ; et je suis persuadé que tous les praticiens de bonne foi seront de cet avis, qui était celui de M. Larrey lorsque la question fut discutée à la Société médicale d'Émulation. Voilà comme la gastro-entérite chronique se multiplie tant depuis la naissance de la doctrine physiologique.

C'est vraiment une chose inconcevable, et en même temps bien affligeante, que la légèreté avec laquelle les médecins physiologistes admettent l'existence de l'inflammation gastrique. A les entendre, l'estomac serait un foyer combustible, toujours prêt à s'enflammer par la plus légère étincelle et les causes les plus opposées ; il s'enflammerait même spontanément , et, aiguë ou chronique, continue ou intermittente, régulière ou irrégulière, sporadique, endémique ou épidémique, contagieuse ou non, la gastro-entérite remplirait seule presque tout le cadre nosologique, sous les dénominations de peste, de typhus, de variole, de rougeole , de scarlatine , de fièvres de tout genre, de choléra-morbus, de gastralgie, de boulimie, d'hypocondrie, etc., etc. : ce serait un véritable *Protée*, s'il en fût jamais, qui se répandrait dans le monde sous mille formes différentes; ou mieux encore, ce serait une *hydre* qui, relevant à chaque instant la tête sous les pas du médecin, menacerait de dévorer la population tout entière; et la muqueuse digestive, dont les fonctions sont si importantes à la vie, deviendrait le principal instrument de notre destruction. Certes, il n'est point nouveau de trop généraliser en médecine, l'histoire de l'art en offre de mémorables exemples; mais ce qui est nouveau, c'est de rapporter la plupart des maladies à une seule affection pathologique , de ne voir partout qu'une phlegmasie gastro-intestinale. Si je disais que cette *gastromanie* fait peut-être autant de victimes que la gastro-entérite elle-même , on crierait au paradoxe , et il n'y a cependant rien de plus vrai.

Ce n'est pas tout. Non contens de réduire à peu

près toute la médecine à la gastro–entérite, de soutenir que cette inflammation existe dans la presque totalité des maladies aiguës, si ce n'est primitivement, au moins par extension sympathique; de lui attribuer toutes les fièvres dites essentielles (1); les médecins dont je parle confon-

---

(1) L'idée de placer dans l'estomac le siége primitif des fièvres essentielles n'a pas même le mérite de la nouveauté : il y a plus d'un siècle que Rega, professeur à l'université de Louvain, l'a publiée dans le douzième chapitre de son Traité de la sympathie (*Tractatus medicus de sympathiá*); et quoique sa doctrine, qui n'eut aucun partisan, ne puisse être admise, elle est plus raisonnable que celle des médecins physiologistes, en ce qu'il ne prétend pas que la lésion gastrique qui donne lieu aux symptômes des pyrexies soit toujours inflammatoire. Le fait est que les fonctions digestives sont troublées dans presque toutes les fièvres continues, et que ce trouble annonce une affection quelconque de l'estomac ; mais cette affection n'est pas constamment phlegmasique, car on ne trouve aucune trace d'inflammation de cet organe à l'ouverture d'un grand nombre d'individus morts de ces maladies. Il est vrai néanmoins que les fièvres dites essentielles peuvent s'accompagner d'une inflammation des premières voies, et qu'il y a même des circonstances où elle est assez considérable pour faire penser qu'elle constitue le fond de la maladie ; mais puisqu'il est également vrai que cette inflammation manque souvent dans les pyrexies, et que dans la plupart des cas où on l'observe elle est si légère et si peu importante, qu'elle ne peut être considérée que

dent ces fièvres en *une seule espèce de gastro-entérite*, comme si la phlegmasie gastro-intestinale
qui peut avoir lieu dans la peste, la fièvre jaune,
la fièvre adynamique, la fièvre inflammatoire, la
fièvre muqueuse, etc., était absolument de même
nature, et devait être traitée par les mêmes moyens;
c'est-à-dire qu'ils ne reconnaissent qu'un seul genre
d'inflammation, comme si la pustule maligne, le
phlegmon, la goutte, le bubon syphilitique, etc.,
ne différaient en rien les uns des autres. Il faut avoir
le courage de le dire parce que c'est la vérité : la
prétendue identité des phlegmasies en général et des
gastro-entérites en particulier, est encore une erreur funeste qui fait abuser des antiphlogistiques,
comme le système de Brown faisait abuser des
stimulans, et dont le moindre danger est de rendre les convalescences interminables (1).

---

comme un phénomène accessoire ou consécutif, il est clair
que la théorie qui lui attribue toutes les fièvres n'est qu'une
hypothèse, laquelle sera bientôt reléguée parmi les aber-
rations de l'esprit humain.

(1) Sur ce point je n'ai jamais partagé l'opinion de la
nouvelle école; j'ai toujours pensé que les inflammations
aiguës de la muqueuse digestive offraient les mêmes différences que celles de l'extérieur du corps, et c'est avec
plaisir que j'ai trouvé les mêmes idées dans la *Clinique de
la Charité*, rédigée par M. Andral fils, dans les *Lettres à
un médecin de province*, par le docteur Miquel, dans des
mémoires publiés par les élèves de M. Bretonneau, et dans

Mais revenons à notre sujet. Si l'on voulait absolument, contre toute espèce de raison, donner aux gastro-entéralgies le nom de gastro-entérites chroniques, il faudrait au moins y ajouter l'adjectif *nerveuses*, pour les distinguer de la véritable phlegmasie gastro-intestinale. Il faudrait surtout qu'on ne les traitât pas constamment par les antiphlogistiques, attendu que ces moyens nuisent dans le plus grand nombre des circonstances. Ils ne peuvent convenir en effet que pendant la première période de certains cas de névroses gastriques, et l'on doit même alors, pour que leur usage ne devienne pas nuisible, les employer avec beaucoup plus de mesure que dans les inflammations. Il

---

le *Traité sur la diphtérite*, que ce célèbre praticien a mis au jour. Mon avis était que les gastro-entérites sont *exquises* ou franchement inflammatoires, *bilieuses* comme certains érysipèles, *délétères* ou gangréneuses, etc. La gastro-entérite qui accompagne ordinairement la fièvre adynamique, et qui constitue peut-être souvent la base fondamentale de cette fièvre, me paraissait de même nature que les furoncles cutanés ; ce qui se trouve confirmé par les observations et les recherches intéressantes du médecin en chef de l'hôpital de *Tours*. Une chose certaine, c'est que toutes ces différences existent dans les angines, et l'on ne voit pas pourquoi il en serait autrement des phlegmasies gastro-intestinales. Si c'était ici le lieu, je pourrais développer cette théorie, et l'étayer de preuves convaincantes : elle est féconde en beaux résultats.

faudrait encore modifier le pronostic de la maladie, et ne pas dire qu'elle est ordinairement mortelle, parce que cette sentence, vraie quand il
s'agit d'une phlegmasie chronique de l'appareil
digestif, est entièrement fausse lorsqu'on l'applique aux affections nerveuses de cet appareil. Je ne
dis pas que ces affections soient exemptes de tout
danger : en apportant des obstacles à la digestion
et par suite à la nutrition, elles peuvent amener
la chute des forces, le dépérissement, la langueur, le marasme, etc. ; elles peuvent aussi devenir dangereuses en donnant lieu à des gastro-entérites, à des désorganisations de tissu, au *mélœna*,
à l'hématémèse (Schmidtmann). Mais ces différens
résultats sont rares; ils n'arrivent guère que dans
les circonstances suivantes : 1° chez les malades
qui y sont prédisposés; 2° quand la maladie est
très-violente, qu'elle se répète souvent ou devient
constitutionnelle; 3° lorsqu'elle est méconnue et
mal traitée, soit par les stimulans, qui sont capables d'enflammer l'estomac et les intestins , soit
par les antiphlogistiques, dont l'abus entraîne
quelquefois la mort, par la destruction complète
des fonctions de ces organes. Ce qui peut encore
aggraver les névroses dont il s'agit, c'est la fausse
opinion que l'on cherche à répandre maintenant
sur leur nature. M. Louyer-Villermay a fait la
remarque judicieuse que la théorie qui portait à
regarder l'état des hypocondriaques comme tenant

presque toujours à des obstructions , ajoutait souvent à leur découragement, et aggravait leur mal physique et moral. Eh bien ! la doctrine qui attribue l'hypocondrie à une phlegmasie chronique de la muqueuse gastro-intestinale produit le même effet ; cette doctrine que l'on donne pour nouvelle, mais qui n'est que renouvelée des Grecs puisqu'elle était professée par Paul d'Egine (1), effraie les malades et exaspère leur situation. Vous guérirez la plupart de ces infortunés si vous pouvez les convaincre que leur maladie n'a rien de fâcheux , qu'elle est purement nerveuse , tandis que l'idée d'avoir une gastro-entérite chronique, fortifiée par le traitement sévère que vous leur imposez , les accable continuellement , et peut même les conduire au tombeau. Hors cela les névroses gastriques , bien qu'elles soient fréquemment longues et difficiles à guérir, ne sont point

----

(1) A la vérité ce n'est pas précisément à la phlegmasie de la muqueuse de l'estomac que Paul d'Egine attribuait l'affection hypocondriaque. Il faut être juste , les premières notions sur cette phlegmasie , quoique fort anciennes, ne remontent pas aussi haut; mais il l'attribuait à l'inflammation des organes situés dans la région précordiale, comme on le voit dans le passage que je vais transcrire : *Tertia melancoliæ species , quam flatulentam et à præcordiis hypocondriacam appellant, ob inflammata circa stomachum præcordia proveniens , etc. (Lib. 3 , cap. XIV.)*

30*

graves par elles-mêmes, et les cas de succès sont
infiniment plus nombreux que ceux où elles ont
des suites fâcheuses. Il peut même arriver qu'après
avoir résisté au traitement le plus rationnel, ces névroses s'usent à la longue et qu'elles se dissipent graduellement, par l'effet de la diminution de la sensibilité. Schmidtmann en a vu beaucoup d'exemples. *Progrediente ætate cardialgia crebrò sponte
evanescit. Multas novi mulieres, quæ tempore juven-
tutis et ætate florente frequentissimè hoc malo mace-
rabantur, ad senium perventas ab eo omninò immunes
viventes. Hoc beneficium certè decrescenti sensibili-
tati tribuendum est.*

Théorie des névroses.

En considérant la diversité et les anomalies des
affections nerveuses, on doit soupçonner qu'elles
ne sont pas absolument identiques dans tous les cas,
ni pendant toute la durée de la même névrose;
qu'elles peuvent varier de nature selon les circonstances et les périodes de la même maladie.
Ce soupçon se tourne en certitude, pour peu qu'on
réfléchisse sur l'état morbide qui en forme la base
fondamentale; et il est impossible de se faire
une idée nette de ses affections, si l'on se borne à
la considération de leurs caractères extérieurs:
pour en acquérir une connaissance aussi exacte
que possible, il faut de toute nécessité porter ses

regards vers leur principe constituant. Essayons donc de pénétrer par la pensée jusqu'au fond des maladies nerveuses : nous y trouverons peut-être la raison des variétés innombrables qu'elles présentent, sous le triple rapport de leurs causes, de leurs symptômes et de leurs moyens curatifs. Le sujet est délicat ; j'hésite à l'aborder, et je n'aime pas les théories ; mais je ne puis aller plus loin sans m'expliquer à cet égard, sous peine de n'être pas compris dans l'exposé du traitement.

On voit déjà, par ce qui précède, que l'état pathologique dans lequel consistent les maladies nerveuses essentielles n'est point uniforme, c'est-à-dire qu'il n'est pas toujours le même ; et cela n'a rien de particulier, puisque celles qui sont symptomatiques dépendent aussi de plusieurs sortes d'affections. Tout prouve effectivement qu'il existe des névroses par irritation ou excès de *tonicité*, et des névroses par faiblesse ou défaut de *ton* du genre nerveux, comme il y a des inflammations sthéniques et des inflammations asthéniques, des hémorrhagies actives et des hémorrhagies passives. On nomme les premières, névroses par *éréthisme*, et les secondes, névroses par *atonie* (1). Le tétanos

---

(1) Je me sers des mots *éréthisme* et *atonie*, ou de leurs équivalens, parce qu'ils sont usités et que je n'en connais pas de meilleurs ; mais ni les uns ni les autres ne donnent

est le prototype de celui-là, et la paralysie le prototype de celle-ci. Tels sont les deux principaux élémens qui constituent les maladies nerveuses. L'un est caractérisé par *l'exaltation* et le désordre de la sensibilité et des fonctions du système nerveux, l'autre par *l'affaiblissement* et le trouble de cette propriété et de ces fonctions.

Mais la nature procédant toujours par degrés insensibles, et jamais par sauts ni par bonds, entre l'éréthisme et l'atonie les plus évidens, il se trouve une foule de nuances qui se rapprochent plus ou

---

une idée parfaitement juste des choses qu'ils représentent. Ce que l'on appelle *éréthisme* et *atonie* du genre nerveux sont deux modifications particulières, inconnues dans leur essence, et que l'on a de la peine à concevoir quand on ne les a pas éprouvées soi-même. La dernière dénomination surtout est tout-à-fait impropre, au moins pour un grand nombre de circonstances auxquelles on l'applique. Les nerfs ne sont véritablement dans l'atonie que lorsqu'ils ont perdu leur sensibilité, comme dans l'anesthésie et la paralysie ; tandis que dans l'hypocondrie, la mélancolie, etc., le changement morbide connu sous le nom d'*atonie* nerveuse consiste bien dans une sorte de faiblesse, puisqu'il s'aggrave par les débilitans et guérit par les toniques ; mais à cette faiblesse est souvent jointe une très-grande irritabilité, c'est-à-dire une sensibilité excessive, une vive susceptibilité, qui existe principalement après l'abus des antiphlogistiques, et qu'il ne faut pas confondre avec le véritable *éréthisme* nerveux.

moins de l'irritation ou de la débilité, tant il est vrai que les extrêmes se touchent : c'est au point qu'il devient souvent difficile, pour ne pas dire impossible, de déterminer si l'énergie des nerfs et du cerveau est augmentée ou diminuée. Alors la maladie ne paraît consister que dans une *mobilité* extraordinaire de l'appareil sensitif, et elle n'a pour principal symptôme que *l'aberration* de la sensibilité et des fonctions de cet appareil. Il n'est pas douteux toutefois qu'il n'y ait surcroît ou manque de forces nerveuses; mais le mode d'affection qui existe est si peu prononcé, qu'on ne parvient souvent à découvrir la nature du mal qu'à l'aide des signes commémoratifs et des tâtonnemens thérapeutiques.

Le diagnostic des maladies nerveuses présente une autre difficulté que je vais indiquer. Bien qu'il y ait des névroses qui ne cessent point d'être par *éréthisme* ou par *atonie*, c'est-à-dire bien que la modification appelée *éréthisme*, ou celle dite *atonie*, puisse exister pendant toute la durée de la même névrose, il est cependant vrai de dire que ces deux modifications pathologiques sont sujettes à se succéder et à se remplacer alternativement; de manière que beaucoup de névroses un peu longues offrent, dans les phénomènes qui les caractérisent, une suite d'excitation et de faiblesse (1).

---

(1) Qu'un homme fort et vigoureux soit pris de gastral-

Le célèbre Grimaud croyait même qu'elles pouvaient se compliquer et exister ensemble, comme on le voit dans le passage suivant : « L'irritation et l'atonie sont les deux élémens combinés dans les affections nerveuses hypocondriaques, dépouillées de toute cause humorale : le plus souvent ces deux élémens existent simultanément, et ils peuvent se succéder ; aussi la plupart de ces maladies demandent-elles l'usage alternatif des moyens tempérans et toniques. » J'avais aussi adopté, du moins en partie, cette opinion dans la première édition de mon ouvrage ; mais de

gie après un emportement de colère, comme cela arrive souvent, il aura une névrose par *éréthisme*, qui pourra se dissiper en peu de jours au moyen des adoucissans et des sédatifs. Mais qu'au lieu de disparaître, cette gastralgie se prolonge, comme cela arrive fréquemment aussi, par l'emploi inconsidéré des antiphlogistiques, ou par quelque autre cause, elle passera à l'*atonie*, pour la guérison de laquelle les toniques non excitans seront indispensables. Admettons enfin qu'en place de ces toniques le malade prenne des stimulans, ou qu'il se mette de nouveau en colère, sa gastralgie redeviendra par *éréthisme*, à cause de la grande susceptibilité qui l'accompagnait, et les adoucissans seront encore nécessaires. Cette supposition peut donner une idée des névroses qui se présentent successivement sous la forme de l'*éréthisme* et sous celle de l'*atonie*. On en voit un autre exemple chez les aliénés, qui, pendant la durée de leur maladie, éprouvent des retours successifs d'exaltation et de faiblesse, de manie furieuse et de démence.

nouvelles réflexions et un examen plus approfondi de la matière m'ont fait voir qu'elle était erronée : nous pensons maintenant que ce que l'on prend alors pour de l'éréthisme n'est autre chose que l'irritabilité extraordinaire qui accompagne si fréquemment l'atonie nerveuse. Du reste, la dernière assertion de Grimaud sur l'emploi alternatif des tempérans et des toniques peut être contestée ; elle n'est vraie que jusqu'à un certain point, et avec des modifications : je m'en occuperai plus tard.

L'irritation et la débilité nerveuses tirent leur origine des causes, des tempéramens, des dispositions individuelles, etc. , qui appartiennent plus spécialement à chacune. La trop grande chaleur atmosphérique, par exemple, irrite les nerfs, tandis que l'humidité de l'air les affaiblit ; et les individus d'une forte constitution, à fibres roides et sèches, seront plutôt atteints de névroses par *éréthisme*, pendant que ceux qui sont doués d'une constitution faible et délicate, de fibres lâches et molles, auront de préférence des névroses par *atonie* (1). Mais une fois dé-

---

(1) On pourra dire que de pareilles différences existent dans les causes et les tempéramens des individus, et non dans les affections morbides; qu'en agissant ainsi il faudrait établir autant de maladies qu'il y a d'agens provoca-

clarés, ces deux états morbides peuvent se produire ensuite réciproquement ; de manière que leur succession alternative n'a rien qui doive surprendre. Car toute espèce de tension pathologique devant nécessairement être suivie de relâchement, et cela avec d'autant plus de promptitude qu'elle était plus intense, à moins toutefois que la mort n'en soit le résultat, il est naturel de penser que l'éréthisme du système nerveux, si bien décrit dans les *Recherches* du docteur Améd. Dupau, ne peut durer long-temps; qu'il jette, plus ou moins promptement, ce système dans l'atonie et dans une excessive susceptibilité, en vertu de laquelle le moindre stimulant physique ou moral renouvelle l'excitation. La même chose a lieu pour les inflammations sthéniques et les hémorrhagies actives : elles laissent les parties qui en étaient le siége dans la faiblesse,

---

teurs et de constitutions individuelles. Mais peu importe l'origine de ces différences, elles n'en méritent pas moins toute l'attention du praticien : il ne saurait les négliger sans commettre des erreurs et sans exposer ses malades à des accidens fâcheux. Supposons deux gastralgies dont l'une a été produite par l'abus du café, et l'autre par celui de l'eau simple. Faudra-t-il leur appliquer les mêmes moyens curatifs? certainement non ; car les adoucissans qui calmeront la première aggraveraient la seconde, tandis que les toniques qui feront disparaître celle-ci rendraient celle-là plus grave.

et dans une telle sensibilité que la plus légère cause irritante y rappelle la phlegmasie ou l'écoulement sanguin. On remarque cette différence cependant, que les névroses ayant moins de *fixité*, étant beaucoup plus *mobiles*, leur passage de l'érhétisme à l'atonie et de l'atonie à l'éréthisme se fait plus facilement et d'une manière plus rapide. Il est vraisemblable que c'est de cet enchaînement mutuel des deux élémens qui constituent les maladies de nerfs, que résultent les anomalies nombreuses et bizarres de ces maladies, les difficultés extrêmes de leur traitement.

Concluons de tout ceci, 1° que les symptômes nerveux qui ne dépendent pas d'une inflammation, d'une lésion organique, d'un corps étranger, ni de toute autre cause semblable, doivent être attribués, soit à l'*éréthisme*, soit à l'*atonie* du cerveau ou des nerfs; 2° que ces deux élémens des maladies nerveuses peuvent se succéder et se remplacer d'une manière alternative, et quelquefois avec une étonnante rapidité; 3° que néanmoins l'un ou l'autre prédomine, suivant la nature des causes, la différence des tempéramens, les dispositions individuelles, et mille autres circonstances.

Voilà les principes fondamentaux qui, après la distinction des névroses en symptomatiques et en primitives, ne doivent jamais être négligés dans la pathologie et la thérapeutique des affections de nerfs. Je ne dis point qu'ils soient à l'abri de tout reproche ; les exceptions sont nombreuses en médecine, surtout dans la classe des maladies nerveuses : il y aura toujours des cas qui se joueront de nos règles générales. Cependant cette théorie embrasse, sinon la totalité, au moins une très-grande partie des faits ; tandis que la théorie des médecins physiologistes n'est applicable qu'aux névroses consécutives, et particulièrement à celles qui dépendent des phlegmasies.

Je ne m'étendrai pas davantage maintenant sur ces idées théoriques. Les preuves à l'appui, et les applications qu'on doit en faire aux névroses de l'estomac et des intestins, deviendront manifestes au fur et à mesure que nous avancerons dans l'étude de leurs moyens curatifs. Qu'il me suffise de dire que la distinction que nous venons d'établir n'est pas aussi futile qu'on pourrait le penser. Pour en nier la justesse, il faudrait se mettre en opposition avec l'expérience de tous les siècles ; car elle résulte de la pratique des plus grands observateurs : elle est même indiquée dans les meilleurs ouvrages sur les névroses, notamment dans ceux de Lorry, Tissot, Fracassini, Revillon, Schmidtmann, et de M. Améd. Dupau (1). On

---

(1) La manière de voir de ce judicieux médecin diffère cependant de celle que nous avons adoptée, en ce qu'il

la trouve aussi dans le *Traité des affections vapo-reuses*, par le docteur Pomme. En effet, tout en déclamant contre les toniques, tout en lançant des sarcasmes aux médecins qui se permettaient des doutes sur le *racornissement* des nerfs, et n'admi-

---

croit que la plupart des névroses consistent dans l'éréthisme du système nerveux, et que l'atonie qui les accompagne si souvent ne réside que dans les autres tissus. « On est souvent embarrassé, dit-il, pour déterminer comment il faut envisager cette association de l'éréthisme nerveux avec l'atonie générale des forces, et quelle conduite on doit tenir dans le traitement. Est-ce l'atonie qui se complique avec l'éréthisme nerveux ? Est-ce l'éréthisme nerveux qui simule cet état adynamique? Enfin la faiblesse radicale des forces amène-t-elle ces symptômes nerveux qui tiennent seulement à cette cause? Se décider d'une manière générale et exclusive pour l'une de ces opinions, ce serait tomber dans l'erreur, puisque ces trois cas se présentent dans la pratique et demandent des soins particuliers. Ainsi, 1° l'éréthisme nerveux peut simuler l'atonie et exige un traitement direct qui fasse disparaître le masque de faiblesse dont il était enveloppé ; 2° l'éréthisme nerveux peut être réellement associé et tellement lié à l'atonie, qu'on ne puisse employer un remède spécial pour l'un sans augmenter l'autre; 3° l'atonie peut enfin jouer un rôle essentiel dans les maladies nerveuses et demander tous les soins du médecin. » (Ouvrage cité, page 96.)

Nous regrettons beaucoup de ne pouvoir adopter entièrement l'avis d'un médecin aussi éclairé; mais nous ne voyons pas pourquoi les nerfs ne partageraient point la

raient pas la toute-puissance de sa méthode, cet auteur fougueux et systématique convient cependant que le bouillon de poulet et les bains tièdes nuisent dans un grand nombre de maladies nerveuses, et que les réfrigérans sont alors nécessaires. Or, c'est par leurs vertus tonique et sédative, c'est en fortifiant le système nerveux et en calmant l'exaltation de la sensibilité qui accompagne l'atonie de ce système, que la glace et l'eau froide guérissent beaucoup de névroses, et non en condensant l'air intérieur trop raréfié, comme il le suppose gratuitement; car cette raréfaction, si elle existe, ne peut être qu'un effet de la maladie. D'où il résulte que Pomme, qui ne voulait point admettre de maux de nerfs par faiblesse parce qu'ils contrariaient son système, a fourni

---

débilité des autres parties de l'organisme, ni pourquoi ils se trouveraient dans un état d'irritation, pendant que les autres tissus seraient affaiblis. D'ailleurs le genre nerveux pouvant être le siége de l'*éréthisme*, il n'y a aucune raison pour qu'il ne devienne pas également le siége de l'*atonie*. En outre, si l'opinion que j'examine était fondée, presque toutes les névroses céderaient à la médication adoucissante; tandis que le plus grand nombre de ces affections ne guérissent radicalement que par les toniques. La manière de voir de M. Dupau vient de ce qu'il ne distingue pas l'éréthisme du système nerveux de la vive sensibilité dont s'accompagne habituellement l'atonie de ce système. Cette distinction est pourtant d'une grande utilité pratique.

néanmoins, malgré lui, une preuve péremptoire de leur existence. A mon avis, notre distinction éclaire la doctrine des maladies nerveuses, et rend compte des succès obtenus par des traitemens opposés : sans elle cette doctrine serait un véritable chaos ; on ne pourrait concevoir la nature de ces maladies, ni les traiter convenablement. Le praticien qui la prendra pour guide guérira très-souvent les maux de nerfs ; celui qui, au contraire, la négligera, obtiendra quelques guérisons dues au hasard, mais elles seront compensées par mille revers.

CHAPITRE IV.

TRAITEMENT.

A la ligne de démarcation que nous avons posée entre la gastro-entéralgie et la gastro-entérite chronique, on pourra objecter qu'il est aisé de distinguer les maladies dans les livres; que je suis probablement beaucoup plus embarrassé auprès des malades, et que quelques-uns des caractères indiqués se manifestent trop tard pour que leur connaissance puisse être utile. J'avoue que l'objection ne serait pas tout-à-fait dénuée de fondement; mais si la considération des causes et l'examen des symptômes laissent, dans le début, quelques doutes sur le diagnostic de la gastralgie, comme cela peut avoir lieu pour toute autre affection morbide, les premiers résultats du traitement pourront l'éclairer; car la non identité que nous avons cherché à établir d'après les causes et les symptômes, est pleinement confirmée par la différence des moyens curatifs.

Il en est de la gastro-entérite latente comme des autres phlegmasies, elle ne peut guérir que par les antiphlogistiques, proportionnés à l'intensité du mal et modifiés selon les circonstances ; ils constituent du moins la base de son traitement : sans leur emploi il n'y a point de guérison à espérer. On prétend, il est vrai, que les toniques enlèvent cette maladie par révulsion ; c'est-à-dire qu'en vertu de l'irritation sympathique qu'ils déterminent sur les tégumens, plus forte, sans doute, que l'irritation directe qu'ils produisent sur la muqueuse digestive enflammée, les toniques poussent ou attirent au dehors la phlegmasie de cette membrane. Mais si cela était, il vaudrait infiniment mieux employer les vésicatoires et les bains de vapeurs irritantes, qui sont des révulsifs bien plus énergiques, et qui ne conviennent cependant point en pareils cas. D'ailleurs, serait-il prudent d'appliquer des toniques sur une inflammation de l'estomac pour la porter vers la peau? n'aurait-on pas tout à craindre de l'exaspération certaine de la maladie, et presque rien à espérer de son déplacement, au moins douteux, si tant il y a qu'il soit possible? Lorsqu'on m'aura prouvé, clair comme le jour, qu'on est parvenu à détourner une véritable gastrite par de semblables moyens, je me rendrai à l'évidence : en attendant, on me permettra de croire que les affections stomacales guéries par le traitement dont il est question étaient des gastralgies ; et ce point de la nouvelle théorie ne sera autre chose, à mes yeux, qu'un

écart de l'imagination des médecins physiologistes. Regardant toutes les maladies chroniques
de l'estomac comme inflammatoires, et ne pouvant contester néanmoins qu'elles guérissent souvent par les toniques, ces médecins se sont vus
dans la nécessité, pour sortir d'embarras, de
chercher une explication : celle qu'ils ont trouvée
n'est pas heureuse.

Le traitement des névroses gastriques n'offre
pas la même unité que celui de la gastro-entérite
chronique. D'abord, il est hygiénique plutôt que
médicinal ; et dans les cas où l'on doit employer
des médicamens, il faut les varier suivant la nature de la gastro-entéralgie Il est à regretter, dit
Boerhaave, que les maladies nerveuses conservent
le même nom, bien qu'elles naissent de causes
opposées : si l'on n'établit aucune différence dans
leur traitement, soit qu'elles résultent de la plé-
thore, soit qu'elles dépendent de l'inanition, il
est facile de voir que les meilleurs médicamens
peuvent devenir pernicieux. *Dolendum est in his
casibus, quod morbi nervorum dicti, licet à con-
trariis causis oriuntur, idem tamen nomen reti-
neant : si ergo sine discrimine exhibeantur remedia,
sive plethora, sive inanitio peccet, videtis facilè,
quod optima medicamenta sœpè possint fieri perni-
ciosissima* (1). « Le traitement des affections vapo-

---

(1) *Prælect. Acad. de morb. ner.*

reuses et hypocondriaques, observe Revillon, est relatif à la constitution particulière du sujet, à son âge, à son sexe, à ses occupations, au pays qu'il habite, aux causes qui ont produit la maladie, et au temps qu'elle a parcouru (1). » Enfin, malgré les variations que le traitement des maladies nerveuses de l'estomac doit subir, quelques moyens conviennent cependant d'une manière spéciale au plus grand nombre de ces maladies, et ce ne sont pas les antiphlogistiques : je veux parler des toniques *fixes*, dépourvus de tout principe stimulant (2). Voilà les moyens véritablement

---

(1) *Recherches sur la cause des affections hypocondriaques.*

(2) Les auteurs de matière médicale ont tort, selon moi, de confondre les toniques et les stimulans dans la même classe. Cette confusion me paraît dangereuse pour la pratique, en ce qu'elle peut faire penser que ces médicamens jouissent des mêmes vertus, qu'ils ne diffèrent que par le degré de leur énergie, et qu'il est toujours indifférent d'employer les uns ou les autres ; ce qui serait une erreur grave. Il y a des affections morbides qui guérissent par les premiers et s'exaspèrent par les seconds. Telles sont les maladies dans lesquelles la mobilité des nerfs ou l'exaltation de la sensibilité nerveuse jouent le principal rôle. Les médecins systématiques peuvent rayer ces maladies de leur cadre nosologique, elles n'en rentreront pas moins dans la nature, et les praticiens qui en nient l'existence s'exposent au regret d'avoir fait des victimes.

31*

curatifs des névroses de premières voies. S'il est des circonstances où ils peuvent nuire pendant la première période, ils sont presque toujours nécessaires dans la seconde : les autres ne sont le plus souvent que des palliatifs ; il n'y a que la médication tonique, secondée par le traitement moral et les règles·de l'hygiène, qui puisse amener une guérison radicale, comme nous le verrons bientôt.

Notre assertion sur l'utilité du traitement pour distinguer la gastralgie de la gastrite ne sera pas valable, j'en ai la certitude, aux yeux des docteurs de la nouvelle école, parce qu'ils nient que les effets des médicamens apprennent quelque chose touchant la nature des maladies : c'est un moyen fort expéditif pour se débarrasser des entraves que ces effets apportent à leur système. Au reste, permis à eux de récuser des témoins qui les condamnent; mais on n'est pas obligé de les croire sur parole, d'autant moins que l'opinion contraire a été émise par de grands observateurs.

D'accord avec ces derniers, je suis convaincu qu'il existe des maladies dont on ne peut découvrir le véritable caractère qu'en sondant le terrain, si je puis m'exprimer ainsi, par l'emploi circonspect de différens moyens curatifs. Ce mode d'investigation m'a réussi en quelques circonstances, notamment dans les affections chroniques de l'estomac. Lorsque les causes sont obscures et les symptômes équivoques, ne sachant pas trop si j'ai à combattre une gastro-entérite latente ou une gastro-entéralgie, j'interroge la nature par les antiphlogistiques administrés avec prudence. La situation du malade s'améliore-t-elle, c'est une preuve, selon moi, qu'il a une affection inflammatoire, et je continue les mêmes moyens. Il est possible cependant que cette preuve ne soit pas décisive, car les antiphlogistiques calment aussi le violent éréthisme nerveux; mais en pareil cas la phlegmasie gastrique n'est pas éloignée, et les adoucissans sont également indiqués : il faut seulement interrompre leur usage aussitôt qu'ils ne produisent plus de bons effets ; ce qui arrive quand l'irritation nerveuse passe à la faiblesse. Les antiphlogistiques rendent-ils, au contraire, l'état du malade plus fâcheux, il me semble naturel d'en conclure qu'il a une névrose par atonie : j'abandonne alors ce traitement pour recourir aux toniques, et les avantages qui en résultent prouvent que j'ai rencontré juste. Schmidtmann donne le même conseil pour les cas douteux, et il dit aussi que la forte cardialgie touche de bien près à la gastrite. *Hinc in casibus, ubi hæsitas, quid de indole mali sentiendum sit, præstat idem, ceu morbum inflammatorium, tractare demulcentibus, oleosis, camphorâ, aquâ laurocerasi, vesicatoriis, etc., atque sic procedendo ejus ingenium mox clarius sese pronunciet. Prætereâ cardial-*

gia violenta non longè abest à ventriculi phlogosi. Il est remarquable que deux auteurs qui écrivent à une distance de deux cent soixante lieues, se rencontrent sur presque tous les points. C'est que, à part les modifications dues aux différences de climat, la nature des maladies est partout la même, et que les médecins qui l'interprètent fidèlement, sans corrompre son langage par de fausses théories et les erreurs de leur imagination, s'accordent toujours.

Whytt indique également ce procédé pour distinguer les névroses des phlegmasies gastriques; ce qui prouve, soit dit en passant, que cet auteur connaissait la gastro-entérite. « La délicatesse extraordinaire des nerfs de l'estomac et des intestins, dit-il, ne doit pas être confondue avec ce sentiment vif, ou cette augmentation de sensibilité qui est une suite de l'état inflammatoire. En effet, quand il y a inflammation, tout ce qui est irritant ou âcre cause de la douleur à l'estomac et aux intestins; tandis que dans les cas de névrose ce sont les substances insipides, et dont l'action semble trop faible pour qu'elles soient capables d'offenser, qui occasionent un grand désordre dans ces organes, et que les substances relevées, au lieu de faire du mal, sont souvent nécessaires pour dissiper les accidens ou symptômes nerveux des premières voies. D'ailleurs, ajoute Whytt, cet état morbifique ou délicat de l'estomac et des

intestins ne consiste pas seulement dans leur faiblesse, mais principalement dans l'état extraordinaire où se trouvent leurs nerfs, dont le sentiment est alors très-différent de celui qu'ils ont
dans l'état naturel. Pour prouver ce que nous venons d'avancer, dit encore ce médecin, nous ferons remarquer que, quand le canal des alimens
se trouve dans un état nerveux, non seulement
il arrive souvent que l'appétit est fort bon, mais
on observe aussi que le mouton et le bœuf se digèrent plus aisément, et incommodent moins que
beaucoup de végétaux, qui sont des alimens fort
légers et de facile digestion pour l'estomac de ceux
qui sont en bonne santé (1). »

Je reprends mon sujet, duquel cette citation
ne m'a cependant pas trop éloigné, et je suppose
qu'on ait débuté par les corroborans, dans l'idée
que l'on avait affaire à une gastralgie atonique :
si le mal empirait, on devrait également leur
substituer d'autres moyens, et ne pas craindre
d'avouer sa faute pour la faire tourner au profit
de la science : il n'y a que les médecins sans malades qui ne se trompent jamais. En un mot,
quel que soit le traitement dont on a d'abord fait
usage, il faut y renoncer s'il ne répond pas à
l'attente du praticien. La critique ne peut assez

---

(1) *Traité des maladies des nerfs.*

s'appesantir sur ces *gastromanes* qui, malgré les progrès de la maladie, insistent sur les sangsues, l'eau de gomme et la diète, jusqu'à ce que leurs malheureux patiens soient réduits au dernier degré de marasme; et tout cela par esprit de système, en l'honneur de la médecine physiologique, pour ne pas donner un démenti à sa prétendue infaillibilité.

Il vaudrait mieux, sans doute, pouvoir établir de prime abord un diagnostic certain; on éviterait ces tâtonnemens, qui ne sont pas exempts de dangers. Mais dans l'état actuel de la science, cela n'est pas toujours possible : en voulant simplifier la doctrine des maladies chroniques de l'estomac, on l'a tellement obscurcie, que le médecin le plus clairvoyant rencontre des cas, peu fréquens à la vérité, dans lesquels il est obligé d'ajourner son jugement, s'il ne veut pas compromettre sa réputation et la vie de ses malades. Il n'en faut pas douter, ces maladies seraient mieux connues, leur diagnostic offrirait moins de difficultés, si on eût employé à les distinguer les unes des autres par une judicieuse analyse, le temps qu'on a perdu à les confondre ensemble, en les rattachant arbitrairement à une seule lésion pathologique.

Rapportons maintenant un fait à l'appui de ce que nous venons d'avancer sur la nécessité de changer de traitement, quand celui dont on avait fait choix aggrave plutôt qu'il n'améliore la situation du malade. On ne peut citer un exemple plus propre d'ailleurs à faire ressortir tout à la fois les inconvéniens des moyens généralement usités contre la gastralgie, et l'utilité de ceux que je propose. Il s'agit d'une dame, âgée d'environ cinquante-cinq ans, à laquelle je donne habituellement des soins. Douée d'un tempérament nerveux et d'un caractère irascible, cette dame se mettait en fureur à la moindre contrariété qu'elle éprouvait. Chaque emportement lui causait néanmoins de violentes douleurs d'estomac accompagnées quelquefois de vomissemens et d'accès fébriles. A l'époque où, la croyant atteinte d'une gastro-entérite chronique, je la traitai par les sangsues, les boissons mucilagineuses et les alimens atoniques, ces symptômes duraient longtemps, la malade ne se rétablissait jamais complétement d'une attaque avant de retomber dans une autre.

Il en fut bien autrement lorsque j'eus reconnu que sa maladie n'était qu'une simple affection nerveuse, et que je me bornai à lui prescrire chaque fois une potion opiacée : ses douleurs épigastriques ne s'étendirent plus au-delà de vingt-quatre heures, et sa santé, qui était continuellement chancelante, s'améliora à vue d'œil. Ce qui contribua beaucoup à cette amélioration, c'est que je la déterminai à adopter un régime contraire à celui que je l'avais engagée à suivre auparavant. En place du lait, des légumes au maigre, des farineux, du poisson et de l'eau teinte, qui constituaient sa nourriture, je lui fis prendre des potages au gras, des œufs à la coque, des viandes rôties, des légumes au jus et du vin de Bordeaux; et, au lieu de cinq à six légers repas qu'elle faisait chaque jour, je lui conseillai de n'en faire que deux et de manger à peu près à son appétit. L'estomac eut de la peine à supporter cette manière de vivre; mais il finit par s'y habituer, et les résultats en furent si avantageux, que cette dame, dont les souffrances stomacales ne reviennent plus, est persuadée qu'elle ne doit son rétablissement qu'à ce nouveau genre de vie.

Régime.

XXI. Croire qu'il faut manger souvent et peu à la fois est une erreur en effet que j'ai commise moi-même, et que d'autres médecins commettent aussi dans le traitement de la maladie qu'on appelle aujourd'hui gastro-entérite chronique, bien qu'elle ne soit ordinairement qu'une simple gastro-entéralgie. Dans cette névrose, il arrive fréquemment, comme nous l'avons déjà dit, que le malade éprouve un pressant besoin de manger peu d'heures après avoir pris de la nourriture ; mais malheur¡ à lui s'il a l'imprudence de le satisfaire ! il tient à un état spasmodique de l'estomac ; c'est une fausse faim que l'on doit supporter, à moins qu'elle ne soit par trop impérieuse, auquel cas le meilleur parti consiste à la tromper avec l'eau sucrée, aromatisée avec l'eau de fleurs d'oranger. Mais s'il y a des inconvéniens à obéir à ce besoin déréglé, il y en a aussi de très-grands à ne pas contenter l'appétit qui arrive aux heures ordinaires des repas, parce que l'estomac, s'il n'est jamais satisfait, demandera toujours, et la faim continuelle augmentera considérablement l'intensité de la maladie. Si l'on objecte que dans les irritations, ne fussent-elles que nerveuses, le repos de l'organe affecté est indispensable à la guérison, je répondrai que l'estomac qui appète la nourriture agira sur lui-même, si on ne lui donne pas des alimens à broyer, et qu'il s'irritera bien plus en travaillant seul qu'en élaborant une quantité modérée de substances alimentaires. C'est là la cause de l'exaspération des douleurs épigastriques chez les malades que l'on soumet long-temps à un régime trop rigoureux. Les médecins qui n'ont pas éprouvé la boulimie pourront douter de la justesse de ce raisonnement ; mais s'il en existe quelques-uns qui l'aient soufferte, ils avoueront qu'il est conforme à la vérité.

D'après ce qui précède et ce que nous avons dit ailleurs (XX) sur la nature de la faim qui accompagne les névroses gastriques, les personnes atteintes de ces névroses peuvent manger en toute sûreté, si elles ont de l'appétit, sans s'inquiéter de la gastrite; elle n'est pas toujours imminente. On ne doit retrancher une partie de la nourriture qu'elles prennent habituellement que dans les circonstances très-rares où elles vomissent les substances alimentaires, c'est-à-dire quand la sensibilité de l'estomac est tellement exaltée, qu'il ne peut souffrir le contact de ces substances. Autrement, les malaises et les pesanteurs à l'épigastre, l'exaspération même des douleurs quelque temps après les repas, ni les vomissemens de matières aqueuses à la fin des digestions, ne doivent pas les empêcher de se nourrir, parce que ces inconvéniens sont moins graves que la faim continuelle, et que de deux maux inévitables il faut choisir le moindre. D'ailleurs ce n'est pas toujours la quantité d'alimens qui fait du mal; il arrive souvent qu'un repas ordinaire est mieux supporté qu'un bouillon ou un simple potage.

Les malades qui n'ont pas faim doivent se borner à une petite quantité de nourriture, mais ils ne doivent pas s'en abstenir tout-à-fait, à moins qu'ils ne la rejettent aussitôt après son ingestion : pour peu que quelque aliment soit supporté, j'ai toujours observé qu'une légère alimentation était plus avantageuse, même dans le cas d'inappétence, que la diète absolue. Le besoin de manger est-il, au contraire, porté au plus haut degré, comme dans la boulimie, gardez-vous de le satisfaire entièrement; des indigestions journalières, l'exaspération de la maladie et de graves accidens en seraient les suites inévitables. Le malade doit alors se régler sur son genre de vie habituel, et ne pas prendre plus de nourriture qu'en bonne santé, quelle que soit la voracité de son appétit.

Dans tous les cas il est convenable de manger à des heures réglées et de ne pas faire plus de trois repas par jour. Recommandez surtout à vos malades de ne point écouter la faim qu'ils éprouvent quelquefois pendant la nuit, et qu'ils pourront éviter en prenant une suffisante quantité de nourriture dans la journée; ce besoin nocturne n'étant pas naturel, il ne peut y avoir que des inconvéniens à le satisfaire : l'estomac digère mal alors, parce qu'il n'y est point accoutumé, et les mauvaises digestions sont toujours fâcheuses. Il faut pourtant en excepter les cas, extrêmement rares, dans lesquels les alimens passent mieux la nuit que le jour : je n'en connais qu'un seul; c'est celui dont nous avons parlé à la suite de la XLIXe observation.

Le choix des alimens mérite une grande attention. *Summa in eligendis et in sumendis cibis et potibus ponenda est diligentia*, dit Schimidtmann. En général, s'ils ne doivent pas toujours être pris dans la classe des véritables toniques, il faut au moins constamment éviter les substances alimentaires qui débilitent et rafraîchissent trop, comme celles qui sont trop excitantes : les unes et les autres sont également contraires dans la gastralgie, quelle que soit sa nature ; les premières ne soutiennent pas assez l'action digestive de l'estomac, et produisent des flatuosités fort incommodes ; les secondes donnent trop d'activité à cet organe, et augmentent l'irritation ou la susceptibilité nerveuse dont il est le siége. Ainsi, d'un côté, tous les alimens, soit du règne végétal, soit du règne animal, dans lesquels les matières aqueuse, grasse, mucilagineuse et acide, prédominent ; et, de l'autre, tous ceux qui contiennent beaucoup de principes stimulans, doivent être proscrits du régime des individus affectés de névroses gastro-intestinales. C'est entre ces deux classes d'alimens opposés qu'il faut choisir leur nourriture ; elle doit être composée de substances qui nourrissent sans irriter et sans affaiblir les organes digestifs, et qui soient en même temps de facile digestion.

Mais parmi ces substances il y a encore une distinction importante à faire : les unes conviennent spécialement, dans les cas de gastro-entéralgie par éréthisme, aux personnes d'un tempérament irritable, d'une organisation ferme et sèche, et l'on conçoit que ce sont les plus douces, comme les bouillons faits avec le poulet et le bœuf, et trempés avec le pain de gruau, la biscote de Bruxelles (1), le riz, l'arrow-root ou la farine de blé de Turquie; les soupes maigres, trempées avec les mêmes substances et relevées avec du sucre et un jaune d'œuf (2); les viandes blanches, bouillies ou rôties; les œufs à la coque; les pois-

---

(1) On ne saurait trop recommander le pain de gruau et la biscote, ou, à leur défaut, la croûte de pain ordinaire; ils conviennent parfaitement aux personnes affectées de gastralgies : ce sont les premiers alimens qu'elles puissent digérer à la suite de l'abus des antiphlogistiques. Le riz et le maïs conviennent également, parce qu'ils sont *secs ;* mais le salep, le *tapioca* et les autres farineux contenant beaucoup de mucilage, sont généralement nuisibles, même dans les cas d'éréthisme fortement prononcé, sans doute par la raison qu'ils sont plus indigestes, et que l'estomac, dont l'action digestive paraît être d'autant moins forte que son irritabilité est plus grande, a de la peine à les élaborer. Ce qu'il y a de certain, c'est que tous les corps gras et onctueux offrent le même inconvénient : il suffit qu'un bouillon, par exemple, ne soit pas bien dégraissé pour qu'il incommode le malade.

(2) Ces deux substances sont d'une grande utilité. Le sucre surtout est véritablement l'ami des nerfs; c'est un moyen précieux dans les névroses gastriques : pris avec mesure, il facilite les digestions et fait passer une infinité d'alimens qui ne réussiraient point sans être sucrés. Ne craignez pas l'acide qu'il contient et qui doit, dit-on, se développer dans l'estomac, ni l'inconvénient qu'on lui attribue de resserrer le ventre; ses bons effets sont jour-

sons légers (1) ; les fruits et les légumes qui abondent en matières saccharine et féculente, ou du moins qui ne renferment que peu d'eau et de mucilage (2) ; et, pour boisson des repas, l'eau

---

nellement constatés par l'observation, et les raisonnemens ne peuvent rien contre l'expérience clinique. On dirait même qu'un estomac qui est affecté de névrose a une sorte d'affinité pour le sucre. Un gastralgique auquel j'ai donné des soins, vomissait l'eau pure un quart d'heure après l'avoir prise, tandis qu'il ne rendait l'eau sucrée qu'au bout d'une heure ; et, chose curieuse, cette eau rendue par le vomissement n'était plus sucrée. Ainsi il s'opérait une véritable décomposition dans l'estomac ; cet organe s'emparait du sucre et rejetait l'eau. Il est cependant des cas dans lesquels le sucre ne convient pas, mais ils sont rares.

(1) Par poissons légers, j'entends ceux qui sont fermes et secs sans être coriaces ; le *merlan* et la *sole*, par exemple, réunissent ces qualités. Les poissons gras et huileux, tels que le *maquereau*, l'*anguille*, le *saumon*, et ceux qui sont très-aqueux, comme la *limande* et l'*éperlan*, que l'on a tort de croire légers, pèsent sur les estomacs nerveux et irritables. Si les huîtres passent mieux, c'est parce que l'eau salée qui les imbibe en facilite la digestion. Du reste, il ne faut pas croire qu'elles passent toujours bien ; j'ai vu plusieurs malades qui les supportaient très-difficilement : j'étais de ce nombre.

(2) Presque tous les fruits cuits et sucrés conviennent dans les névroses gastriques. Quant aux fruits crus, il n'y a guère que les poires, l'abricot et la prune de reine-

teinte ou rougie avec le vin de Bordeaux ou de Bourgogne très-vieux et bien dépouillé (1). Celse conseillait déjà le vin pour la douleur d'estomac accompagnée de pâleur, d'émaciation, etc., *non aquam, sed vinum calidum bibere jejunum* (2) ; et Revillon, qui fut atteint d'hypocondrie pendant quinze années, en a constaté les bons effets sur lui-même. « Un auteur dont je respecte et admire les talens, dit-il, défend le vin. J'ai lu son ouvrage : les raisons qu'il apporte contre l'usage de cette liqueur m'ont paru décisives. Je me suis donc mis

---

claude qu'on digère bien en pareilles circonstances, encore ne faut-il pas en manger une grande quantité ; les cerises, les pommes, le raisin, les groseilles, les fraises, les framboises, etc., sont généralement contraires. Parmi les légumes on peut faire usage de la carotte, de la betterave, des salsifis, de l'asperge, des cardons, de l'artichaut, des haricots verts, de la chicorée, et même des épinards et de la laitue, moyennant qu'ils soient au gras ou au sucre ; mais les haricots blancs, la fève de marais, les pois, le navet, les concombres, le melon, et les choux principalement, doivent être rejetés.

(1) On connaît les mauvais effets du vin blanc dans les maladies nerveuses. Les vins rouges du midi étant riches en principe alcoolique, excitent trop l'estomac ; tandis que la bière, le cidre et l'eau pure, ne l'excitent pas assez, et le remplissent de vents, à moins qu'ils ne constituent la boisson habituelle des malades.

(2) *De medicina*, lib. 1, cap. VIII.

à l'eau : j'éprouvai des incommodités dont je rejetai la cause sur le changement de régime. J'insistai néanmoins pendant deux mois; je m'affaiblissais sensiblement, je ne digérais plus qu'avec peine, mon estomac ne désirait rien; j'abandonnai l'eau, je me remis au vin. Au bout de trois semaines, je me trouvai dans l'état où j'étais lorsque je l'avais quitté (1). » Si cependant le vin n'est pas supporté, ainsi que cela arrive quelquefois, l'eau sucrée est la boisson la plus convenable.

Quant aux autres substances alimentaires dont il s'agit, elles doivent être réservées pour les individus d'une constitution apathique, à fibres lâches et molles, et pour l'atonie nerveuse des organes de la digestion. Les plus remarquables sont : les consommés, l'osmazome, les viandes de mouton et de bœuf rôties, les légumes au jus, le vin moins étendu d'eau, en un mot toutes celles qui fortifient plus que les précédentes. Dans les cas, fort nombreux, où il est impossible de dire s'il y a éréthisme ou atonie, et où l'on ne voit que la mobilité et l'aberration de la sensibilité, il convient de commencer le traitement par les alimens les plus légers, et de passer ensuite peu à peu au

____

(1) *Recherches sur la cause des affections hypocondriaques.*

régime décidément tonique. Cette marche pro-
gressive est même nécessaire dans plusieurs circonstances où la faiblesse du genre nerveux n'est
point douteuse, notamment après l'abus des sangsues et des mucilagineux; attendu que cette faiblesse s'accompagne alors d'une si grande susceptibilité de l'estomac, que cet organe ne peut s'habituer que par degrés à la présence les alimens
fortifians. D'où l'on doit inférer qu'il est beaucoup
de cas où il ne convient pas de prescrire des alimens de cette nature la première fois que l'on est
consulté, et dans lesquels il faut rendre la nourriture de plus en plus tonique au fur et à mesure
que l'irritabilité gastrique diminue, parce que, en
définitive, l'atonie nerveuse, primitive ou suite de
l'éréthisme, ne guérira radicalement que par l'a-
limentation corroborante.

Nous venons de poser des règles générales; mais
il ne faut pas croire qu'elles soient sans exceptions : elles doivent, au contraire, en subir de
nombreuses, suivant l'idiosyncrasie des malades.
Rien n'est absolu en médecine, tout y est relatif,
surtout dans les névroses. Ce qui convient le mieux
à telle personne est fort souvent nuisible à telle
autre, bien qu'elles aient toutes deux la même
affection nerveuse. Le célèbre praticien de Melle,
que je me plais tant à citer, n'a pas manqué de
faire cette remarque. *Quod alter optimè perfert cibi
genus, alterum frequenter offendit læditque, et vi-*

cissim. On voit même, à cet égard, des bizarreries incompréhensibles. Une dame à laquelle je donnai des soins, il y a deux ans, pour une gastralgie très-intense, vomissait toute espèce de soupe, et digérait à merveille de la croûte de pâté. Schmidtmann parle d'une femme qui, étant atteinte de cardialgie, ne pouvait digérer que du lard, dont elle faisait sa seule nourriture, et au moyen duquel la guérison s'effectua complétement au bout de six semaines. Nous pourrions citer vingt exemples de même nature, celui d'un homme, entre autres, qui, ayant de violentes douleurs d'estomac, mangeait impunément du fromage d'Italie, vulgairement dit fromage de cochon, tandis qu'il avait de la peine à supporter des alimens très-doux et faciles à digérer. Le lait, qui est utile à certains individus, nuit au plus grand nombre. A la vérité, dans les cas même où cet aliment est favorable, il n'agit qu'en calmant les douleurs, et nullement en procurant une guérison solide, à moins qu'il ne soit pris froid, et même à la glace ; de cette manière il constitue un tonique doux, qui a souvent d'heureux résultats. Autrement ce n'est qu'un moyen palliatif, dont il faut faire usage, s'il est bien digéré, lorsqu'il existe une vive irritation de l'estomac, mais qui, loin de détruire la cause prochaine de la gastralgie, tend plutôt à prolonger son existence, en entretenant la sensibilité nerveuse du principal organe de la digestion. Trop long-temps continué, il produit toujours cet effet : après avoir calmé l'éréthisme du système nerveux, il occasione son atonie. Il a d'ailleurs l'inconvénient d'être très-venteux, comme Hippocrate l'avait remarqué (1), et de donner souvent lieu à des coliques flatulentes. Selon Lecamus, le lait mérite un autre reproche, celui de produire la tristesse; et ce reproche, s'il est fondé, ainsi que je le crois, est d'autant plus grave que les gastralgiques ont déjà une grande propension à la mélancolie. « Nous pourrions, dit ce médecin, citer plusieurs exemples de personnes qui, s'étant mises au lait pour toute nourriture, à l'effet de se débarrasser d'une affection dartreuse, perdaient leur gaîté au point que rien ne les amusait, et qu'un rien leur faisait verser des larmes (2). » Enfin, certains malades guérissent en buvant à la glace, et en mangeant froids tous les alimens qui en sont succeptibles; pendant que d'autres se trouvent bien de boire et de manger à la température ordinaire : quelques-uns sont soulagés en prenant les alimens et les boissons plus chauds que de coutume. Il y en a plusieurs chez lesquels il convient de les faire prendre tièdes dans les temps de douleurs, et froids pendant les intervalles des accès; tandis qu'on voit le contraire

---

(1) *Aph.* 64, sect V.
(2) *Médecine de l'esprit.*

chez quelques autres. Avouons donc qu'il est des circonstances où les personnes qui ont des névroses gastriques doivent étudier leur estomac, et user des alimens qui passent le mieux, sans s'astreindre aux préceptes généraux. *Consultiùs est percontari, quod alimentorum genus optimè perpetitur, minimaque facessat incommoda, et hoc concedendum.* (Schmidtmann.)

Le goût, je dirai même les caprices du malade, doivent aussi être pris en considération par le médecin qui dirige le traitement; et à moins que son avidité ne porte sur des objets évidemment nuisibles, il n'y a pas d'inconvénient à se rendre à ses désirs; bien au contraire, des alimens appétés avec ardeur, quoique indigestes de leur nature, passent ordinairement beaucoup mieux que des alimens plus légers, mais pris avec répugnance. L'essentiel est que le malade mange sans crainte; s'il a peur que telles substances alimentaires lui fassent du mal, il doit s'abstenir de les prendre : l'idée qu'elles ne seront pas bien digérées en troublera la digestion. Pour que cette fonction s'exécute bien, il ne faut pas y faire attention; en un mot, pour bien digérer, il ne faut pas penser à ses digestions. On ne peut compter sur la guérison solide d'une gastro-entéralgie, tant que l'imagination du malade reste fixée sur son estomac.

J'ai insisté sur le régime qu'il convient d'ordonner aux individus attaqués de névroses gastriques, parce qu'il forme, après la direction du moral, la partie la plus importante du traitement. Cela est si vrai, que ceux qui ne veulent ou ne peuvent obéir à ses lois, guérissent difficilement de ces névroses. *Qui regiminis diætetici legibus se obligare nolunt aut nequeunt, ægerrimè à cardialgiâ consanescunt.* (Schmidtmann.) Un autre motif m'a déterminé à m'appesantir sur cet objet : c'est que les malades qui ont faim, et qui n'osent pas manger de peur d'éveiller la gastro-entérite, sont dans une anxiété si pénible, et ces craintes chimériques sont tellement répandues aujourd'hui, qu'on rendrait un véritable service à l'humanité si l'on parvenait à les détruire (1).

---

(1) On se persuadera difficilement jusqu'à quel point la *gastrite* effraie les gens du monde. Pourra-t-on croire que des individus bien portans, et même des familles entières, font chauffer l'eau qu'ils boivent, dans l'idée que l'eau froide enflammerait leur estomac ? C'est pourtant une chose certaine dont j'ai eu souvent connaissance, et qui a également été observée par des confrères dignes de foi, notamment par le docteur Abraham, qui m'a fortement engagé à la rendre publique. L'anecdote suivante, que nous tenons d'un témoin oculaire, prouve que les gens de l'art donnent quelquefois l'exemple de ces craintes chimériques. Un médecin très-instruit, mais grand partisan de la nouvelle école, entre dans un café pour prendre de l'eau sucrée; le limonadier avait mis un peu d'eau de fleur d'oranger dans le verre, comme c'est l'usage : notre docteur

Baglivi raconte qu'une pareille manie régnait de son temps : la plupart des médecins étant alors humoristes et attribuant presque toutes les maladies aux crudités, cette théorie répandit une telle frayeur dans le public, que beaucoup d'individus, d'ailleurs sains et robustes, mangeaient très-peu,

---

jette cette eau avec humeur, et, de peur qu'il n'en soit resté dans le fond du verre, il en demande instamment un autre, parce que, dit-il, l'eau de fleur d'oranger irrite son estomac, et pourrait rappeler la gastro-entérite chronique dont il a déjà été atteint. Les médecins qui ont su répandre de pareilles inquiétudes dans le public auraient rendu un plus grand service à l'humanité s'ils avaient employé leur génie à rassurer les hommes, au lieu de le faire servir à leur inspirer de vaines terreurs. Si ces médecins voulaient faire un acte de conscience, et réparer, autant qu'il est en eux, le mal que leur théorie a fait à cet égard, ils imiteraient ce prédicateur qui, affligé des larmes, des gémissemens et des sanglots qu'il avait arrachés à ses auditeurs, en leur peignant de couleurs trop vives les tourmens de l'autre monde, s'écria avec l'accent du regret : NE VOUS DÉSESPÉREZ PAS, MES CHERS PAROISSIENS, CE QUE JE VIENS DE VOUS DIRE N'EST PEUT-ÊTRE PAS VRAI! On doit certainement veiller sur sa santé et ne pas commettre d'imprudences de régime ; mais boire l'eau chaude et repousser quelques gouttes d'eau de fleur d'oranger, afin d'éviter une inflammation de l'estomac, c'est aussi par trop fort ; c'est faire preuve d'un ridicule que le pinceau de Molière n'aurait point dédaigné : les *hydropotes* de nos jours sont en effet les dignes successeurs des *Argans* de son siècle.

et avec crainte, de peur de se donner des crudités, qui auraient engendré d'autres affections. Ce qu'il y a de vrai, ajoute l'illustre médecin de Rome, c'est que, à cause de leurs vaines craintes et de l'erreur de leur imagination, ils digèrent mal la petite quantité d'alimens qu'ils prennent, et que ces mauvaises digestions altèrent leur santé. *Multi, cœteroquin sani et robusti, parcè atque timidè cibum sumunt ob metum ne in cruditates et exindè in morbos delabantur; cum reverà, ob illum ipsum vanum timorem morbosamque imaginationem, non solùm exiguum illum cibum malè digerunt, sed ob hoc in morbos incidunt* (1). C'est exactement ce qui se passe parmi nous, avec la différence que ce ne sont pas les crudités que l'on redoute maintenant; car il n'en est plus question en médecine : la nouvelle école les a bannies du vocabulaire médical, et a fait plus de tort au tartre stibié que l'arrêt du parlement de Paris qui en défendait l'emploi. Mais elle a inspiré et propagé la crainte de la gastro-entérite, qui n'est pas mieux fondée que ne l'était celle des crudités à l'époque de Baglivi, et qui entraîne aussi de graves inconvéniens. En effet, cette crainte fait que les personnes qui l'éprouvent, n'osant ni manger en suffisante quantité, ni prendre une alimentation

---

(1) *Lib.* 1, *cap. XIV.*

assez substantielle, ont de la peine à digérer et se plaignent de divers symptômes, qu'elles attribuent à la phlegmasie gastro-intestinale, bien qu'ils ne soient qu'un résultat de leur terreur panique et du mauvais régime dont elles font usage. Ce qui prouve la vérité de notre assertion, c'est que la maladie de ces personnes s'aggrave d'autant plus qu'elles insistent davantage sur cette manière de vivre, et que leur crainte est plus grande ; tandis que leur santé se rétablit promptement par une meilleure nourriture et la sécurité de l'esprit, comme nous l'observons tous les jours.

Nouvellement encore, j'ai recueilli une observation de ce genre, qui me paraît si instructive, que je ne puis résister au désir de la rapporter en peu de mots. M. L......, âgé de trente-cinq ans, grand et mince, d'une constitution nerveuse et d'un caractère irascible, serrurier dans un village des environs de Paris, eut de vives contrariétés, plusieurs accès de colère, et se mouilla les pieds, vers le milieu de décembre 1828. Peu de jours après, il fut pris, non pas d'une véritable douleur, mais de la sensation d'un poids énorme à la région épigastrique; ses digestions devinrent longues et laborieuses; il éprouva une flatulence considérable et des étouffemens rapprochés. Une de ses sœurs étant morte, il n'y avait pas longtemps, de phthisie pulmonaire, il s'imagina qu'il en était attaqué, et se regarda comme perdu. Le médecin que l'on fit venir chercha à le rassurer sur ce point; mais il lui dit qu'il avait une gastrite chronique, ordonna quinze sangsues sur la région de l'estomac, les boissons mucilagineuses, le lait et des soupes maigres pour toute nourriture. Les digestions et les étouffemens furent encore plus pénibles, les forces et l'embonpoint disparurent rapidement, le moral s'affecta à un tel degré, que M. L...... se persuada que les alimens ne passaient pas chez lui, et qu'il n'osa plus en prendre. Un autre médecin, qui fut appelé le 24 janvier, crut sans doute aussi à l'existence de la gastrite; car il prescrivit une nouvelle application de quinze sangsues à l'épigastre, approuva la diète, insista sur la continuation des autres antiphlogistiques, et recommanda au malade de garder la chambre. Malgré cette recommandation, il vint me consulter le 28. Quoique la maladie ne comptât qu'un mois, la maigreur approchait du marasme, et la faiblesse était si grande, qu'il ne put monter l'escalier qu'avec beaucoup de peine, et qu'il se trouva tellement essoufflé en entrant, que la voix lui manquait : il éprouvait toujours de violentes oppressions, des anxiétés épigastriques, et des éructations continuelles; il ne prenait que des tisanes, qui augmentaient ces symptômes, et il soutenait qu'il ne pouvait digérer aucun aliment. M. L...... n'avait cependant jamais vomi, et il ne toussait point; la pression sur la région épigastrique et la percussion du thorax n'indiquaient rien d'extraordinaire; la langue était humide et d'un rose pâle dans toute son étendue, l'appétit léger, la soif nulle, le sommeil bon, la peau fraîche, le pouls faible et lent, l'urine claire et abondante, mais il n'y avait pas de selles. Cette situation annonçait une gastralgie hypocondriaque des mieux caractérisées. Les étouffemens étaient dus à des spasmes de la poitrine, et peut-être aussi à la grande quantité de gaz qui distendaient continuellement l'estomac et les intestins. Toute l'indication consistait à nourrir le malade et à tranquilliser son esprit; mais il était difficile de le déterminer à prendre de la nourriture, et de lui ôter l'idée qu'il ne la digérerait pas. Je réussis néanmoins à ébranler sa résistance, et, en sortant de chez moi, il entra dans un restaurant, où il prit un bon potage, qui passa très-bien. Il en prit un second le soir, qui passa également avec la plus grande facilité. Le lendemain matin, il mangea une cuisse de volaille et but du vin de Mâcon, monta ensuite en voiture, fit plusieurs courses à pied dans la capitale, et vint me rendre compte de son état en ces termes : « Vous aviez bien raison de soutenir que ma crainte de ne pouvoir digérer était chimérique ; ce que j'ai pris ne m'a fait aucun mal, et bien qu'il y ait encore quelque chose de singulier dans ma tête, je me trouve déjà infiniment mieux : je vois que vous connaissez ma situation, et je sens que vos conseils m'auront bientôt guéri. » Depuis huit jours que cette heureuse métamorphose s'est opérée chez M. L......, et qu'il continue à manger, sa santé revient effectivement à vue d'œil, et tout me porte à croire qu'elle ne tardera pas à être tout-à-fait rétablie, s'il ne s'écarte en rien des préceptes que je lui ai donnés.

Les réflexions se présentent en foule à la suite de ce fait; mais elles sont si pénibles que je n'ai pas le courage de les développer : je le livre tout nu aux méditations des praticiens, qui le commenteront eux-mêmes. Disons seulement qu'en lisant l'histoire de la médecine de notre époque, nos successeurs auront de la peine à croire que des médecins, d'ailleurs très-instruits, se soient laissés dominer par des idées systématiques capables de faire commettre des fautes aussi grossières que celle dont M. L...... a failli devenir victime. On trouvera peut-être ce langage un peu dur, et l'on m'accusera encore de faire une spéculation, de vouloir du scandale; mais dire des injures n'est pas raisonner, et celles que les médecins physiologistes m'adressent ne m'empêcheront pas de combattre les erreurs de leur théorie avec la puissance des faits, la seule que l'on doive reconnaître dans l'art de guérir. Ces médecins se sont arrogé le droit de critiquer amèrement, d'invectiver même, ceux qui n'adoptent pas tous leurs principes, et ils se révoltent à la moindre contradiction; vous ne pouvez hasarder quelques vérités contre la doctrine physiologique sans qu'ils jettent les hauts cris : ni l'estime que vous manifestez d'ailleurs pour le talent des hommes qui la professent, ni l'aveu des services qu'ils ont rendus sur plusieurs parties de la médecine, ne peuvent vous garantir des personnalités acerbes dont ils font habituellement usage, faute de bonnes raisons à vous opposer. Quand on est si susceptible, on devrait, ce me semble, garder un peu plus de ménagemens envers les autres; on devrait au moins ne pas prêter d'odieuses intentions à des confrères qui, en publiant leurs travaux, n'ont d'autre but que l'honneur de la science et l'intérêt de l'humanité. Je demande pardon au lecteur de cette courte digression polémique, et je reviens au traitement des névroses gastro-intestinales.

Évacuations sanguines et Médicamens.

Nous devons, sans aucun doute, rejeter ce qu'il y a de suranné dans les théories de nos prédécesseurs ; mais les faits qu'ils ont recueillis et les conséquences qui résultent de leur pratique doivent être conservés : ce n'est qu'en liant avec ces matériaux l'ancienne médecine à la nouvelle, que l'on parviendra à établir le traitement des maladies sur des bases solides. Or l'expérience des anciens, confirmée par celle des bons observateurs modernes, prouve que le traitement des névroses doit varier selon leur nature ; que ces maladies exigent tantôt les adoucissans, tantôt les toniques et tantôt l'emploi successif, ou, ce qui vaut presque toujours mieux, la combinaison de ces deux genres de moyens. La méthode adoucissante a été préconisée d'une manière trop exclusive par le docteur Pomme, et la raison en est facile à concevoir : il exerçait la médecine dans le midi de la France, par conséquent dans un climat très-chaud, où les névroses sont presque toujours par éréthisme (1). Whytt a recommandé, mais égale-

---

(1) Il est vrai que Pomme se fixa ensuite à Paris, où il demeura quelques années ; mais il publia sa méthode pendant qu'il était encore à *Arles* en Provence, et les succès qu'il obtint dans la capitale s'expliquent par l'abus que la plupart des médecins faisaient alors des anti-spasmodiques irritans. Les hystériques et les hypocondriaques qui avaient été stimulés par un long usage de ces substances pharmaceutiques, devaient se trouver beaucoup mieux en effet des adoucissans que Pomme leur prescrivait. D'ailleurs, les inconvéniens de la médication adoucissante étant moins graves que ceux de la médication incendiaire, on ne doit pas être étonné de ce qu'il guérissait plus de malades que les médecins qui employaient les stimulans. Si l'on considère en outre que tout n'est pas à blâmer dans la méthode de Pomme, qu'il restreignait l'usage des évacuations sanguines aux cas où elles étaient réellement indiquées, qu'il donnait de très-bons conseils

ment d'une manière trop exclusive, la méthode tonique, et on le conçoit encore facilement : ce médecin pratiquait en Écosse, c'est-à-dire dans un climat très-humide, où les névroses sont généralement par atonie. Enfin, l'usage varié et l'association de ces deux méthodes ont été conseillés par Lorry, Tissot et Revillon, ce qui n'est pas non plus difficile à comprendre : ces célèbres praticiens exerçaient la médecine dans des climats tempérés, où les névroses, étant moins influencées par l'action continuelle de la chaleur ou de l'humidité atmosphérique, varient davantage de caractères, sont tantôt paréréthisme et tantôt par atonie, suivant la disposition des individus et la nature des causes déterminantes. Ainsi, conformément au précepte de Fracassini, qui voulait

---

sur le régime physique et moral des vaporeux, et qu'il prescrivait souvent l'eau *froide*, tant en boisson qu'en bains et en lavemens ; on concevra sans peine que sa pratique lui ait fourni beaucoup d'heureux résultats, comparativement à ceux de la médication excitante. Mais il n'en est pas moins hors de doute que ses succès auraient été encore plus nombreux et plus solides, s'il n'eût appliqué sa méthode qu'aux circonstances qui la réclamaient, s'il ne l'eût pas prolongée trop long-temps, et s'il eût employé les toniques à propos ; car il y a un milieu à tenir entre les délayans et les stimulans, et c'est précisément dans ce milieu que se trouve le véritable traitement curatif des maladies nerveuses.

que l'alimentation et la médication fussent de même nature, *medendi methodo etiam victus erit unisonus* (1), le traitement médicinal des névroses gastriques est en harmonie avec le régime que j'ai indiqué, et ce que nous avons dit des alimens fait déjà pressentir ce que nous avons à dire sur les médicamens. Mais avant de les examiner, parlons un instant des évacuations sanguines.

XXII. Il est trois circonstances dans lesquelles ces évacuations sont utiles, et peuvent même devenir nécessaires : 1° dans les cas d'une douleur excessive et capable, par sa violence, d'entraîner la gastrite; 2° lorsque le malade est pléthorique; 3° quand la suppression d'une hémorrhagie habituelle a précédé la gastralgie, comme dans les faits que je vais citer. Une fille de la campagne, âgée de vingt-six ans, jouissant d'une forte santé, et sujette à des règles abondantes qui duraient ordinairement une semaine, éprouva une indigestion de *gâteau* le premier jour de cet écoulement. Le flux menstruel se supprima de suite, et cette fille fut prise d'une violente cardialgie, pour laquelle on consulta Schmidtmann le septième jour. La région épigastrique était très-douloureuse, sans qu'il y eût le moindre signe de plénitude des premières voies; la malade avait même de l'appétit,

---

(1) *De malo hypocondriaco.*

33

mais l'ingestion des alimens exaspérait beaucoup
les souffrances. Du reste, elle était si peu incommodée, qu'elle fit un mille à pied pour se rendre
auprès du médecin. Le pouls était tendu et plein,
mais non fébrile, et il n'y avait aucun symptôme
de fièvre. Reconnaissant une cardialgie, qui, à
raison de la cause déterminante, devait faire
craindre la gastrite, le praticien de Melle ordonna
une large saignée du pied, des vapeurs émollientes
dirigées vers les parties génitales, une nourriture
douce, la poudre aérophore combinée avec le
sous-borate de soude, le safran et l'extrait d'if. A
l'aide de cette médication, les menstrues revinrent en peu de jours, la douleur d'estomac disparut, et la santé fut parfaitement rétablie dans
un court espace de temps. Une femme chez
laquelle les règles étaient, depuis deux ans,
moins abondantes que de coutume, fut prise d'une
violente cardialgie, qui se reproduisait périodi-
quement après les repas, durait trois ou quatre
heures, et allait quelquefois jusqu'à la syncope.
Plusieurs médicamens ayant été employés sans
succès, Adolphe ordonna des pédiluves réitérés et
une saignée du pied, à l'aide desquels cette douleur épigastrique se dissipa en peu de jours (1).
En pareils cas, nul doute que la saignée générale

____

(1) *Act. des cur. de la nature*, vol. II, obs. 259.

ou locale, selon les circonstances, ne contribue au rétablissement, comme moyen accessoire et préservatif de l'inflammation ; mais lorsqu'il n'existe pas d'indication de ce genre, la soustraction modérée du sang, si elle ne devient pas nuisible, est au moins superflue, et son émission démesurée produit constamment de mauvais effets.

Il peut cependant arriver que le malade se trouve d'abord un peu mieux d'une saignée épigastrique, quoiqu'elle ne soit point indiquée ; mais il retombe ensuite plus mal qu'avant cette évacuation. En effet, lorsque les sangsues à la région de l'estomac diminuent les douleurs nerveuses de cet organe, cela vient uniquement de la révulsion que leurs piqûres déterminent sur la peau, et non de la déplétion des vaisseaux sanguins. La preuve, c'est qu'aussitôt que cet effet révulsif a cessé par la dessiccation des piqûres, ces douleurs deviennent plus intenses. On observe la même chose dans les névralgies extérieures : les sangsues peuvent calmer momentanément les douleurs, mais elles ne conduisent point à une guérison radicale, puisque, pour atteindre ce but, on est presque toujours obligé de recourir à d'autres moyens, surtout aux vésicatoires volans. Les médecins qui ne pensent qu'à la gastro-entérite, méconnaissent la cause de l'amélioration instantanée dont il s'agit, et, persuadés que la douleur d'estomac ne récidive que parce que la saignée n'a pas été assez abondante pour enlever l'inflammation, ils renouvellent l'application des sangsues toutes les fois que cette douleur reparaît. C'est ainsi qu'en voulant combattre une phlegmasie imaginaire, ces médecins aggravent et perpétuent les névroses gastriques.

Voilà ce qui arrive dans certains cas; tandis qu'il en est d'autres où l'irritation cutanée, faite par les piqûres des sangsues, tourne immédiatement au profit de l'irritation interne, et ces derniers cas sont peut-être aussi nombreux que ceux dans lesquels ces piqûres produisent un soulagement qui n'est jamais que momentané. En sorte que, sans parler de la faiblesse qui résulte nécessairement des saignées, et qui est toujours à craindre dans les gastralgies, l'abus des sangsues peut nuire de deux manières : 1° au moyen de la légère inflammation qu'elles occasionent à la peau, elles exaspèrent directement, dans beaucoup de circonstances, l'irritation nerveuse de l'estomac; 2° en diminuant la quantité du fluide sanguin, elles donnent une prépondérance de plus en plus forte au système nerveux, et augmentent sa mobilité ; car rien n'exalte autant cette mobilité que la soustraction du sang faite outre mesure et mal à propos, comme le prouvent les convulsions qui succèdent aux grandes hémorrhagies. Les praticiens appelés à traiter des personnes atteintes de névroses gastrisques doivent donc se tenir en garde contre l'abus des évacuations sanguines, et nos prédécesseurs avaient grandement raison lorsqu'ils disaient que le sang est le modérateur des nerfs. Cette manière de voir paraîtra bien surannée aujourd'hui ; on sourira peut-être de pitié en voyant que je la rappelle ici : elle est vraie néanmoins, et parfaitement conforme à la nature des choses.

J'ai encore vu dernièrement deux exemples des fâcheux résultats de l'abus dont il est question, et que j'ai déjà signalé, mais sur lequel on ne saurait trop revenir, tant il est contraire aux intérêts de la science et au bien des malades. L'un sur une femme d'environ trente-six ans, à laquelle on avait appliqué, dans l'espace de deux mois, cent quatre-vingts sangsues pour une gastro-entérite chronique dont l'existence pouvait être révoquée en doute ; je crois même qu'elle n'avait existé que dans l'imagination du médecin qui ordonna le traitement. D'après le rapport que l'on me fit sur la première période de la maladie, je suis persuadé que ce n'était qu'une simple affection nerveuse de l'appareil digestif. Bref, cette malade s'est rétablie, par le régime tonique de l'état *exsangue*, du commencement d'hydropisie et des violentes douleurs épigastriques dans lesquelles je l'avais trouvée ; mais il a fallu du temps pour réparer tous ces désastres de la médecine physiologique : la guérison n'a été complète qu'au bout de trois mois. L'autre exemple a eu lieu chez un hypocondriaque de moyen âge : seize sangsues à l'anus, appliquées sans nécessité pour des vertiges qui étaient purement nerveux, lui ont causé de vives douleurs intestinales et une susceptibilité nerveuse excessive qu'il a eu de la peine à surmonter.

XXIII. Nous avons dit, en parlant du régime, que les alimens mucilagineux ne convenaient pas dans les névroses gastriques. Cette remarque s'applique également aux boissons médicinales. Celles qui contiennent beaucoup de mucilage, et notamment l'eau de gomme, si utiles dans la gastro-entérite chronique, aggravent presque toujours la gastro-entéralgie. Il est possible qu'elles réussissent dans les autres irritations nerveuses ; mais elles ne sont pas favorables à celles du canal digestif, probablement parce qu'un estomac qui est affecté de névroses a de la peine à les digérer. Ce qu'il y a de positif, c'est que les tisanes de cette nature produisent ordinairement des pesanteurs et des malaises à la région épigastrique ; qu'elles sont souvent rejetées par le vomissement, au moins dans une période avancée de la maladie, et que chez les malades qui ne les vomissent pas, elles occasionent des flatuosités, des coliques très-douloureuses, et quelquefois des évacuations alvines. Tels sont même les effets des boissons mucilagineuses, qu'on doit, dans certains cas douteux, les regarder comme une pierre de touche pour distinguer la gastralgie de la gastrite. Lorsque la maladie, loin de s'améliorer, fait des progrès sous leur empire, vous pouvez effectivement conclure qu'elle est nerveuse, ou du moins que l'affection du système nerveux y joue le principal rôle. Les inconvéniens de ces boissons sont si vrais, que j'ai vu plusieurs fois des tisanes pectorales prises pour un rhume, rappeler la gastralgie chez des personnes qui en avaient été affectées.

Parmi une infinité de faits que je pourrais citer à l'appui de ce que je viens de dire, j'en choisis un qui s'est passé dernièrement sous mes yeux, et dont la description ne sera pas inutile. C'est celui d'un homme d'environ quarante ans, qui avait une dyspepsie qu'on avait prise pour une gastro-entérite chronique, et traitée par la diète absolue, les saignées épigastriques, et l'eau de gomme, Cette boisson fut toujours mal supportée, et le malade commença à la vomir vers le trente-cinquième jour de son emploi. Au lieu de regarder ce vomissement comme l'effet de l'exaltation de la sensibilité nerveuse de l'estomac, le médecin physiologiste l'attribua aux progrès de l'inflammation, et prescrivit une quatrième application de sangsues. Effrayés de ce que l'on voulait encore tirer du sang à une personne dont la faiblesse et la maigreur étaient déjà portées à un haut de-

33*

gré, ses parens me firent appeler en consultation. Considérant que les antiphlogistiques avaient
évidemment aggravé le mal, il me parut urgent
de les abandonner, et de recourir à des alimens
appropriés à l'état des organes gastriques, d'autant plus qu'il n'y avait point de fièvre et que
l'appétit se conservait. Quoique l'estomac ne pût
supporter l'eau de gomme, il s'accommoda très-
bien du bouillon gras, d'abord coupé avec l'eau de
poulet, et ensuite pur. On passa graduellement
à une nourriture plus substantielle, qui fut également bien digérée. Deux mois après avoir commencé l'usage de ce régime, la santé était rétablie, sans le secours d'aucune substance médicinale.

Lorsque les névroses gastro-intestinales sont indolentes ou peu douloureuses, il n'est pas toujours nécessaire d'avoir recours aux médicamens:
l'éloignement des causes, la sécurité de l'esprit,
le choix des alimens, en un mot l'application
bien entendue des préceptes de l'hygiène, suffisent quelquefois pour les guérir, surtout quand
elles ont été occasionées par des causes morales.
Dans les maladies qui dépendent des peines de
l'ame, dit Baglivi, on doit user de prudence,
n'employer que peu de remèdes, et s'abstenir de
ceux qui sont actifs. *Morbi ab animi pathemate
pendentes, blandè ac leniter tractandi sunt; à ni-
mià remediorum copià et vehementià quàm maximè*

abstinendum (1). La nourriture douce et légèrement tonique, dont nous avons indiqué l'usage

(1) *Lib.* i, *cap. XIV.* Baglivi n'était pas toujours aussi réservé sur l'emploi des médicamens; il en prescrivait quelquefois de fort énergiques, sans doute dans des cas où le moral n'était point affecté. « Les individus, dit-il dans un autre endroit (*cap. XIII*), qui éprouvent des douleurs d'estomac et des flatuosités environ trois heures après les repas, guérissent de ces incommodités, surtout quand ils sont d'un tempérament mou et phlegmatique, en prenant de la poudre stomachique de *Quercetan*, de la teinture alcoolique de sassafras ou de lierre terrestre. » Quoi qu'il en soit, cette phrase prouve que le célèbre médecin qui l'a écrite admettait la gastralgie, car les douleurs épigastriques et les flatuosités trois heures après les repas en sont les principaux symptômes; elle prouve qu'il établissait même une grande différence entre cette névrose et une phlegmasie de l'estomac, car il traitait la première avec la poudre de *Quercetan*, ou la teinture alcoolique de sassafras, qui sont des substances très-actives dont il n'aurait certainement point fait usage dans la seconde. L'autorité de Baglivi a d'autant plus de valeur, qu'on ne lui reprochera pas d'avoir méconnu la gastrite, puisqu'il en parle comme d'un phénomène très-fréquent dans les fièvres malignes. On pourra dire qu'il ne la connaissait pas sous la forme chronique; mais si ce grand praticien avait pris une phlegmasie gastrique pour une gastralgie, il s'en serait bientôt aperçu par les fâcheux résultats de sa médication, et il l'aurait abandonnée.

Cette réflexion s'étend même à la pratique des nombreux

pour l'irritation nerveuse des organes digestifs, la calmera mieux que les boissons avec lesquelles on

---

observateurs qui ont précédé l'ère physiologique : on aura beau crier jusqu'à satiété qu'ils ne connaissaient pas la gastrite chronique, le fait est qu'ils guérissaient les névroses gastro-intestinales avec des fortifians, et leurs succès suffiraient, à défaut d'autres preuves, pour renverser la nouvelle théorie de ces névroses. Les idées systématiques de nos réformateurs ne parviendront jamais à détruire l'expérience des hommes qui ont illustré notre profession. Il n'était pas nécessaire qu'ils fussent médecins physiologistes pour observer la nature, et leurs ouvrages, que les novateurs dédaignent à tel point qu'ils les jetteraient volontiers au feu s'ils avaient la puissance d'*Omar*, n'en contiennent pas moins les véritables fondemens de la science. On ne peut pas improviser la médecine : elle est fille du temps, et toute doctrine qui voudra s'élever au mépris des travaux de nos prédécesseurs n'aura qu'une existence éphémère. Ils n'ont pas tout vu, et l'art a fait des progrès, j'en conviens ; mais ils ont jeté les bases de la médecine d'observation, la seule qui ait survécu aux nombreuses révolutions médicales, et sur laquelle on sera toujours obligé de s'appuyer, si l'on veut travailler avec fruit et construire un édifice solide, si l'on ne veut pas grossir le nombre des productions hypothétiques dont l'inutilité est le moindre inconvénient, et auxquelles un nom célèbre peut donner une vogue dangereuse, qui n'est cependant que momentanée ; car les théories enfantées par l'imagination tombent tôt ou tard dans l'oubli : il n'y a de durable que l'expression des faits et les résultats de l'expérience.

est dans l'habitude d'inonder ces organes, et qui nuisent souvent, soit par la difficulté qu'un estomac nerveux éprouve à supporter les liquides, soit parce qu'une trop grande humidité introduite à l'intérieur exaspère les affections de nerfs, comme le fait celle qui est appliquée à l'extérieur par l'abus des bains et une atmosphère très-humide. D'un autre côté, l'alimentation décidément fortifiante que nous avons conseillée pour la véritable atonie nerveuse des premières voies, sera plus utile que les médicamens toniques. Il est même des malades qui ne peuvent supporter aucune substance pharmaceutique, et chez lesquels on est obligé de s'en abstenir, pour ne pas aggraver leur situation. A part ces faits, qui ne sont pas fréquens, on peut néanmoins, si on le juge utile, seconder le régime par l'emploi modéré de quelques médicamens convenables. Les boissons qui réussissent le mieux dans les cas de gastralgie par éréthisme, douloureuse ou non, sont l'eau de veau, et surtout l'eau de poulet. Dans les circonstances très-nombreuses où il n'y a point de soif, et, à plus forte raison, dans celles où il y a une sorte d'aversion pour les liquides, je conseille la gelée de ce dernier animal ; administrée par cuillerées à café, elle remplace avantageusement la boisson, et produit les meilleurs effets : c'est un bon calmant du genre nerveux. L'eau lactée convient aussi, mais seulement chez les malades qui digèrent bien le lait. Quant aux tisanes végétales, il en est peu qui soient sans inconvéniens. Les boissons acides aggravant presque toujours les névroses, principalement celles des voies digestives, il ne reste guère que l'eau d'orge et de gruau, celle de chiendent, de réglisse, et l'eau panée, dont l'on puisse faire usage; encore les deux premières peuvent-elles nuire par leur qualité trop rafraîchissante. L'eau tiède sucrée et légèrement aromatisée avec l'eau de fleur d'oranger, peut remplacer ces tisanes, et vaut souvent mieux. On lui reproche de rendre la bouche pâteuse, mais les autres boissons produisent le même effet, et j'ai observé que ce phénomène n'arrive pas aux personnes qui digèrent bien; il doit, par conséquent, être attribué à de mauvaises digestions plutôt qu'à l'eau sucrée.

Avec ces moyens internes, il est à propos de faire concourir les moyens extérieurs qui remplissent la même indication de calmer sans trop affaiblir : ce sont les bains tièdes, les cataplasmes de riz et de mie de pain, ou les fomentations de cette nature, appliqués sur la région épigastrique. N'imitez pas les médecins qui, pendant l'usage des antiphlogistiques à l'intérieur, ordonnent les bains froids ou les autres excitans à l'extérieur. Je sais que ces médecins croient à l'existence d'une inflammation de la muqueuse digestive, et que c'est pour en opérer la révulsion qu'ils irritent la

peau; mais cette inflammation est souvent chimérique, tandis que les stimulans cutanés manquent rarement d'exaspérer la névrose gastro-intestinale, comme nous le dirons bientôt. La bonne
médecine veut que le traitement externe corres-
ponde à celui de l'intérieur. *Internis remediis
etiam externa respondere debent*, a déjà dit Fracassini. Il y a cependant des exceptions à cette règle
générale : ce sont les cas dans lesquels les révulsifs peuvent être indiqués, en raison de la cause
déterminante de la maladie. Les lavemens ne sont
pas sans utilité ; mais je n'en parlerai pas maintenant, me réservant d'en régler la composition et
l'emploi dans un article séparé : ils méritent une
attention particulière, à cause des erreurs que
l'on commet journellement à leur égard.

On pourra s'étonner de ce que je conseille l'eau
de veau et l'eau de poulet, après avoir proscrit les
boissons mucilagineuses. Il semble, au premier
aperçu, que ces deux genres de boissons possèdent, à peu de chose près, les mêmes vertus médicinales, qu'elles ne diffèrent point assez du
moins, pour que les unes soient nuisibles là où
les autres sont avantageuses. J'avoue qu'il paraît,
sinon ridicule, au moins par trop minutieux,
d'établir une grande différence entre les propriétés

---

(1) *De malo hypocondriaco.*

des tisanes dont il s'agit : je conviens même qu'il est des maladies dans lesquelles on peut les prescrire indistinctement ; mais, encore une fois, ce n'est point dans les névroses du canal digestif. Et qu'on ne dise pas que c'est ici une simple hypothèse, un jeu de l'imagination : c'est l'expression des faits les plus authentiques et les mieux avérés. La pratique de Viridet, de Fracassini, de Pomme, de Lorry, de Tissot, de Louyer-Villermay, et ma propre expérience, prouvent que l'eau de veau ou de poulet concourt souvent à adoucir ces névroses ; tandis qu'il résulte d'une multitude d'observations dont nous avons parlé, que les boissons fortement mucilagineuses ne les calment que très-rarement, s'il est vrai qu'elles les calment quelquefois. On sait d'ailleurs que la gélatine animale peut guérir les fièvres intermittentes, qui sont fréquemment de nature nerveuse ; et il serait possible, comme Viridet l'a prétendu, qu'en raison de la gélatine dont ils sont chargés, les bouillons de veau et de poulet eussent quelque chose de spécifique contre les irritations des nerfs. A la vérité je ne le pense pas : j'admets la *spécificité* de certains médicamens contre certaines maladies, du mercure, par exemple, contre la syphilis, et du quinquina contre les affections périodiques ; mais je ne crois pas à celle de ces bouillons contre les névroses des organes digestifs. Selon nous, les avantages incontestables qu'ils ont alors sur les boissons mucilagineuses viennent uniquement de ce qu'ils sont plus faciles à digérer. Un fait certain, c'est que les estomacs nerveux supportent mieux, en général, les substances animalisées que celles qui sont purement végétales.

XXIV. Quoi qu'il en soit des vertus et de la manière d'agir de l'eau de veau et de l'eau de poulet, le traitement adoucissant, dont elles font partie, ne doit pas être long-temps continué, parce qu'une fois que l'éréthisme nerveux qui le rendait nécessaire est calmé, l'atonie nerveuse se manifeste, et il fait alors plus de mal que de bien. Gorter avait déjà signalé les mauvais effets de l'usage prolongé de ce traitement. Les relâchans, dit ce médecin, pallient et diminuent communément les symptômes nerveux, mais ils ne les guérissent jamais parfaitement; et quand on les emploie trop long-temps pour calmer les douleurs, ils fixent tellement la maladie, qu'il n'est plus possible dans la suite de la détruire. *Laxantia mitigare solent symptomata, nunquam perfectè curant, et eorum frequentior usus, ad leniendos dolores, ita figit morbum, ut deinceps omnem curationem respuat* (1). On trouve la même opinion dans les traités les plus estimés sur les maladies nerveuses, et surtout

---

(1) *Praxis medicæ systema*, Hardervici, 1750.

dans l'excellent mémoire de Schmidtmann. Une fois que l'éréthisme du ventricule est enlevé , observe ce judicieux médecin, il est nécessaire de remédier à sa faiblesse, de rétablir sa force et son énergie dans leur état normal ; autrement le retour de la maladie est toujours à craindre. *Erethismo ventriculi sublato , omninò necessarium est , ut ejus infirmitati consuletur, atque tonus normalis et energia restituatur : alioquin enim reditus mali tædiosi ut plurimùm timendus est.* Hoffmann ne s'exprime pas d'une manière moins positive à ce sujet. La quatrième indication, dit-il, consiste à rétablir, au moyen des médicamens convenables , le ton et les forces de l'estomac et des intestins , qui ont été affaiblis par la violence du spasme et de la douleur..... *Ut tonus et robur ventriculi et intestinorum , à dolorum et spasmorum violentiâ labefactorum idoneis remediis , restituatur et confirmetur* (1). Mais si une longue médication adoucissante entretient et perpétue les maux de nerfs , il y a aussi du danger à passer tout d'un coup à l'emploi des fortifians : ce passage subit et sans gradation ne manque pas de renouveler l'irritation nerveuse ; il pourrait même enflammer l'estomac. Pour obvier à ce double inconvénient et arriver à une guérison solide, le seul parti à prendre con-

(1) *De dolore cardialgico.*

siste à associer les toniques aux relâchans, dès que
ces derniers cessent d'être avantageux ; ce qui arrive plus ou moins promptement, selon le tempérament et l'idiosyncrasie des sujets. Les individus
d'une constitution sèche et irritable se trouvent
bien de prolonger la médication douce, et doivent
éviter les fortifians énergiques ; tandis que ceux
d'un tempérament mou et apathique sont bientôt
obligés, s'ils ne veulent pas voir aggraver leur état,
de rendre cette médication fortifiante, et ont besoin de toniques plus actifs. En général cependant,
et sauf les nombreuses exceptions, c'est au bout
d'un mois à six semaines qu'il convient d'opérer
l'association dont il s'agit. Je puis assurer du moins
que j'ai vu peu de gastralgiques, quelle que fût
leur irritabilité, qui ne se soient pas mal trouvés
d'un plus long usage de la méthode relâchante
seule. Passé ce temps, elle détruit l'appétit, fait
blanchir la langue, rend la bouche pâteuse, occasione des pesanteurs à l'épigastre, des flatuosités, des malaises, un état nerveux plus pénible
que la douleur qu'elle n'adoucit même pas toujours, et mille autres phénomènes qui annoncent
la faiblesse des organes digestifs, et la nécessité de
faire entrer les toniques dans le traitement. Une
décoction amère coupée avec du lait, qui réussissait journellement à Fracassini ; les bouillons de
poulet ou de veau dans lesquels on met des feuilles de pissenlit, de chicorée sauvage, d'oranger,

le fruit du houblon, la germandrée, la fumeterre, la racine de patience, etc.; l'eau fraîche
sucrée et fortement aromatisée avec l'eau de fleur
d'oranger, l'infusion de tilleul édulcorée avec le
sirop d'écorce du Pérou, une décoction d'orge et
de quinquina, l'eau de riz avec addition d'un peu
de cachou, ou tout autre moyen analogue, remplissent l'indication proposée. Si l'on veut simplifier les prescriptions et éviter le mélange de plusieurs médicamens, on choisit des substances dans
lesquelles un principe tonique se trouve réuni à
une matière douce : de ce nombre sont le *cassia
lignea*, vanté par Tissot pour les occasions où il y
a tout à la fois faiblesse et mobilité des premières
voies; le lichen d'Islande, le gland de chêne brûlé
et réduit en poudre. L'infusion sucrée de cette
dernière substance a été indiquée par Marx (1) et
m'a procuré de nombreux succès; prise à la fin
des repas en guise de café, elle facilite singulièrement les digestions : j'ai vu des dyspepsies, et
même des douleurs d'estomac, disparaître par
l'emploi de cette infusion, qui n'a rien de désagréable au goût. L'extrait de gland de chêne torréfié, pris à la dose de six grains à un demi-gros
peu de temps avant les repas, m'a également réussi
chez beaucoup de malades; c'est un tonique fort

(1) *Bestaettigte kraeste der eicheln*, n° 13, pag. 34.

doux, contenant de la fécule amylacée qui en corrige l'amertume, et dès lors l'un des plus convenables pour les cas dont nous parlons : inusité jusqu'à ce jour, cet extrait mérite une place dans le code des médicamens. La médication externe sera modifiée comme celle de l'intérieur. Ainsi les bains frais remplaceront les bains tièdes, et des substances toniques, telles que l'écorce de chêne, seront ajoutées aux cataplasmes ou aux fomentations que l'on applique sur l'épigastre.

XXV. Chaque remède, dit le praticien de Melle, a ses temps définis, durant lesquels il est avantageux ou nuisible. Tel médicament qui, donné dans le premier stade, exaspère la maladie, ou enlève même le malade, procure souvent une guérison complète, si on l'administre pendant la seconde ou la troisième période. *Quodcunque remedium sua habet tempora et stadia definita, inter quæ aut prodest aut obest. Quod in primo stadio morbum exasperat, aut ægrotum e medio tollet, id ipsum in secundo aut tertio stadio eumdem non raro radicitus subigit.* Cette sentence, qui est de toute vérité, s'applique principalement aux toniques employés seuls. En effet, ces médicamens pourraient être dangereux dans les commencemens de la gastralgie ; tandis qu'ils sont, au contraire, très-utiles lorsque la vive sensibilité de l'estomac est calmée par l'usage des moyens que nous venons d'indiquer, et de ceux dont nous parlerons tout à l'heure. Il con-

34*

vient donc , à cette époque de la maladie, d'abandonner les adoucissans pour continuer l'emploi de
la médication tonique , si des substances médicinales paraissent encore nécessaires, si l'on croit ne pas
devoir s'en rapporter à la diététique pour compléter le rétablissement. L'abus que l'on faisait autrefois des corroborans ne doit pas les faire exclure
maintenant de la pratique médicale ; ils ne sont véritablement incendiaires que dans des mains qui ne
savent pas les manier, c'est-à-dire quand on les emploie à trop forte dose, ou mal à propos : administrés avec prudence et en temps opportun , les
toniques constituent effectivement , malgré la prévention qui s'élève aujourd'hui contre eux, les seuls
agens pharmaceutiques capables de raffermir les
nerfs , de les *fixer* lorsqu'ils sont trop mobiles ,
comme le disaient avec raison nos prédécesseurs,
et d'achever la guérison. Dans cette vue, on se sert
plus particulièrement de la chicorée , de la rhubarbe , de la valériane des bois, de la gentiane , du
chardon-bénit, de l'absinthe, de la petite centaurée,
de la ménianthe, de la racine de columbo , du
quinquina , de la graine de moutarde blanche (1) ,

------

(1) Je ne crois point aux vertus merveilleuses que les
Anglais attribuent à cette graine , et je pense qu'elle ne
serait pas sans danger dans les cas d'éréthisme nerveux du
canal digestif ; mais les malades qui sont habituellement
constipés et chez lesquels l'atonie de l'estomac et des

du fiel de bœuf, des préparations ferrugineuses, de l'eau de Seltz ou de Spa, de la glace et de l'eau glacée ; des bains froids ou composés, pour les personnes qui redoutent l'eau froide, d'une forte décoction d'écorce de chêne ; des bains tièdes ou frais par affusion ; des lavages de toute la surface extérieure du corps avec l'eau froide et un filet de vinaigre, que Fracassini a recommandés comme très-utiles ; de l'emplâtre de thériaque et d'assa fœtida sur la région épigastrique. Mais il est possible de varier davantage ce genre de médicamens : tous les amers et toutes les substances toniques qui ne contiennent point de matière stimulante, ou dans lesquels aucun principe stimulant ne prédomine, en d'autres termes, tous les agens qui fortifient les premières voies sans les exciter, peuvent être employés avec succès, moyennant qu'ils soient appropriés au tempérament des individus et à l'idiosyncrasie particulière de l'estomac ; car il n'existe pas de médicament qui réussisse dans tous les cas. *Nullum est pharmacum*, dit encore Schmidtmann, *quod in omnibus casibus et ubicumquè cunctorum malorum, etsi ejus generis, sanationem consummabit.* De manière que l'on est quel-

---

intestins est évidente, peuvent en obtenir de bons effets, comme je l'ai vu plusieurs fois : prise entière à la dose d'une à trois cuillerées à café une heure avant les repas, elle favorise leurs digestions et tient le ventre libre.

quefois obligé de tâtonner avec les fortifians, comme avec les alimens et les autres moyens médicinaux, jusqu'à ce que l'on trouve celui qui convient le mieux aux organes digestifs du malade et à sa constitution individuelle.

XXVI. Le traitement médicinal des gastro-entéralgies qui portent l'empreinte de la faiblesse dès leur origine, diffère de celui que nous venons d'exposer, en ce qu'il faut toujours s'abstenir des relâchans purs. Dans la plupart des circonstances, on doit commencer par la médication mixte, ou du moins par les corroborans les plus faibles, attendu qu'il est rare qu'un estomac affecté de névrose, même par atonie, puisse supporter de prime abord les toniques actifs. Schmidtmann, qui traite des sujets peu irritables, et que l'on n'accusera sûrement pas de craindre les toniques, conseille néanmoins de commencer par les plus doux, et de ne passer aux autres que graduellement....... *Lenioribus et refractâ dosi incipiendum, et pedetentim in utrisque ascendendum.* Je ne conteste par les nombreux succès que Whytt obtenait par les fortifians énergiques administrés au commencement de la maladie; mais cette méthode ne réussirait pas aussi fréquemment en France, d'abord par la raison que les névroses primitivement atoniques y sont moins communes qu'en Angleterre, et ensuite parce que nous sommes généralement d'une constitution plus irritable que les Anglais. Ce qui fait d'ailleurs que le praticien a rarement l'occasion de débuter par de forts corroborans , c'est que l'usage des sangsues et des autres antiphlogistiques est si répandu aujourd'hui parmi nous , qu'on rencontre peu de malades qui n'aient pas déjà abusé de ce traitement, et chez lesquels l'irritabilité dont s'accompagne ordinairement l'atonie nerveuse, n'ait pas été exaspérée par cet abus ; en sorte qu'avant d'arriver aux moyens décidément curatifs, on se trouve souvent dans la nécessité , pour ne pas exaspérer davantage cette irritabilité et éviter la gastrite , de modérer l'énergie des toniques par l'association de quelques adoucissans.

Ainsi les tempérans et les toniques , isolés les uns des autres , sont également contraires dans les circonstances où l'atonie nerveuse est compliquée d'une vive exaltation de la sensibilité , qu'il vaudrait mieux nommer *impressionnabilité ;* et ce n'est pas , comme le pensait Grimaud , dans l'usage alternatif de ces moyens , mais dans leur combinaison, que consiste le véritable traitement de ces névroses. Le raisonnement ferait comprendre l'utilité de cette combinaison et les inconvéniens de la méthode opposée, lors même que l'expérience ne les démontrerait pas. Qui ne sent , 1° que les tempérans avec lesquels on commence le traitement, augmentent l'atonie? 2° que les corroborans , administrés ensuite contre la débilité, réveillent l'impressionnabilité , qui n'était qu'assoupie et qui ne cessera même tout-à-fait que par le rétablissement des forces nerveuses; 3° qu'étant obligé, en conséquence, de changer plusieurs fois de médication, on détruit par l'une les avantages obtenus par l'autre, et qu'on éternise la maladie au lieu de la guérir? tandis qu'en combattant en même temps, par la réunion des adoucissans et des toniques, les deux élémens morbides, on dispose à une guérison radicale, qui s'accomplira par les fortifians seuls. On ne peut trop insister sur cet objet, parce que les cas dont il s'agit se rencontrent fréquemment dans la pratique, et parce que des vérités aussi importantes ne sauraient, par le temps qui court, être inculquées assez profondément dans l'esprit des médecins : s'ils en étaient bien pénétrés, et si les malades suivaient mieux les conseils qu'on leur donne, on ne verrait pas tant de maladies nerveuses se prolonger indéfiniment.

XXVII. Les sédatifs doivent aussi entrer dans le traitement des névroses gastro-intestinales. Associés aux substances pharmaceutiques dont nous avons parlé jusqu'ici, ces médicamens peuvent être utiles dans les cas de simple exaltation de la sensibilité nerveuse des organes digestifs, et devenir nécessaires quand la maladie est douloureuse; ils constituent même l'un des principaux moyens curatifs des gastralgies caractérisées par une vive souffrance. C'est ainsi que les névralgies de l'estomac et des intestins, telles que la cardialgie, la gastrodynie, la colique nerveuse, etc., cèdent souvent à la médication sédative. J'en ai cité plusieurs exemples, et Trnka en a rapporté un grand nombre dans son Traité sur la cardialgie.

Parmi les moyens propres à remplir cette médication, on distingue l'eau à la glace, et surtout la glace elle-même. Dangereuses dans les gastro-entérites chroniques, ces deux substances, qui ont déjà été recommandées par Celse dans les douleurs du ventricule (1), sont souvent d'une grande efficacité contre les gastro-entéralgies, non seulement comme toniques, mais aussi sous le rapport de leur qualité sédative : prises à l'intérieur, ou appliquées sur l'épigastre, elles contribuent puissamment à la guérison. On m'a assuré que des applications de glace sur cette partie avaient enlevé promptement de violentes douleurs d'estomac, et cela ne m'étonne pas, d'après les succès que j'ai obtenus de ce moyen dans les névralgies extérieures. Hoffmann, Tissot et Trnka, prétendent même que l'eau froide peut guérir seule certaines névroses gastriques; ce qui me paraît cependant difficile à croire, à moins que le malade ne se soumette en même temps aux règles

---

(1) *Lib.* 1, *cap. VIII.*

diététiques, qui suffisent quelquefois pour faire disparaître la maladie. Une chose plus énergique, et qui a eu, sous mes yeux, des résultats très-favorables, c'est un mélange de glace râpée et de sucre en poudre, ingéré par cuillerées à café plusieurs fois par jour. On ne saurait trop recommander ce moyen; c'est l'un des meilleurs que l'on puisse employer dans les circonstances où une vive sensibilité de l'estomac est jointe à l'atonie nerveuse de cet organe. Pomme s'est guéri lui-même, avec la glace, d'une névrose gastrique qui avait succédé à une fièvre d'accès, et il cite plusieurs autres faits qui attestent également la vertu de cette substance contre quelques affections nerveuses des premières voies, ou de toute autre partie. Il est sans doute superflu de dire qu'on doit s'abstenir des réfrigérans lorsqu'il y a éréthisme prononcé, et quand, en raison de la cause déterminante ou des dispositions individuelles, la gastrite est à craindre.

D'après quelques essais que j'ai entrepris, la thridace et les autres préparations de laitue offrent peu d'utilité dans les affections nerveuses de l'estomac; nous croyons même avoir remarqué que ces substances pouvaient nuire dans les cas d'atonie, probablement parce qu'elles sont trop rafraîchissantes : leur propriété anodine permet néanmoins de les ordonner lorsque l'éréthisme nerveux est évident. Mais la pharmacie nous fournit

un agent plus actif, et duquel on retire presque
toujours de grands avantages : c'est l'opium. Quand
la maladie est peu douloureuse, on peut le prescrire à la dose d'un quart de grain incorporé, soit
dans le beurre de cacao, soit dans l'extrait de quinquina, de gland de chêne torréfié, ou de gentiane,
selon qu'il y a irritation ou débilité nerveuse des
premières voies. S'agit-il de combattre une violente douleur d'estomac ou des intestins, une névralgie de ces organes, il est rare que cinq à six
gouttes anodines de *Rousseau* sur un morceau de
sucre, une cuillerée à café de sirop de morphine,
ou un grain d'opium muqueux, répétés toutes
les quatre heures, ne les calment pas en peu de
temps ; le sirop de diacode, à la dose d'une à deux
onces dans une potion calmante, produit quelquefois le même effet. A la vérité les souffrances
peuvent se renouveler ; mais en continuant l'u-
sage du même remède, on parvient souvent à
arrêter leur marche, et, dans les autres cas, à
les rendre supportables. C'est ce qui a lieu chez
certaines personnes pour lesquelles l'opium est
un besoin de première nécessité. J'ai été consulté par deux hommes et une femme qui sont
obligés, s'ils veulent éviter de violentes douleurs
d'estomac, d'en prendre jusqu'à dix grains par
jour.

Ce n'est pas seulement comme sédatif, comme
propre à calmer la trop grande sensibilité et les

douleurs d'estomac ou des intestins, que l'opium est utile dans le traitement des névroses de ces organes. Il convient encore comme somnifère, pour procurer du sommeil aux malades qui en sont privés; et cet avantage est d'autant plus précieux, que c'est presque toujours pendant les nuits qu'ils passent dans l'insomnie, lorsqu'ils sont seuls, abandonnés à eux-mêmes et au milieu des ténèbres, que les hypocondriaques se livrent à de tristes réflexions, que leur imagination travaille, qu'ils se creusent la tête. Il importe donc de les faire dormir afin de les soustraire à cette occupation mentale, à ces idées chimériques, qui ne manquent jamais d'aggraver la maladie. Quatre à huit grains de pilules de cynoglosse peuvent remplir ce but salutaire (1).

---

(1) Indépendamment de la douleur et de l'insomnie, deux symptômes indiquent plus spécialement l'usage des opiacés; ce sont, 1° le vomissement des substances alimentaires occasioné par une vive exaltation de la sensibilité nerveuse de l'estomac; 2° le dévoiement composé des mêmes substances, et provenant d'une sensibilité excessive des intestins. Il est vrai que ces deux symptômes ne sont pas fréquens : le dernier surtout est très-rare ; mais ils peuvent avoir lieu, et l'opium constitue l'un des meilleurs moyens qu'on puisse leur opposer. En pareil cas, **Whytt** obtenait presque toujours, à ce qu'il dit, de bons effets du *laudanum* de Sydenham. Il rapporte même, à l'appui de son asser-

Quoi ! pourra-t-on me dire , vous ne craignez pas d'ordonner l'opium aux hypocondriaques ? ignorez-vous qu'ils ont une irritation cérébrale, et que les opiacés pourraient la faire passer à l'état de phlogose? Je sais que l'opium agit d'une manière spéciale sur le système encéphalique; que ce médicament ne convient pas lorsque le cerveau est disposé à s'enflammer ; qu'il produit souvent une congestion de cet organe. Mais je crois savoir également qu'on a beaucoup exagéré les dangers que les préparations d'opium font courir aux personnes attaquées d'hypocondrie, et que l'affection cérébrale, primitive ou secondaire, qui existe dans cette maladie nerveuse, acquiert très-rarement les caractères de l'inflammation. Ce qu'il y a de positif, c'est que ces préparations ont été avantageuses à un grand nombre d'hypocondriaques auxquels je les ai conseillées, et que je ne me suis point encore aperçu qu'elles aient aggravé l'affection cérébrale dont ils étaient atteints. D'où il m'est permis de conclure que la crainte d'occasioner l'encéphalite par l'emploi de l'opium est

---

tion, plusieurs exemples de vomissemens qui avaient pour cause une trop grande délicatesse, ou une sensibilité contre nature des nerfs de l'estomac, et qui, après avoir résisté à d'autres moyens, cédèrent promptement à cette préparation opiacée, prise une heure avant les repas à la dose de dix à trente gouttes.

fréquemment chimérique , au moins dans les né vroses; qu'elle est fondée sur une théorie erronée et non sur des faits, et qu'on a tort de se priver d'un médicament aussi utile, sans le secours duquel Sydenham aurait renoncé à l'exercice de la médecine.

Il est des praticiens qui n'osent pas administrer ce médicament dans les névroses gastro-intestinales, de peur de resserrer le ventre. Cette crainte peut avoir quelque chose de juste, bien qu'il soit possible aussi qu'on attribue souvent au remède ce qui n'est que l'effet de la maladie; car on sait que ces névroses s'accompagnent habituellement de constipation. Nous sommes loin de dire toutefois que l'introduction de l'opium dans l'estomac réussisse toujours, ni qu'elle ne produise jamais les mauvais effets qu'on lui reproche. Mais si l'on s'aperçoit que son usage intérieur ait des inconvéniens, il est facile de le suppléer par des applications opiacées sur la région épigastrique. Les plus usitées sont l'emplâtre de thériaque saupoudré de six à douze grains d'acétate de morphine, ou dans lequel on fait entrer un gros d'opium brut, un morceau de flanelle trempé dans une forte solution aqueuse de cette dernière substance , des frictions avec un mélange d'axonge et d'extrait thébaïque. J'ai obtenu des résultats fort avantageux d'un liniment composé d'une once d'eau distillée d'amandes

amères et de huit à seize grains de cet extrait.
Enfin, dans les névralgies rebelles de l'estomac,
on peut avoir recours à des topiques plus efficaces
et qui calment ces sortes de douleurs d'une manière presque sûre. Il s'agit d'enlever l'épiderme
sur un point de l'épigastre au moyen d'un vésicatoire, et de recouvrir la plaie d'un emplâtre
d'opium, ou d'y appliquer de l'acétate de morphine réduit en poudre impalpable. Cette dernière préparation étant douée d'une grande activité, la prudence veut que l'on débute, lorsque
la peau est dénudée, par une dose très-faible,
celle d'un demi-grain, par exemple, et qu'on
l'augmente ensuite graduellement. MM. Villermé
et Lambert ont constaté les heureux succès de ce
procédé, et je n'hésiterai point à l'employer lorsque l'occasion s'en présentera.

D'autres narcotiques peuvent aussi être employés utilement contre les gastro-entéralgies.
C'est ainsi que Whytt a vu de très-bons effets de
l'extrait de jusquiame pris à l'heure du coucher,
depuis un grain et demi jusqu'à trois ou quatre
grains, et répété le matin à plus petite dose.
Quoique cet extrait soit un remède bien moins
puissant, dit le médecin écossais, que les préparations opiacées, cependant il mérite de leur être
préféré en plusieurs cas, par la raison qu'il tient
souvent le ventre libre. Schmidtmann vante beaucoup l'eau de laurier-cerise, à la dose de quinze

gouttes, que l'on peut augmenter par degrés, dans une potion convenable. Comme il n'est pas douteux maintenant, dit-il, que le laurier-cerise ne possède, outre ses autres vertus, une propriété stupéfiante et narcotique, j'ai conjecturé que son eau distillée conviendrait dans des maladies provenant d'un excès de sensibilité des nerfs, et cette conjecture ne m'a point trompé : ayant fréquemment prescrit cette eau, tant dans la cardialgie nerveuse que dans celle qui est due à des stases du ventricule, j'en ai retiré de grands avantages. *Nunc temporis extrà omnem dubitationis aleam positum est, lauroceraso, præter alias dotes medicas, prævalentem inesse facultatem stupefacientem et narcoticam. Indè hariolabar, eam probabiliter convenire in malis ex immodicâ nervorum sensibilitate oriundis, atque hæc conjectura me non fefellit. Frequentissimè aquam laurocerasi in cardialgiâ tam nervosâ, quàm in illâ ex stasibus ventriculi profisciscente, cum luculento emolumento adhibui.* Bien que la belladone et les autres succédanés de l'opium aient été moins souvent utiles, on ne doit pas les négliger, parce qu'ils ont réussi dans certains cas, et parce que les maladies nerveuses étant sujettes, sous le rapport de leurs moyens curatifs comme sous les autres, à des anomalies extrêmement bizarres, il est à propos d'avoir plusieurs sédatifs à sa disposition, afin de choisir le plus approprié au sujet que l'on traite ; ce qui ne peut être déterminé que par la sagacité du praticien.

Si l'on veut rapprocher maintenant ce que nous avons dit des toniques de ce que nous venons de dire sur les sédatifs, on sentira que la réunion de ces deux genres de médicamens convient dans la plupart des gastro-entéralgies qui s'accompagnent d'une douleur plus ou moins vive. Les avantages de ce traitement mixte ont même été constatés long-temps avant nous, notamment par les nombreuses guérisons que Dehaen en obtenait. Après avoir déclaré que Boerhaave l'employait déjà avec succès, Dehaen vante sa grande efficacité dans une multitude de cardialgies qui avaient été rebelles à beaucoup d'autres moyens, et dont la chronicité faisait quelquefois craindre un squirrhe de l'estomac, ou des parties environnantes.

Les prescriptions de ce célèbre praticien de Vienne n'étaient pas nombreuses : il appliquait sur l'épigastre un topique fait avec une once et demie d'emplâtre *diabotanum*, douze à vingt-cinq grains d'opium, autant de camphre, et suffisante quantité de baume du Pérou. Ce topique devait être porté long-temps, et renouvelé chaque fois qu'il tombait. La médication intérieure variait selon les circonstances. Quand la cardialgie s'accompagnait d'acidité des premières voies, il faisait prendre, toutes les deux ou trois heures, une cuillerée à bouche d'une potion composée d'une demi - once de poudre d'yeux d'écrevisses , de trois gros *d'oleo-shaccarum* de menthe poivrée , d'une once d'alcoolat de menthe , d'un demi-gros de *laudanum* de Sydenham , d'une once de sirop de menthe , et de huit onces d'eau de menthe. Si cette potion ne suffisait pas pour détruire l'acidité et tenir le ventre libre , le malade prenait en même temps quelques pilules de *Ruffus* , dans la masse desquelles on avait ajouté un peu de gomme ammoniaque et de savon de Venise. Dans les cas où la douleur d'estomac était accompagnée de spasmes et de débilité, Dehaen ordonnait un opiat préparé avec trois onces de quinquina en poudre , un gros et demi de camphre, autant de myrrhe, trois onces èt demie de sirop de diacode, et la même quantité de sirop de menthe. La dose de cet opiat était d'une cuillerée à café, répétée six fois par jour. Il y avait des malades chez lesquels on était obligé d'augmenter la quantité des préparations d'opium, principalement vers la nuit. En suivant l'une ou l'autre de ces médications, beaucoup de personnes guérissaient de la cardialgie, pourvu qu'elles s'abstinssent, pendant leur usage, des alimens difficiles à digérer, du lait , du fromage, du vinaigre , des vins acides , et qu'elles observassent un régime animal. *Multi sanè homines à cardialgiâ convaluerunt, modò, durante curâ , exactè abstinerint ab iis quæ difficulter digeruntur, et à lacte, caseo, aceto, vinis acidis, dietamque alcalinam observarint (1).*

Ainsi le traitement qui réussissait à Dehaen, et que nous ne connaissions pas en publiant les premières éditions de notre ouvrage, est analogue à celui dont l'expérience nous a démontré l'utilité. Il est vrai que nos prescriptions médicinales ont moins d'activité que les siennes, mais elles sont de même nature, c'est-à-dire, toniques et sédatives; et il n'y a aucune différence dans le régime, car nous conseillons les mêmes alimens que lui, et nous défendons également ceux qu'il proscrivait. Un autre point de conformité entre notre doctrine et celle de ce médecin, c'est que les succès qu'il obtenait habituellement lui ont aussi fait émettre l'opinion que les névroses gastriques, même les plus invétérées, pouvaient guérir quand on les traitait convenablement, et qu'il ne fallait point se hâter de prononcer sur l'existence des lésions organiques de l'estomac, attendu qu'on avait rencontré des sujets que l'on croyait atteints d'un squirrhe de cet organe, et dont la guérison a prouvé néanmoins qu'ils n'avaient qu'une simple cardialgie.

Quoi qu'il en soit, les nombreux succès que Dehaen obtenait sont un nouvel argument irrésis-

---

(1) *Ratio medendi*, t. III, pag. 6, *edit. Par.*

35*

tible contre la théorie qui rejette les névroses de l'estomac. S'ils étaient d'un autre médecin, on pourrait objecter qu'il ne connaissait pas la gastrite chronique, et qu'il la prenait pour une affection nerveuse; mais en supposant que ce reproche banal, et dont nous avons démontré le peu de fondement, puisse être fait à quelques auteurs, ce ne serait certainement pas à celui qui professait déjà, du moins en grande partie, les principes de la médecine physiologique. On sait en effet que Dehaen voyait très-souvent des phlegmasies là où ses confrères n'en voyaient pas; qu'en succédant à Stoll dans la chaire de clinique de la faculté de Vienne, il regarda comme inflammatoires toutes les maladies que son prédécesseur regardait comme bilieuses, et qu'il prodigua la saignée comme Stoll avait prodigué l'émétique. Or, un médecin aux yeux duquel la plupart des maladies étaient des inflammations, ne peut pas être accusé d'avoir méconnu celle du principal organe digestif. D'ailleurs les heureux résultats de sa médication dans la cardialgie prouvent jusqu'à l'évidence qu'il traitait réellement une névrose; car si c'eût été une phlegmasie, loin de la guérir, cette médication n'aurait pas manqué de la rendre plus grave.

Nous répéterons même ici les réflexions que nous avons faites sur la méthode curative de Schmidtmann. Les prescriptions pharmaceuti-

ques usitées par Dehaen, et avant lui par Boerhaave, pouvaient convenir à des Hollandais et à des
Allemands, dont le tempérament lymphatique et
froid a besoin de toniques actifs; mais elles seraient trop stimulantes pour la constitution irritable des Français. Dans notre pays, on ne pourrait les administrer, telles que ces médecins les
ordonnaient, qu'à des sujets à fibres lâches et
molles; encore vaudrait-il mieux faire usage de
médicamens plus simples et moins énergiques,
qui remplissent le même but sans faire courir
le moindre danger au malade, pourvu qu'on ne
les emploie qu'à l'époque où ils sont indiqués. Un
mélange de sirop de morphine et de sirop d'écorce
du Pérou, les pilules dont j'ai déjà fait mention, et
qui sont composées d'extrait muqueux d'opium
et de quinquina ou de gland de chêne torréfié,
peuvent remplacer les formules compliquées de
Dehaen, et produisent le même effet; j'en obtiens
tous les jours des avantages marqués, et souvent
des guérisons complètes. Aussi n'ai-je pas cité
non plus la méthode préconisée par ce médecin
comme un modèle à imiter scrupuleusement,
mais pour faire voir que la médication sédative et
fortifiante, dont nous recommandons l'emploi
dans les névroses gastriques douloureuses et atoniques, est fondée sur l'expérience des plus grands
observateurs du siècle dernier.

XXVIII. Après la douleur, aucun symptôme

des gastro-entéralgies ne tourmente plus le malade que la constipation. Il est donc très-important de la prévenir quand elle n'a pas lieu, et de la faire cesser lorsqu'elle existe. Comme l'alimentation contribue beaucoup à relâcher ou à resserrer le ventre, il est possible d'éviter la suspension des selles par des alimens convenables, et de les rappeler par un changement de nourriture. Ainsi, les individus qui sont constipés en se nourrissant de substances débilitantes, pourront cesser de l'être en passant au régime tonique, et *vice versâ*. J'ai vu ce changement faire céder des constipations très-opiniâtres et rebelles à tout autre moyen. S'il est insuffisant pour rétablir les évacuations alvines, on doit conseiller les suppositoires de beurre de cacao, de suif, ou de toute autre substance analogue : ils réussissent quelquefois. Deux cuillerées d'huile d'amandes douces, injectées dans le rectum, peuvent aussi atteindre le but désiré. Enfin, lorsque la constipation résiste à ces secours, on est forcé d'employer les lavemens; mais il ne faut point les répéter trop souvent, comme on le fait aujourd'hui, parce que leur fréquence produit des accidens qui ne sont nullement compensés par l'avantage des évacuations qu'ils déterminent. En effet, ces évacuations ne soulagent que momentanément; tandis que les coliques flatulentes, les gonflemens abdominaux, la tympanite même, occasionés par l'abus des lavemens, durent plusieurs jours. Ces inconvéniens résultent surtout des lavemens les plus usités, comme ceux à l'eau tiède, à la graine de lin, etc.; et ce n'est pas le seul reproche qu'on puisse leur faire : ils méritent encore celui de n'être que des moyens palliatifs, et d'entretenir même le mal auquel on veut remédier par leur emploi; car il est de fait que, dans les névroses gastriques, les lavemens émolliens perpétuent la constipation; qu'elle devient d'autant plus difficile à vaincre qu'on en use davantage, et que plus on en prend, plus on est obligé d'en prendre. Ce que nous disons ici, je l'ai observé dans une multitude de faits, notamment sur moi-même. Puisque l'eau en boisson vous incommode, me disait le médecin physiologiste qui me traitait, injectez-vous une grande quantité de ce liquide par l'anus, inondez-en les intestins. Le conseil fut mis à exécution; mais des borborygmes, des flatuosités, des distensions énormes et très-douloureuses du ventre, en étaient constamment la suite, et ces incommodités devenaient plus pénibles lorsque je prenais des lavemens mucilagineux. Ce médecin ignorait, et je ne le savais pas non plus alors, que le tube intestinal souffre de la présence de l'eau quand l'estomac a de la peine à la supporter.

Il y a deux moyens d'éviter les inconvéniens dont je parle. Le premier, c'est d'éloigner les lavemens le plus possible, de n'en faire usage que quand le besoin des selles se fait vivement sentir, c'est-à-dire, tous les cinq à six jours. Une constipation de huit jours même ne pouvant avoir aucune suite fâcheuse, il convient d'autant mieux d'attendre cet espace de temps, que les évacuations spontanées qui peuvent survenir sont toujours plus favorables que celles qu'on est obligé de provoquer. Le second moyen consiste à rendre l'eau des lavemens moins débilitante, par l'addition d'une substance légèrement tonique. Dans cette vue, je me sers ordinairement de la cassonnade ou du sucre, à la dose d'une à deux onces. Avec ces lavemens, il est possible de remplir toutes les indications; il n'y a qu'à les faire prendre tièdes dans les cas d'éréthisme nerveux, et froids dans ceux où l'atonie est évidente. Du reste, on peut introduire d'autres liquides par l'anus, et les varier à volonté, moyennant qu'ils soient à peu près de même nature que les boissons dont nous avons conseillé l'usage, et qu'on ait soin de tenir un juste milieu entre les corps trop atoniques et ceux i excitent trop fortement.

Ces derniers sont très-dangereux dans les névroses gastriques, comme Hoffmann (1) et Tissot en ont déjà prévenu les praticiens. J'ai éprouvé

---

(1) *De intestinorum doloribus atque in specie de colicâ flatulentâ et spasmodicâ.*

d'horribles douleurs d'entrailles après avoir pris un lavement dans lequel on avait ajouté une cuillerée de vinaigre; et il est à ma connaissance que le même phénomène a eu lieu chez d'autres personnes. Le sel, si souvent employé dans les lavemens, est plus à redouter encore, puisqu'il peut entraîner des accidens mortels. Notre estimable confrère, le docteur Bourdet, a péri de cette manière à l'âge de cinquante-un ans. Doué d'une constitution très-nerveuse, et digérant mal depuis plusieurs années, surtout quand il faisait usage d'alimens atoniques, ce médecin fut attaqué, après un profond chagrin et pendant les grandes chaleurs de l'été de 1825, d'une violente gastro-entéralgie qu'il prit pour une gastro-entérite chronique. Je lui conseillai l'opium pour calmer ses douleurs épigastriques. Comment, me dit-il, vous voudriez introduire de l'opium dans un estomac *qui est tout en feu !* Cependant le feu n'était que dans son imagination, car il n'y avait aucun symptôme inflammatoire, tandis que la névrose gastrique était manifeste. Mais l'idée d'avoir une phlegmasie des premières voies était si fortement empreinte dans l'esprit du malade, qu'il ne me fut pas possible de la détruire. Contre mon avis, et à mon grand regret, il s'appliqua trois ou quatre fois les sangsues sur la région épigastrique, et se soumit, en outre, au traitement antiphlogistique le plus rigoureux. Ainsi que cela devait être, la maladie fit des progrès rapides; en moins de trois mois, la sensibilité nerveuse du canal digestif, la maigreur, la faiblesse et l'affection morale, furent portées au dernier degré. Tourmenté par une constipation invincible, et voulant, à toute force, se faire aller à la garde-robe, cet infortuné prit, pendant trois jours de suite, des lavemens fortement saturés de muriate de soude. Il en résulta une violente dyssenterie qui emporta le malade le douzième jour.

Dans son principe, cette maladie n'avait rien de fâcheux. La sécurité de l'esprit, une nourriture convenable et quelques calmans, l'auraient guérie. C'est aux antiphlogistiques, continués avec une déplorable persévérance, qu'on doit attribuer les progrès effrayans qu'elle a faits. La sensibilité du canal alimentaire ayant été exaltée par les sangsues, les mucilagineux et la diète, les lavemens d'eau salée ont enflammé la muqueuse des gros intestins, comme tout autre stimulant aurait pu enflammer celle de l'estomac, si on l'eût introduit dans cet organe. Quoique l'autopsie manque à ce fait, il me paraît si concluant, que j'ai cru devoir le rapporter en peu de mots, pour l'instruction des médecins affectés de gastro-entérite chronique imaginaire.

XXIX. Comme nous l'avons dit en traitant du diagnostic, les névroses gastro - intestinales s'accompagnent assez souvent de vomissemens aqueux ou glaireux, lesquels se manifestent ordinairement le matin à jeun, ou à la fin des digestions, et quelquefois dans tout autre moment. Ce symptôme, plus fréquent peut-être dans la malacie et le pica que dans les autres gastralgies, nécessite des moyens particuliers. L'eau de Vichy, prodiguée par quelques médecins dans la plupart des maladies chroniques du principal organe digestif, convient plus spécialement en pareil cas ; coupée avec la décoction de chiendent lorsque l'irritation nerveuse prédomine, et avec une infusion amère quand l'atonie est prononcée, cette eau, à la dose de deux verres pendant la matinée, contribue beaucoup à la guérison : on la prend aussi dans les repas, mêlée avec le vin. C'est dans les gastralgies en question, auxquelles on pourrait donner l'épithète *humides*, que la magnésie, tant vantée contre les aigreurs d'estomac, est également utile : vingt-quatre à trente-six grains de cette substance dans le premier verre d'eau de Vichy, ou pris immédiatement avant de manger, soit seuls, soit combinés avec la rhubarbe, produisent les meilleurs effets. On reproche à ce médicament d'être insoluble, et cela est possible ; mais l'observation prouve qu'il est avantageux, et dès lors peu importe la théorie chimique. Les pastilles de magnésie ne sont pas sans utilité non plus, et celles de bi-carbonate de soude, inventées dernièrement par

M. Darcet, ont eu des avantages marqués. Quant à l'eau magnésienne, si prônée depuis quelque temps, je doute qu'elle soit favorable dans les névroses gastriques : les personnes qui en font usage ont le ventre ballonné et distendu par une grande quantité de gaz ; ce qui vient probablement de l'acide carbonique que cette eau contient, et qui sert à tenir la magnésie en dissolution. Une chose positive, c'est que je l'ai ordonnée plusieurs fois sans succès ; elle a même été nuisible dans quelques circonstances. Les yeux d'écrevisses, l'eau de chaux, le sous-carbonate de soude et le sous-carbonate de potasse liquide, sont recommandés par Schmidtmann, et pourraient être employés dans le cas où les autres absorbans ne réussiraient pas. Il dit aussi que l'assa fœtida et le fiel de bœuf conviennent plus particulièrement dans cette espèce de cardialgie ; ce que je n'ai point vérifié par l'expérience, ne les ayant jamais ordonnés en semblable occasion.

XXX. La difficulté que les individus qui ont des gastro-entéralgies éprouvent souvent à digérer, et plus encore le mauvais régime dont ils usent fréquemment, font que ces affections nerveuses peuvent se compliquer d'embarras gastrique et de plénitude saburrale, pour lesquels il ne faut jamais employer le tartre stibié, ni les purgatifs irritans ; le praticien de Melle et Hoffmann les ont vus produire des accidens mortels (1). Ce dernier s'étend même beaucoup sur l'exemple d'un homme qui, étant atteint d'une violente cardialgie, déterminée par un accès de colère, mourut peu de jours après avoir pris trois grains d'émétique et une once de sulfate de soude. La réduction des alimens, la diète absolue même, lorsqu'elle est indispensable, font ordinairement cesser cette complication. S'il est des circonstances où le régime ne suffise pas, l'ipécacuanha peut devenir avantageux ; mais on ne doit le prescrire qu'avec une grande réserve, car j'ai été témoin d'un

---

(1) En général, on doit s'abstenir du tartre stibié et des purgatifs irritans chez les personnes hypocondriaques et hystériques, à cause de la vive excitabilité dont leur estomac et leurs intestins sont habituellement le siége ; nous en avons souvent observé de fâcheux résultats, et c'est avec raison que *Stifft* a placé l'hypocondrie et l'hystérie au nombre des contre-indications de ces médicamens. (*Practische Heilmittellehre*, vol. 1, p. 48.) Sydenham, Boerhaave, et d'autres grands praticiens, avaient déjà observé que les vomitifs et les purgatifs nuisaient aux hypocondriaques et aux vaporeux. Lorry en a également condamné l'usage dans la mélancolie nerveuse. A l'appui de son opinion, il a même fait une remarque dont nous avons constaté plus d'une fois la justesse : c'est que les évacuations spontanées des individus atteints de spasmes intestinaux donnent fréquemment lieu à un malaise de tout le corps, et plus spécialement du bas-ventre. Ce médecin

fait dans lequel ce médicament a déterminé la gastrite. Les minoratifs, tels que la manne, l'huile
de ricin, le sirop de rhubarbe, etc., sont quelquefois nécessaires, et ne font courir aucun danger aux malades, pourvu qu'on n'en abuse pas.
On pourrait aussi administrer la poudre aérophore à dose suffisante pour exciter des évacuations; Schmidtmann en obtient toujours de grands
avantages dans le cas dont il s'agit. Le miel, que
l'on croirait propre à remplir la même indication,
ne convient pourtant pas, d'abord par la raison
que sa vertu laxative est extrêmement faible et

---

célèbre l'attribue à la présence de l'air et des gaz qui remplacent les matières alvines dans le canal intestinal. Je ne
sais si son explication sera admise ; mais le fait qu'il a signalé est certain, et doit faire sentir le danger des éva-
cuans énergiques dans les névroses des premières voies. Il
paraît cependant que cette règle générale est sujette à des
exceptions, comme tout ce qui tient aux maladies nerveuses ; car les docteurs Percy de Lausanne m'ont assuré
que l'extrait de coloquinte remédiait parfaitement à la
constipation qui accompagne la gastralgie, et qu'ils n'a-
vaient jamais vu que ce médicament produisît de mauvais effets. À la vérité ils ne l'ordonnent qu'à la dose de
quelques grains, pour entretenir la liberté du ventre,
et non à titre de purgatif. Quoi qu'il en soit, on ne saurait,
malgré les exemples d'innocuité et même de succès, être
trop réservé sur l'administration de pareilles substances à
des personnes nerveuses et irritables.

qu'il resserre souvent le ventre au lieu de le relâcher, et ensuite parce qu'étant très-venteux, il
produit tous les accidens qui résultent d'un grand
développement de gaz dans le canal digestif. Nous
avons cependant été consulté par un hypocondriaque, qui n'allait point à la garde-robe s'il ne
déjeûnait pas avec des tartines de miel, et chez
lequel cette substance avait l'avantage de tenir le
ventre libre, sans occasioner de flatuosités.

XXXI. Indépendamment des substances médicinales que nous avons indiquées jusqu'à présent,
et qui constituent, en quelque sorte, les médications générales des gastralgies, il en est d'autres
dont l'expérience a constaté l'utilité dans quelques-unes de ces affections, et que l'on peut regarder, jusqu'à un certain point, comme formant
des médications spécifiques. La noix vomique est
la première sur laquelle nous devons fixer notre
attention, à cause des nombreux succès qu'elle
procure à Schmidtmann. On sera surpris de voir
mettre cette substance parmi les moyens curatifs
d'une névralgie de l'estomac; mais la justice veut
qu'on écoute ce médecin avant de le condam-
ner. Or voici, en langue française, ce qu'il dit à
cet égard : je le traduis, parce que les ouvrages
sur les maladies nerveuses étant quelquefois lus
par des personnes étrangères à la langue latine,
il est bon que tous les lecteurs puissent le comprendre.

« Peu satisfait des moyens généralement employés pour la curation de la cardialgie, j'ai réfléchi long-temps à l'effet d'en découvrir de plus efficaces. La noix vomique s'est présentée à mon esprit. Linnée, autant que je puis le savoir, en a fait mention le premier, comme d'un remède contre cette névrose. Cullen en parle seulement d'après Linnée, sans l'avoir expérimentée lui-même. Il est étonnant que Murray, disciple du grand législateur de la nature, n'ait rien dit de la qualité sédative de ce médicament ; mais l'expérience des autres médecins prouve clairement qu'il doit être compté au nombre des narcotiques et des stupéfians les plus actifs. Fondé sur cette expérience, je l'ai essayé dans la cardialgie, et j'ai eu lieu de m'en applaudir, car il m'a procuré une infinité de succès. Si la noix vomique ne détruit pas le mal radicalement, elle l'adoucit pour un temps plus ou moins long, et le supprime souvent tout-à-fait. Cette substance produit un effet très-prompt, et, instruit par plusieurs centaines d'observations, je pense que Hufeland a eu raison de dire qu'elle calme les douleurs et les spasmes avec autant de célérité que l'opium et les autres narcotiques énergiques. De plus, le principe amer et astringent contenu dans la noix vomique remédie à la débilité et à l'atonie du ventricule. En un mot, depuis que j'ai reconnu la propriété anti-cardialgique de ce médicament, et qu'il a comblé mes vœux dans une multitude innombrable de faits, je le regarde comme le principal moyen curatif de la cardialgie, et comme devant servir de base à son traitement; mais j'ai recours, en même temps, à d'autres agens pharmaceutiques, et je les varie selon les circonstances qui accompagnent cette névrose.

« Il ne faut pas croire néanmoins que la noix vomique soit exempte de danger : sa dose doit être définie avec l'attention la plus scrupuleuse, et je m'étonne que Hagstoem en ait prescrit impunément jusqu'à un scrupule à la fois. Ce qui m'arriva à moi-même prouve avec quelle circonspection on doit faire usage de ce médicament. Ayant pris deux grains de son extrait à sept heures du matin et autant à dix heures, pour apaiser une colique nerveuse, et étant allé ensuite voir mes malades, je fus saisi, dans la rue, d'une telle rigidité des extrémités inférieures, qu'elles n'obéissaient plus à ma volonté; je chancelai, et je me vis au moment de tomber par terre. Les muscles de la face furent atteints de la même tension. Enfin j'éprouvai des vertiges et une sorte d'ivresse qui me forcèrent à m'appuyer contre une muraille. Cet état dura un quart d'heure, au bout duquel tous les symptômes disparurent. Un hypocondriaque auquel j'avais ordonné la noix vomique sous forme de pilules, et mêlée avec d'autres substances, en éprouva aussi des accidens très-graves qui me donnèrent beaucoup d'inquiétude, sans doute parce que le mélange avait été mal préparé. Quoi qu'il en soit, ces exemples m'ont rendu circonspect dans l'usage de la noix vomique, et m'ont fait penser qu'il fallait toujours l'ordonner séparément, comme les autres médicamens héroïques, afin que sa dose pût être déterminée d'une manière plus exacte. Chez les adultes, je commence par deux grains de sa poudre, et, au besoin, je monte graduellement jusqu'à quatre, six grains et plus. Dans l'administration de l'extrait, je débute par un grain toutes les deux ou trois heures. Pour consolider la guérison, il est nécessaire que l'usage de ce médicament soit continué pendant plusieurs semaines. L'observation suivante en fera voir les bons effets.

« Une fille de vingt et quelques années était tourmentée, depuis quatre ans, par une violente cardialgie dont les attaques se renouvelaient souvent, et pour laquelle une foule innombrable de remèdes avaient été employés sans succès. En dernier lieu, la maladie s'était même exaspérée par l'usage des eaux minérales salines, qu'un médecin vétérinaire, célèbre dans son pays, avait conseillé. Ayant entendu dire que j'étais heureux dans le traitement des affections nerveuses de l'estomac, cette fille se détermina enfin à venir me demander des secours contre les vives souffrances qu'elle éprouvait. Son habitude extérieure était cachectique, et annonçait une mauvaise santé : cependant la langue, le goût et l'appétit ne s'éloignaient point de l'état naturel ; mais presque tous les alimens excitaient des douleurs si horribles, qu'elle se roulait par terre, comme un reptile qui aurait été blessé. Après avoir duré deux ou trois heures, cette scène diminuait d'intensité, et se terminait ensuite par une rémission complète, pour reparaître chaque fois qu'une certaine quantité de nourriture était introduite dans l'estomac. Pendant les accès, la malade éprouvait, en outre, une grande anxiété et une distension considérable de la région épigastrique ; au point qu'elle était obligée de desserrer ses vêtemens.

« Le flux menstruel et les évacuations alvines n'avaient subi aucun dérangement, mais les forces étaient considérablement diminuées. J'ordonnai, 1° une alimentation douce et un régime convenable ; 2° deux grains de noix vomique en poudre, avec du sucre, et répétés cinq fois durant les vingt-quatre heures. À l'aide de ce traitement bien simple, la malade se rétablit en huit jours, et sa guérison fut parfaite, car il ne lui survint aucune récidive de cardialgie dans l'espace de trois ans, pendant lesquels cette fille resta soumise à mon observation. Il me serait facile d'accumuler des exemples semblables, qui prouveraient la grande vertu anti-cardialgique de la noix vomique ; mais celui-là suffira. *Similia exempla cumulatim in præconium egregiæ virtutis anticardialgicæ nucis vomicæ adferre possem ; hoc verò sufficiet.* »

Quoique Schmidtmann soit un observateur très-éclairé, un véritable médecin hippocratique, rempli de candeur et de bonne foi, comme il est facile de s'en convaincre en lisant ses ouvrages, et qu'il ne soit pas permis, par conséquent, d'élever le moindre soupçon sur la véracité de ce qu'il avance, on ne peut se défendre d'une sorte de prévention contre la noix vomique, et j'avoue que j'aurais de la peine à me décider à en faire usage dans le traitement de la cardialgie. L'idée que l'on a généralement en France de ses propriétés médicinales diffère trop de celle du praticien de Melle, pour que nous puissions partager son avis à ce sujet : accoutumés à la regarder comme un irritant énergique, il nous est impossible de croire à la vertu stupéfiante que ce praticien lui attribue. Les belles observations du professeur Fouquier prouvent bien que l'extrait alcoolique de la substance médicamenteuse dont nous parlons a beaucoup plus d'activité que ses autres préparations, et qu'il agit plus spécialement sur les nerfs qui partent de la moelle épinière; mais il n'en est pas moins vrai que sa poudre et son extrait aqueux, dont le médecin allemand fait également usage, irritent l'estomac, et qu'ils peuvent même l'enflammer. C'est ce qui est démontré par les expériences sur les animaux, et par plusieurs faits de médecine pratique. D'ailleurs, l'analyse chimique n'a trouvé aucun principe narcotique dans la noix vomique ; tandis qu'elle y a fait voir une assez grande quantité de brucine et de strychnine, qui sont des corps très-irritans, et auxquels ce médicament doit sa grande action sur l'économie animale. La strychnine surtout est douée d'une telle force, qu'une partie de cette substance communique à six cent mille parties d'eau une amertume très-marquée, et que l'on ne pourrait, sans exposer les malades aux plus graves inconvéniens, administrer la noix vomique à l'intérieur, si l'énergie de la strychnine n'y était point modérée par l'amidon et la gomme, qui entrent aussi dans la composition de cette noix. Il me paraît donc certain que c'est comme tonique très-énergique, je dirai même comme moyen perturbateur, et non comme sédatif, que la noix vomique guérit la gastralgie. Or, je ne vois pas la nécessité d'employer un médicament qui, d'après Schmidtmann lui-même, peut devenir dangereux, quand on possède d'autres moyens très-efficaces, et dont l'innocuité est reconnue. Nous ne disons pas cependant qu'il faille proscrire la noix vomique du catalogue des remèdes capables de guérir les névralgies gastriques ; nous pensons seulement qu'on ne doit l'administrer qu'en désespoir de cause, et la réserver pour les cas dans lesquels une violente douleur nerveuse de l'estomac ou du tube intestinal aurait résisté à toute autre médication. Mais si la prudence nous défend d'adopter, sur ce point, la pratique de Schmidtmann, nous pouvons au moins en tirer cette conséquence rigoureuse, que la cardialgie n'est pas une inflammation de l'estomac ; car si c'était une gastrite qu'il traitât avec la noix vomique, il tuerait tous ses malades, tandis qu'il en guérit le plus grand nombre, et qu'il ne dit pas que ce médicament ait causé une seule fois la mort.

XXXII. Le *magister* ou oxide blanc de bismuth jouit d'une grande célébrité contre les *crampes d'estomac*. On lit dans la *Matière médicale* de Desbois de Rochefort, que huit à dix grains de cette substance, incorporés dans le sirop de guimauve, et répétés de cinq en cinq minutes, font disparaître ces douleurs comme par enchantement, au point qu'il est rare qu'on soit obligé de recourir à la troisième dose. Odier et Baumes guérissaient aussi, avec l'oxide blanc de bismuth, les autres douleurs nerveuses d'estomac, ainsi que les vomissemens qui dépendaient d'une irritabilité vicieuse de cet organe. Méglin le prescrivait dans les mêmes circonstances, et avec autant de succès, de trois heures en trois heures, à la dose d'un grain, uni à dix grains de magnésie et à dix grains de sucre en poudre. Nous tenons du docteur Marc que cet oxide, mêlé avec le *colombo*, lui a souvent réussi pour enlever la cardialgie ; et le professeur Cayol m'a également assuré qu'il avait guéri plusieurs fois cette névrose par le moyen du *magister* de bismuth. Enfin les docteurs Perey louent beaucoup cette substance ; ils en font prendre de six à douze grains, mêlés avec la même quantité de magnésie : dans les cas, assez rares, où ce mélange ne calme pas les douleurs d'estomac, ces médecins y ajoutent quelques grains d'extrait de laitue vireuse, au moyen desquels la guérison a presque toujours lieu. D'un autre côté, Schmidtmann, qui a fréquemment essayé l'oxide blanc de bismuth, ne peut accéder aux éloges qu'on lui donne. Administré avec prudence, dit-il, ce médicament calme bien pour un temps les douleurs du ventricule ; mais je ne me rappelle pas qu'il ait jamais opéré, sous mes auspices, une guérison complète. *Etsi idem frequenter tentavi, laudi ei impertitæ tamen accedere nequeo. Cautè exhibitum ventriculi dolores quidem ad tempus mulcet ; nec tamen recordor quod illud sub meis auspiciis nunquàm constantem perfecerit curationem.* Jahan et Conradi, cités par ce médecin, sont du même avis relativement à l'agent pharmaceutique dont il est question, et ne croient point à son efficacité contre la cardialgie. Mon expérience personnelle ne m'a rien appris sur les effets de cet agent ; mais les dissentimens des praticiens à son égard s'expliquent par la différence de nature des gastralgies, et par les anomalies singulières de ces névroses ; anomalies telles, qu'il peut arriver qu'un médicament qui guérit certains malades soit inutile, ou même nuisible, à quelques autres, comme nous l'avons déjà dit plusieurs fois. Il est impossible d'établir des règles constantes sur des maladies dont l'inconstance forme l'un des principaux caractères. Au reste, l'oxide de bismuth n'étant pas doué d'une grande action, il y a peu d'inconvéniens à le mettre en pratique, sauf à l'abandonner s'il ne produit aucun résultat avantageux.

XXXIII. On connaît la potion anti-émétique de Rivière, et les louanges qu'on lui a prodiguées contre le vomissement nerveux. Schmidtmann en a obtenu de bons effets, et il pense que l'acide carbonique, auquel on doit attribuer l'action de ce médicament, a la faculté de réprimer l'exaltation de la sensibilité gastrique, et de ramener cette sensibilité à son état normal lorsqu'elle est pervertie. *Quæ eximia ejus virtus, à me frequentissimè explorata, indè, ut mihi videtur, derivari potest, quod alium stomacho imprimat sensum, atque exsuperantem ejus sensibilitatem coerceat.* Ce médecin ne se sert cependant pas de la formule de Rivière ; il lui substitue la poudre aérophore, qui agit également par l'acide carbonique qu'elle dégage, et qui, donnée à haute dose, jouit en outre de la propriété de tenir le ventre libre ; avantage précieux dans une maladie dont la constipation est un symptôme habituel. Je ne conteste nullement l'utilité de ces deux préparations ; elles arrêtent quelquefois les vomissemens occasionés par une trop forte dose de tartre stibié, ou par toute autre irritation nerveuse aiguë et instantanée de l'estomac ; mais elles sont d'un faible secours contre ceux qui résultent d'une névrose chronique de l'appareil digestif. En admettant qu'elles les suspendent momentanément, ils ne tarderont pas à reparaître, et leur emploi souvent répété pourrait, à cause de la grande quantité de gaz qui s'en échappe, donner lieu à une tympanite dangereuse, comme j'en ai été le témoin.

XXXIV. Nous avons encore moins de confiance dans l'*oleo-saccharum* de menthe poivrée, l'huile de *cajéput* et les autres médicamens de cette nature. Plusieurs faits rassemblés par Trnka prouvent cependant que ces substances ont enlevé des cardialgies en peu de jours. Mais de pareils succès sont dus au hasard, et ne m'empêchent pas d'affirmer que les diffusibles et les stimulans de toute espèce, sans en excepter ceux qu'on appelle *anti-spasmodiques*, font courir de grands dangers aux personnes atteintes de névroses des premières voies, surtout quand la sensibilité du canal digestif a été aiguisée par l'abus des saignées, des mucilagineux et de la diète. En un mot, ce sont encore des moyens perturbateurs qui peuvent guérir les névroses de l'estomac et des intestins, en changeant brusquement le mode de sensibilité de ces organes, mais qui, s'ils ne réussissent pas, peuvent également entraîner les accidens les plus fâcheux. Ainsi, en les opposant à une gastro-entéralgie, on joue véritablement à quitte ou double, et les chances de succès sont trop douteuses pour qu'il soit permis d'y exposer souvent les malades. On ne doit donc faire usage de ces moyens que dans quelques circonstances particulières, qu'il n'appartient qu'au praticien de déterminer ; encore ne faut-il les essayer qu'avec une extrême circonspection, et seulement dans le cas où la maladie ne céderait pas à un traitement plus rationnel.

XXXV. Je ne puis terminer ce que j'avais à dire sur le traitement médicinal des névroses gastriques, sans faire mention des révulsifs ; mais ce sera encore pour les exclure de ce traitement, ou du moins pour en restreindre l'usage à un très-petit nombre de cas. L'expérience apprend, en effet, que les stimulans extérieurs nuisent peut-être aussi souvent que ceux qui sont introduits dans l'estomac, sans doute parce que les irritations cutanées retentissent sur cet organe, en vertu de l'étroite sympathie qui existe entre les tégumens et l'appareil digestif. Ce qu'il y a de certain, c'est que les frictions, les vésicatoires, les pédi-

luves sinapisés, etc., avec lesquels on se propose
de détourner des gastro-entéralgies, produisent
ordinairement l'effet contraire; c'est-à-dire qu'ils
tournent au profit de ces douleurs, les exaspèrent
vivement, et augmentent en proportion l'irritabilité générale qui les accompagne. Un médecin
qui avait une névrose gastrique se frottait le
ventre, matin et soir, avec un morceau de flanelle, dans l'intention de provoquer des évacuations alvines. Au bout d'un mois de cette manœuvre, la sensibilité des viscères abdominaux
et l'agitation furent portées au plus haut degré :
le malade n'avait plus de sommeil et ne pouvait
jouir d'un instant de tranquillité ; l'irritation
s'étendant sur la vessie, les urines étaient rendues
goutte à goutte toutes les cinq minutes ; leur
émission était accompagnée d'un sentiment de
brûlure dans le canal de l'urètre. Des frictions
d'huile camphrée à la partie interne des cuisses,
et l'application sur l'abdomen d'un large cataplasme arrosé avec la même huile, calmèrent ces
accidens en peu de jours.

Quant au vésicatoire sur la région épigastrique,
s'il suspend les souffrances nerveuses de l'estomac,
comme le font quelquefois les sangsues, et comme
toute autre douleur serait capable de le faire, ce
soulagement n'est pas de longue durée; les souffrances se renouvellent avec plus de force aussitôt que la plaie de la peau cesse d'être doulou-

reuse, et sont ensuite entretenues par la présence de cette plaie. Il serait possible qu'un vésicatoire volant dont on répéterait plusieurs fois l'application fût plus utile. Je ne l'ai jamais employé de cette manière; mais les avantages qu'il produit dans la sciatique et les autres névralgies externes, me font penser qu'on pourrait en retirer de bons effets dans quelques gastralgies. Cependant, comme on a des moyens de guérison beaucoup plus sûrs, et qui ne font courir aucune chance fâcheuse, mon avis est qu'on doit s'abstenir des vésicatoires, à moins que la névrose gastrique n'ait été précédée de la répercussion d'une maladie cutanée, de la goutte ou du rhumatisme, auquel cas il peut devenir utile et même nécessaire d'y avoir recours.

L'un des médecins les plus distingués de la capitale, M. Magendie, conseille souvent le séton à la région de l'estomac, et en obtient de bons résultats, quelquefois même des guérisons complètes. Selon lui, ce moyen n'agit pas seulement comme révulsif physique, il a encore l'avantage d'occuper l'esprit des hypocondriaques, et de faire diversion aux idées sombres qui les assiègent. Il est possible en effet que le séton devienne utile sous ces deux rapports, et l'on doit une entière croyance aux succès qu'on lui attribue. Cependant un certain nombre de malades auxquels d'autres médecins l'avaient ordonné, et qui vinrent me

consulter après, ne s'en étaient pas trouvés mieux ;
plusieurs avaient même été obligés de le supprimer, à cause d'un surcroît de douleur épigastrique
et d'excitation générale qu'il avait produit. De tous
les individus chez lesquels je l'ai observé, il n'y en
a qu'un qui ait eu à s'en louer : c'est M. de B...,
dont nous avons décrit l'entéralgie hypocondriaque à la page 401. On se souvient que je craignais une récidive, qu'il éprouva effectivement
au mois de novembre, après avoir été pris de
froid, dans la voiture qui le conduisait à Paris,
où il venait passer l'hiver. Indépendamment de
l'exaspération des malaises abdominaux et de l'affection morale, il lui survint des coliques, des
épreintes, des selles glaireuses et un mouvement
fébrile, qui annonçaient une légère phlegmasie de
la muqueuse des gros intestins. La diète, six sangsues à l'anus, l'eau de riz gommée et quelques lavemens, dissipèrent ces derniers symptômes en
trois jours. Il ne restait plus que les phénomènes
nerveux du bas-ventre et l'hypocondrie, pour lesquels M. Magendie, qui fut consulté, proposa le
séton à l'épigastre. Depuis deux mois qu'il a été
appliqué, le malade est beaucoup mieux, au moral comme au physique, et l'embonpoint se rétablit de manière à faire espérer une guérison définitive, à laquelle le séton aura sans doute con-
couru. Mais, je le répète, c'est le seul cas dans
lequel j'aie pu constater son utilité ; ce qui ne

doit pas détourner les praticiens de son emploi dans d'autres circonstances : bien que l'observation m'ait appris qu'il est souvent inutile, et quelquefois même nuisible, je ne me flatte point d'avoir tout vu, et je ne dis pas qu'il doive être constamment rejeté. Le succès qu'il a procuré à certaines personnes suffit d'ailleurs pour justifier son application.

Néanmoins, quand on juge à propos de faire usage des révulsifs, il me semble que l'on devrait préférer les ventouses, répétées de temps à autre, sèches dans les gastralgies simples, et légèrement scarifiées lorsqu'il y aurait une disposition phlegmasique. Quoiqu'on ne puisse pas citer beaucoup de succès de leur application, peut-être parce qu'on les a rarement employées, le raisonnement et, plus encore, leurs résultats favorables dans d'autres maladies, autorisent à en essayer l'emploi. Elles auraient aussi l'avantage que M. Magendie attribue au séton, d'occuper l'imagination des hypocondriaques, qui les appliqueraient eux-mêmes, et d'exercer, par conséquent, une espèce de révulsion sur leurs pensées tristes et leurs craintes chimériques. Il est vrai que les ventouses ne sont point à l'abri des reproches que l'on peut faire à tous les irritans cutanés : au lieu de déplacer l'affection nerveuse du canal digestif, elles pourraient également tourner à son profit, et l'augmenter d'une manière directe; mais leur effet étant de courte durée, cet inconvénient serait moins fâcheux que lorsqu'il est produit par la plupart des autres révulsifs, et l'on cesserait de les employer aussitôt qu'il se manifesterait.

Plusieurs médecins dignes de foi et pleins de mérite, MM. Larrey et Léveillé entre autres, m'ont assuré qu'ils avaient guéri quelques gastralgies en appliquant des moxas sur l'épigastre, et j'ai rapporté, d'après Louis Frank, l'histoire d'un vomissement nerveux qui fut arrêté par ce moyen : mais les moxas n'agissent pas seulement comme révulsifs; ils dénaturent les névroses, si je puis m'exprimer ainsi; ils impriment une forte secousse à l'économie tout entière, et l'on a souvent vu des affections nerveuses disparaître par des perturbations physiques ou morales. On sait d'ailleurs que les moxas produisent fréquemment la guérison des névralgies extérieures, et l'analogie permet de croire à l'utilité dont ils pourraient être dans les névroses gastriques qui résisteraient à un traitement plus doux et moins effrayant pour les malades; seul cas dans lequel on doive les employer.

Moyens moraux, travail, gymnastique, air de la campagne.

XXXVI. Le traitement moral des névroses gastriques se réduit aux trois indications suivantes :

1° détourner l'attention du malade de son estomac;
2° tranquilliser son esprit; 3° détruire la cause
morale qui a déterminé la maladie. Mais l'accomplissement de ces trois indications est d'une telle
nécessité que le succès en dépend; car aussi long-
temps que l'imagination du malade sera tendue
sur ses organes digestifs, qu'il conservera de l'inquiétude sur son état, et que le chagrin, par
exemple, qui a occasioné la gastralgie, subsis-
tera, ni le régime ni les médicamens les mieux
indiqués ne conduiront à une guérison solide; les
symptômes pourront se calmer pendant quelque
temps, et même à plusieurs reprises différentes;
il est possible que des améliorations se manı-
festent, mais elles ne seront qu'éphémères; la
cure radicale n'aura pas lieu; il surviendra des
rechutes; la plus légère cause rappellera la maladie.

C'est surtout lorsque l'imagination est affectée,
et quand les gastro-entéralgies résultent d'une
cause morale, que le traitement de l'esprit est
nécessaire, comme l'observe Baglivi, que nous
avons déjà cité sur ce point, mais dont les sages
préceptes ne sauraient être trop répétés. A l'égard,
dit-il, de la curation des maladies produites par
des peines de l'âme ou du cœur, il faut avouer
qu'elle consiste presque tout entière dans la patience, le courage, la prudence, la fermeté et la
tranquillité morale du malade, et que les médi-

camens, comme les efforts des médecins, seront inutiles si ces conditions n'existent pas. *Et quidem in ipso limine fatendum, illam penè omnem, in ægrotantis animo moralibus virtutibus, patientiâ nempè, fortitudine, prudentiâ, tranquillitate, et reliquis optimè munito ac instructo repositam esse. Quod si non fiat, omne genus remediorum, omnesque medicorum conatus, inutiles propèmodùm ac vani.* Cet illustre observateur exprime plusieurs fois la même pensée. Il est donc certain, dit-il encore, que les maladies qui dépendent des inquiétudes de l'âme ne cèderont que difficilement aux remèdes, avant que l'esprit n'ait triomphé de ses affections et recouvré son repos. *Certum igitur est, quod morbi ab animi curis et sollicitudinibus producti, difficulter cedere medicamentis poterunt, nisi tranquilliori redditâ mente et de affectibus jam triumphante* (1).

Pour empêcher le malade de penser continuellement à son estomac, et de scruter minutieusement ses fonctions digestives, il faut diriger son attention vers d'autres objets par les révulsifs moraux, les distractions de toute espèce. Ainsi les lectures amusantes et qui n'exigent aucune contention d'esprit ; les sociétés agréables et composées de personnes avec lesquelles le malade ait du plaisir à se trouver ; les conversations sur des su-

______

(1) *Lib.* 1, *cap. XIV.*

jets d'intérêt public ou particulier, sur les sciences et les arts, seront toujours salutaires. On recommande aussi les bals, les concerts et les spectacles; mais les individus dont la délicatesse et la susceptibilité nerveuses sont portées à un haut degré, ont souvent de la peine à supporter ce genre d'amusemens : il n'est pas rare que l'air altéré par de nombreuses réunions, et concentré dans des salles peu spacieuses, leur donne des étouffemens, des malaises, des angoisses, et quelquefois des syncopes; les fortes émotions tragiques sont capables de les ébranler trop vivement, et la musique, qui a contribué, d'après le rapport des auteurs, à la guérison de quelques maux de nerfs, peut exalter encore leur irritabilité. Il convient cependant d'essayer ces moyens, parce qu'on ne doit rien négliger de ce qui est dans le cas de détourner les idées du malade de ses organes digestifs, et d'opérer une révulsion morale, à moins que le remède ne soit pire que le mal, comme cela arrive lorsqu'elle s'effectue par un violent chagrin. Sauvages connaissait bien l'utilité d'une pareille révulsion, lorsqu'il a dit qu'un procès, ou quelque autre affaire sérieuse, faisait oublier aux hypocondriaques qu'ils étaient malades, et qu'un grand nombre d'entre eux guérissaient de cette manière (1). On réussit quelquefois avec un stra-

______

(1) *Nosologie méthodique.*

tagème innocent, que la sagacité du praticien sait varier selon les circonstances. Atteinte d'une sensibilité extraordinaire de l'estomac, madame G.... ne s'occupait que de cet organe; malgré tous les efforts qu'elle faisait pour se distraire, ses pensées revenaient toujours sur la partie affectée : c'était une idée fixe, une véritable monomanie. Nous conseillâmes à son mari de la rendre jalouse, en feignant une liaison illicite. Cette ruse fut conduite avec adresse et eut le résultat que je me proposais d'atteindre. Toute préoccupée de la prétendue infidélité de son époux, et s'efforçant de le ramener à son devoir, dont elle croyait qu'il s'était écarté, madame G.... oublia son estomac et ne tarda pas à se rétablir.

Un autre fait dont j'ai été témoin, montre également l'influence salutaire qu'une forte distraction morale peut exercer sur les personnes atteintes de maux de nerfs. M. B...., employé dans les bureaux de la préfecture de police, souffrait de l'estomac, avait de mauvaises digestions et était hypocondriaque depuis plusieurs années. Les conseils qu'il était venu me demander avaient bien amélioré sa situation ; mais il était loin d'une guérison complète, lorsque son épouse fut prise d'une maladie de poitrine qui pouvait avoir des suites fâcheuses. Extrêmement inquiet sur le sort de sa femme, M. B.... ne pensa plus à lui, et ne ressentit pas la moindre incommodité pendant deux mois qu'elle fut en danger. Whytt rapporte une observation de même nature ; c'est celle d'une dame qui, bien que très-sujette à des accès hystériques, n'en était jamais attaquée, et n'en avait pas les plus légers symptômes quand quelqu'un de ses enfans était dangereusement malade. Enfin Mead cite une histoire fort comique, qui prouve tout à la fois jusqu'à quel point l'esprit des hypocondriaques peut être affecté, et les bons effets qu'ils peuvent obtenir d'une émotion morale. « Un homme de collége était attaqué d'hypocondrie ; il était au dernier degré de cette affection, qui avait été occasionée par son indolence. Jugeant, par les progrès que faisait tous les jours la maladie, que sa mort était proche, il voulut que l'on sonnât, selon la coutume, les cloches de l'église voisine de sa maison. Un des exercices de cet homme, dans sa jeunesse, avait été de sonner, et sa sonnerie était harmonieuse : dès qu'on eut commencé à sonner, il lui parut qu'on le faisait mal ; bientôt cela le mit en colère ; et, s'étant levé de son lit, il alla montrer lui-même à mieux sonner. La leçon étant donnée, il revint, tout en sueur, se mettre au lit pour y mourir ; mais cet exercice lui rendit la vie et la santé (1). » Le danger de ce malade n'était qu'i-

______

(1) *Monita et præcepta medica.*

maginaire; car s'il avait été dans un état véritablement dangereux, il n'aurait pu aller à l'église donner une leçon de sonnerie : c'était un hypocondriaque dont l'imagination était frappée de l'idée de la
mort, comme on en voit beaucoup d'exemples.
Quant à son rétablissement, on doit l'attribuer à
une vive agitation mentale, qui occasione souvent
des affections nerveuses, mais qui peut aussi en
devenir le moyen curatif lorsqu'elles existent au
moment où elle a lieu. Ce singulier phénomène est
commun aux différens troubles de l'esprit ou du
cœur : quoiqu'ils soient des causes très-fréquentes
de névroses, il est dans les choses possibles qu'ils
guérissent ces maladies, en produisant une révulsion morale, ou en imprimant une forte secousse à tout l'organisme.

Les idées chimériques dont sont imbues les
personnes qui ont une gastralgie hypocondriaque,
viennent des théories médicales généralement ad-
mises. Ainsi dans le temps où les médecins attribuaient l'hypocondrie à des obstructions, à des
lésions organiques, les hypocondriaques s'imaginaient avoir ces maladies, et ils se croient affectés
aujourd'hui de gastro-entérite chronique, parce
que la nouvelle doctrine établit en principe que
l'hypocondrie dépend de l'inflammation latente
du canal digestif. On voit même des cas où cette
fausse idée, insinuée par d'imprudens médecins
dans l'esprit des malades qui ne l'ont pas, cons-

titue toute la maladie, et dans lesquels il suffit, pour obtenir la guérison, de convaincre les hypocondriaques de leur erreur à cet égard. Il importe donc de les détromper, et de combattre avec énergie leurs terreurs paniques; mais elles sont quelquefois si profondément invétérées qu'on a mille peines à les détruire. Certains malades prennent néanmoins la ferme résolution de les surmonter, et finissent par en venir à bout, tandis que d'autres semblent se complaire dans leurs malheureuses illusions, et y restent plongés, comme dans une *ornière,* sans faire le moindre effort pour en sortir ; quelques-uns nient même les améliorations sensibles qu'ils éprouvent, ou, s'ils sont obligés d'en convenir, ils assurent qu'elles ne seront pas de longue durée, et qu'une rechute est inévitable. Rien n'est plus difficile que de diriger de pareils hypocondriaques. La sécurité de l'esprit est pourtant nécessaire à leur guérison, et le médecin doit tout employer pour la rétablir. Indépendamment des distractions dont nous avons déjà parlé et de celles dont nous parlerons encore, il faut attaquer leurs craintes erronées par tous les raisonnemens propres à les calmer; leur représenter que des personnes atteintes de la même maladie ont cependant guéri parfaitement. Non seulement il faut les assurer de cette vérité, mais on fera plus, on leur citera, on leur nommera les individus, et il sera même très-utile de les mettre en rapport avec eux. On s'efforcera de leur faire sentir que si la maladie qui les afflige était réellement inflammatoire, les antiphlogistiques, dont les hypocondriaques se sont presque tous mal trouvés, l'auraient, sinon guérie tout-à-fait, au moins palliée pour quelque temps. Vous tendrez encore à rassurer leur imagination et à écarter de leur esprit l'idée d'une affection grave, en leur faisant remarquer que l'exaltation générale de la sensibilité et l'étonnante versatilité des symptômes qu'ils éprouvent, n'appartiennent qu'aux névroses; que les phénomènes caractéristiques des phlegmasies sont constans et suivent une marche régulière. Il sera également avantageux, d'après le conseil de M. Louyer-Villermay, de leur faire lire souvent ce pronostic de Baglivi : « Bien que les maladies hypocondriaques paraissent, au premier coup d'œil, pernicieuses et incurables, elles guérissent ordinairement avec facilité, non par une grande quantité de médicamens, mais par la société et la conversation agréable de nos amis, par l'exercice et les amusemens de la campagne, par de fréquentes promenades à cheval, ou à l'aide d'un bon régime prescrit par un médecin prudent et expérimenté. »

Et licèt talium hominum morbi primo aspectu perniciosi et incurabiles videantur, sanari tamen solent facilè, non quidem per nimiam remediorum copiam, sed aut per grata amicorum colloquia,

*aut per honesta ruris oblectamenta et equitatio-
nes frequentes, aut tandem per vivendi normam
à sagaci medico institutam* (1). Me serait-il permis de demander aux médecins physiologistes
s'ils ont vu de véritables inflammations guérir par
ce traitement? je ne voudrais pas d'autre preuve
de la différence qui existe entre la gastro-entéralgie et la gastro-entérite chronique.

Quoiqu'il ne soit pas aisé de persuader aux hypocondriaques que leurs craintes sont toujours
exagérées et quelquefois entièrement imaginaires,
on réussit souvent néanmoins, lorsqu'il ne faut
parler qu'à leur esprit, à le diriger dans le sens
de la guérison; dictées par l'intérêt que tout médecin doit porter à ses malades, les raisons ont
quelque empire sur lui et peuvent se faire entendre. Mais comment conduire le cœur? comment adoucir les causes morales auxquelles les
gastralgies doivent fréquemment leur naissance?
Est-il facile de consoler une mère qui a perdu un
époux ou un enfant chéri? de diminuer ces affections fortes, ces sentimens impétueux qui produisent et entretiennent un si grand nombre de
névroses gastriques? . Voulez-vous combattre le
chagrin, provoquez, dit M. Louyer-Villermay,
la confiance de la personne qui est affligée; par-
tagez sa douleur, insinuez-vous dans ses affections.

---

(1) *Lib.* 1 , *cap. XIV.*

Vous chercherez en même temps à diminuer l'excès de son désespoir et l'étendue de ses justes regrets. Plus tard, vous ferez valoir avec adresse et ménagement les moindres sujets de consolation; quelquefois vous rappellerez les pertes plus cruelles encore que d'autres ont éprouvées, ou vous laisserez apercevoir que des malheurs plus sensibles pouvaient l'atteindre. Par cette première tentative, vous vous emparerez de son esprit afin de l'arracher à ses méditations, à la cause sur laquelle se concentrent toutes ses pensées, toutes ses affections, toutes les sensations qu'elle éprouve. Employez ensuite les moyens de diversion ; faites succéder aux épanchemens que vous avez amenés des conversations variées, étrangères à la peine prédominante; repoussez vous-même toute dissipation trop joyeuse : quel surcroît de douleur inspirerait le contraste d'une gaîté folle et souvent irréfléchie, avec la contrainte imposée et un simple retour sur soi-même! Mais offrez au malheureux la société de ses amis les plus intimes; qu'ils excitent ses larmes. Oh! combien elles soulagent le cœur! non seulement elles procurent ce bien moral, elles sont en outre, du moins en quelque sorte, une garantie contre les effets sourds et insensibles d'un chagrin intérieur et profond : plus son action est expansive, moins il est à craindre; mais redoutez avant tout une douleur muette, sombre, concentrée, en un mot, une peine *rentrée*. C'est un principe septique, mortifère, qui a pénétré jusqu'aux sources de la vie : bientôt elles seront troublées, infectées ou épuisées. A l'hypocondrie provoquée par le chagrin d'un amour malheureux, opposez les consolations de l'amitié, la perspective d'un prochain adoucissement, les voyages; et laissez surtout entrevoir la possibilité d'un nouvel attachement : ce dernier moyen est le plus puissant de tous. Enfin, toutes les circonstances de la vie propres à faire naître le calme de l'âme, le plaisir ou la joie, et par conséquent d'affaiblir et d'effacer la peine, devront être recherchées par ces malades, ou leur être offertes quand rien ne s'y opposera : c'est aux sensations agréables qu'on doit rapporter les succès brillans attribués à la fréquentation des sociétés particulières et des réunions plus nombreuses, aux pélerinages de la Grèce, de l'ancienne Thébaïde, et aux voyages vers les sources d'eaux minérales. »

S'agit-il de combattre des passions déréglées, des mouvemens fougueux de l'âme; c'est en s'armant d'une forte détermination, en leur opposant un grand courage et la ferme volonté de les vaincre, que l'homme parvient souvent à s'en rendre maître. Les affections de l'âme, observe Schmidtmann, doivent être dirigées et réprimées selon les préceptes de la philosophie stoïcienne. *Adfectiones animi secundùm præcepta philosophiæ stoicæ sunt re-*

gendæ et coërcendæ. « Ne sait-on pas, dit encore M. Louyer-Villermay, qu'on peut réprimer un emportement de colère, et qu'il est également possible de borner ses désirs, et de n'être pas dévoré par des espérances chimériques ou des projets ambitieux? Nous avons connu des individus très-portés à la colère, et qui ont fini, à force de soins, par dompter leur irascibilité naturelle. Socrate lui-même fut, dans sa jeunesse, fort enclin à la débauche ainsi qu'au vin, et sut, par la supériorité de sa raison, résister à l'impulsion de ces penchans honteux. On doit donc recommander aux personnes menacées ou atteintes de névroses gastriques, de contracter l'habitude de maîtriser leurs passions, de ne pas s'asservir à l'empire des sens, et de s'appliquer surtout à ne connaître que la raison pour mobile de leurs discours et de leur conduite. Rien ne peut mieux disposer à cette étude, et surtout à cet empire de soi-même, qu'une bonne éducation, dont le but principal aura été de former ou de rectifier le jugement. »

Les bornes que je me suis imposées ne me permettant pas de m'étendre davantage sur le traitement moral des gastralgies, je renvoie, pour plus de développemens, à l'ouvrage de Baglivi, *lib. I, cap. XIV*, au *Traité des maladies nerveuses* de M. Louyer-Villermay, au beau travail du célèbre professeur Hallé *sur les affections de l'âme* (Encyclop. méthod.), et à la *Dissertation* du docteur Esquirol. Toutefois nous ferons une remarque qui n'est peut-être pas sans importance. Les préceptes généraux que l'on trouve dans les livres sont excellens ; mais si vous voulez en retirer quelque fruit dans la pratique, il est indispensable que vous vous attachiez d'abord à connaître le moral et le caractère de vos malades, parce qu'il en est des moyens moraux comme des médicamens physiques : la différence de caractère des individus doit faire varier les premiers, comme la différence de leur idiosyncrasie fait varier les seconds. En effet, les raisonnemens qui calment l'inquiétude de telle personne, adoucissent ses douleurs morales ou modèrent le déréglement de ses passions, peuvent avoir un résultat opposé sur telle autre : les unes doivent être conduites par la voie de la persuasion et de la douceur, tandis qu'il en est d'autres chez lesquelles un langage ferme et sévère réussira mieux. Bien que l'assurance positive de la guérison soit avantageuse au plus grand nombre des malades, il peut cependant s'en trouver quelques-uns auxquels il est utile de faire sentir que la maladie pourrait avoir des suites fâcheuses, s'ils ne se conformaient pas scrupuleusement aux conseils qu'on leur donne : les idées philosophiques conviendront à celui-ci, pendant que les idées religieuses seront couronnées de succès auprès de celui-là. Que de prudence et de sagacité pour diriger convenablement ces moyens!

XXXVII. Un travail pénible et fatigant est capable de faire développer et d'entretenir les gastro-entéralgies; mais un travail doux et modéré, corporel ou mental, suivant la profession qu'on exerce, peut préserver de ces affections nerveuses, et contribuer à les guérir quand elles sont déclarées. Les occupations auxquelles on est accoutumé constituent effectivement l'un des meilleurs moyens, l'une des plus puissantes distractions que l'on puisse opposer aux peines morales, à la fougue des passions, et aux craintes chimériques sur sa santé. Une douloureuse expérience m'a appris que les personnes affligées d'un profond chagrin trouvaient dans le travail, secondé par le *temps*, des consolations qu'elles chercheraient vainement ailleurs. Que les hypocondriaques se gardent donc de suspendre leurs travaux habituels, à moins que la névrose dont ils sont affectés ne dépende évidemment de l'excès de ces travaux; encore ne doivent-ils pas même alors les interrompre tout-à-fait, mais seulement s'y livrer avec plus de mesure, ou les remplacer par d'autres. Ainsi le commerçant fera bien de s'adonner à des spéculations qui le distraient sans le fatiguer, et le médecin se trouvera infiniment mieux de traiter quelques malades que de s'abandonner à un désœuvrement complet. En éloignant les pensées de

l'hypocondriaque des objcts affligeans qui les ab-
sorbent, pour les fixer sur ceux auxquels il s'applique, ces occupations contribuent puissamment à guérir sa maladie, tandis que l'oisiveté
n'est propre qu'à l'entretenir et même à l'aggraver.

XXXVIII. Ce que nous venons de dire sur le
travail s'applique également à la gymnastique.
Autant l'exercice immodéré est nuisible aux hypocondriaques, autant un exercice modéré leur
est salutaire. La fatigue qu'on éprouve dans les
membres à la suite d'une marche forcée ou prolongée trop long-temps, retentit sur le canal digestif à l'instar des irritans extérieurs, et aggrave
la névrose dont il est le siége. D'un autre côté,
en énervant les sujets, en amollissant tous les systèmes organiques, l'inaction est capable de créer
cette atonie et cette susceptibilité nerveuses qui caractérisent l'hypocondrie ; elle contribue au moins
à les entretenir lorsqu'elles ont été produites par
d'autres causes. Loin d'avoir ces inconvéniens,
l'exercice pris avec modération réunit de grands
avantages : il favorise les excrétions, procure des
distractions agréables, fortifie les nerfs, et distri-
bue à toutes les parties du corps la sensibilité extraordinaire qui est concentrée sur les organes de
la digestion ; en un mot, il devient nécessaire au
rétablissement. Celui qui souffre de l'estomac, dit
Celse, doit lire à haute voix, se promener après la

lecture, puis jouer à la balle, faire des armes, ou se livrer à quelque autre exercice des parties supérieures. *Si quis verò stomacho laborat, legere clarè debet, post lectionem ambulare, tùm pilâ, vel armis, aliove quo genere, quo superior pars movetur, exerceri* (1). Fracassini conseille aux hypocondriaques le genre de mouvement auquel ils prenaient le plus de plaisir avant leur maladie, ou celui qui les récrée le plus depuis qu'ils sont malades. *Ex solatiis, illud semper præferendum, in quo antè morbum magis lætari solebat æger, vel ex quo in ipso morbo majorem jucunditatem percipere videtur* (2). Tous les autres médecins qui ont écrit sur les névroses gastriques, recommandent l'exercice modéré; quelques-uns le regardent même comme leur principal moyen curatif. L'essentiel est de faire comprendre ces avantages aux hypocondriaques; ce qui n'est pas toujours aussi aisé qu'on pourrait le croire. S'il y en a qui soient très-agités, qui aient de la peine à rester en place, et auxquels on doive prescrire plus de réserve dans les mouvemens qu'ils se donnent, le contraire existe chez le plus grand nombre: paresseux à l'excès, nonchalans, apathiques et casaniers, ils ne peuvent se décider à sortir de leur chambre ; quand on les engage à prendre de l'exercice, ils

______

(1) *Lib.* 1, *cap. VIII.*
(2) *De malo hypocondriaco.*

ne manquent pas d'alléguer mille raisons pour garder le repos; celui-ci prétend qu'il est trop faible pour supporter la marche, celui-là qu'il ne peut faire quelques pas sans souffrir, un troisième que le grand air l'étouffe, etc.

Si on ajoute foi à ces prétextes, l'énervation s'identifie tellement avec le corps, qu'il devient ensuite très-difficile de la détruire. A la vérité, « pendant la durée des souffrances, observe M. Dupau, il faut que les malades se tiennent à l'abri de toutes les causes qui pourraient les aug-menter, comme les variations de l'atmosphère, les secousses et les impressions trop vives; mais lorsque les attaques sont bientôt terminées, qu'elles sont devenues plus rares, et que l'éréthisme nerveux est calmé, ils doivent se relâcher des règles prescrites, s'exposer au grand air, aux rayons du soleil; braver le bruit des places, faire des promenades en voiture, à cheval ou à pied; jouer au billard, aller à la chasse, à la pêche; se livrer même à quelques petits excès, toujours proportionnés à l'état des forces, et en ayant soin de ne jamais pousser l'exercice jusqu'à de grandes fatigues. Par l'emploi bien ménagé de ces moyens on fortifie tout le système, on dissipe cette disposition vicieuse de la sensibilité, en l'accoutumant peu à peu à des impressions plus fortes; tandis qu'en se tenant toujours en garde contre les moindres causes, on ne fait qu'augmenter l'affection du genre nerveux et consolider la maladie. Combien de femmes verraient leurs maux de nerfs disparaître entièrement, si, surmontant leur mollesse accoutumée, elles avaient le courage de se lever de dessus leur canapé, de dépasser le seuil de leur porte, et de se livrer à un léger exercice. On sait que c'était là toute la thérapeutique du docteur Tronchin, qui, à la cour d'un de nos derniers rois, où les vapeurs étaient devenues très-communes, se contentait d'ordonner à toutes les dames du palais de faire elles-mêmes leurs lits, d'arranger leurs chambres, et de se promener *à pied*. Ce médecin eut assez d'adresse et de crédit pour faire exécuter cette ordonnance, et il en retira les plus heureux succès (1). »

Tels sont les règles et les moyens gymnastiques dont les hypocondriaques doivent faire usage. Encouragés par le mieux qu'ils en éprouvent, ils ne tardent pas à s'y soumettre facilement, comme l'a constaté Fracassini : une fois qu'ils ont senti l'utilité de l'exercice, leur indolence fait place à une grande activité, au moyen de laquelle la guérison se consolide de plus en plus. Il est bon néanmoins de recommander aux personnes qui ont une névrose gastrique de ne pas s'exposer à de violentes

____

(1) Améd. Dupau, ouvrage cité, p. 80.

38

secousses immédiatement après avoir pris de la nourriture, attendu qu'elles peuvent troubler les fonctions digestives, sans doute par l'ébranlement mécanique qu'elles impriment à l'estomac. Ce qu'il y a de positif, c'est que l'équitation au trot, par exemple, est souvent nuisible à ces personnes pendant les premières heures qui suivent les repas ; tandis qu'elle leur devient généralement avantageuse dans les autres momens. Cette remarque, qui a déjà été faite par Hoffmann, Whytt et Revillon, et dont j'ai reconnu la justesse sur moi-même, paraîtrait minutieuse, s'il pouvait y avoir quelque chose de trop minutieux dans ce qui intéresse la santé et la vie des hommes.

XXXIX. Nous avons dit, dans le chapitre de l'Étiologie, que la sobriété, les travaux corporels et la simplicité des mœurs des villageois concouraient à les préserver des maladies nerveuses, ou du moins à les rendre très-rares parmi eux. Ajoutons maintenant que l'air sain au milieu duquel ils vivent, est aussi un préservatif de ces maladies, et qu'il doit même être placé au nombre de leurs meilleurs moyens curatifs. L'expérience journalière prouve en effet que le séjour de la campagne, recommandé de tout temps aux personnes qui sont atteintes d'hypocondrie, leur procure ordinairement des succès marqués. Il est vrai que les promenades dans les champs, les travaux du jardinage, les voyages en différentes con-

trécs, les distractions dues à l'aspect des sites pit-
toresques et des productions de la nature, ne
sont point étrangers à ces succès; mais l'atmosphère de la campagne, dont les hypocondriaques
jouissent en même temps, y contribue encore
plus, puisqu'ils ne les obtiennent pas aussi constamment des divers exercices auxquels ils se
livrent dans les grandes cités. Nous ferons cependant remarquer que toutes les habitations
champêtres ne conviennent pas également à ces
malades; celles qui se trouvent situées dans une
région très-humide ou très-chaude, leur sont essentiellement contraires : au lieu de s'y dissiper, leur
maladie y ferait des progrès. Le docteur P.....,
dont nous avons rapporté l'observation, avait une
dyspepsie lorsqu'il fut obligé, il y a plus de six
ans, de supporter pendant plusieurs mois les
grandes chaleurs du midi de la France. D'indolente qu'elle était, sa névrose gastrique devint
très-douloureuse, et, grâce à l'abus des antiphlogistiques, cet estimable confrère resta près
de cinq années malade. Ainsi, pour que le
grand air devienne réellement utile aux individus
affectés de gastralgie, ou de toute autre maladie
nerveuse, il convient de choisir un endroit garni
de forêts, un peu élevé, et dont la température
soit modérée; c'est à l'atmosphère vive et pure
d'une pareille situation qu'on doit rapporter, en
grande partie, les cures surprenantes opérées par

le séjour de la campagne : en fortifiant tout l'organisme, cette atmosphère raffermit les nerfs trop mobiles, et conduit souvent à une guérison complète.

Il y a cependant encore une condition indispensable à remplir, si l'on veut retirer de l'air de la campagne tous les avantages possibles : c'est de coordonner le régime avec l'action fortifiante de cet air ; car elle serait nulle, ou du moins insuffisante pour opérer la guérison, si les alimens agissaient d'une manière diamétralement opposée, c'est-à-dire en affaiblissant les tissus organiques. Supposons qu'en envoyant un gastralgique à la campagne, vous lui ordonniez d'y vivre de lait, de légumes, de fruits, etc., et de n'y boire que de l'eau : il en reviendra tout aussi malade, peut-être même plus malade qu'il ne l'était avant son départ, par la raison que le grand air et cette nourriture agissant en sens inverse, les avantages du premier ne peuvent contre-balancer les mauvais effets de la seconde. Prescrivez, au contraire, à ce gastralgique une alimentation substantielle, ou qu'il prenne sur lui d'en faire usage : vous le verrez revenir en meilleure santé, parce que l'air de la campagne et cette alimentation agissent tous deux dans le même sens, celui du rétablissement. Des faits qui ont passé sous mes yeux prouvent que cette supposition n'est pas une simple hypothèse, et que l'action fortifiante du grand air est réellement de peu d'utilité dans les cas où elle n'est pas secondée par un régime analeptique. Mon premier séjour à la campagne lorsque j'étais atteint d'une gastro-entéralgie me fut avantageux, par la raison que j'y prenais des alimens toniques ; tandis que ma situation devint fâcheuse durant le second séjour que je fis au même endroit, parce que le lait et les autres substances débilitantes constituaient alors toute ma nourriture. Sur un certain nombre d'autres hypocondriaques qui sont venus me voir après avoir été à la campagne, ceux qui s'y étaient nourris d'alimens atoniques en sont revenus dans l'état où ils étaient avant de partir ; quelques-uns même, auxquels on avait conseillé de n'y vivre que de lait, étaient évidemment plus malades ; pendant que ceux qui n'avaient pas craint de s'y nourrir de substances analeptiques étaient, à leur retour, les uns entièrement rétablis, et les autres beaucoup mieux portans. Une différence remarquable dans les résultats du séjour de la campagne, ne pouvait venir que de la différence du régime ; car les malades avaient habité des régions également salubres.

Rien ne m'empêcherait, si cela était nécessaire, de placer ici une foule d'autres considérations relativement au besoin, pour traiter les maladies nerveuses avec succès, de subordonner leur traitement à l'empire que le fluide aériforme qui nous entoure, et qui modifie sans cesse notre santé, exerce sur ces maladies. Nous pourrions établir, en principe général, que leurs moyens curatifs doivent être en opposition aux influences défavorables de ce fluide, et en harmonie avec ses influences salutaires ; qu'il faut, par conséquent, insister sur la méthode adoucissante lorsque les qualités de l'air atmosphérique sont propres à irriter les nerfs, comme cela a lieu dans les pays élevés et montagneux, très-chauds ou très-froids, et pendant les températures brûlante ou glaciale ; qu'il convient d'insister, au contraire, sur les toniques forts, mais non excitans, toutes les fois que l'état du fluide aériforme est de nature à affaiblir le genre nerveux, et l'on sait que c'est dans les contrées marécageuses et humides, durant les saisons pluvieuses, lors des vents du sud et de l'ouest ; qu'il est indispensable enfin d'insister sur les toniques doux dans les régions tempérées, lorsque l'air est sec, qu'il n'est ni trop chaud, ni trop froid, quand les vents sont de l'est ou du nord, par la raison que ces qualités de l'atmosphère tendent à fortifier doucement les nerfs sans les irriter, et que l'on doit chercher à soutenir cet effet avantageux. Ces considérations sur la nécessité de varier la thérapeutique des névroses, comme Revillon l'a recommandé, selon les climats, les saisons, les températures atmosphériques et la direction des vents, ne seraient peut-être pas dénuées d'intérêt : je me borne cependant à les indiquer, persuadé que les lecteurs les dévelop-peront d'eux-mêmes, et que les meilleurs livres ne sont pas ceux qui en disent le plus, mais bien ceux qui donnent le plus à penser.

CHAPITRE V.

COMPLICATION DE LA GASTRO-ENTÉRALGIE AVEC LA GASTRO-ENTÉRITE CHRONIQUE.

L'AMOUR de la vérité m'oblige maintenant à faire une concession aux médecins physiologistes. Il est très-vrai, comme nous en sommes convenu plusieurs fois, que les douleurs névralgiques peuvent s'accompagner de phlegmasie, et la nouvelle théorie des névroses gastro-intestinales ne mériterait pas tous les reproches qu'on est en droit de lui faire, si on ne l'appliquait qu'à des cas de ce genre ; mais tel est le grand inconvénient, le danger même des systèmes de médecine : on veut les adapter à tous les faits, tandis qu'ils ne conviennent qu'à quelques-uns. Quoi qu'il en soit, cette association s'opère sans doute en vertu de l'axiome *ubi dolor, ibi affluxus,* et probablement aussi par l'effet des stimulans dont l'on fait usage dans les névralgies. Ce qu'il y a de positif, c'est qu'il n'est pas excessivement rare de voir une ophthalmie ou une sorte de fluxion à la joue se manifester durant le cours d'une névralgie sous-orbitaire. J'ai fait insérer dans les *Bulletins de la Société médi-cale d'émulation* , cahier de novembre 1823 , l'histoire d'une névralgie frontale, accompagnée, non d'une phlegmasie, mais d'une *épistaxis* extrêmement abondante, ce qui est la même chose sous le rapport de la nature de la maladie consécutive : c'était toujours un afflux de sang attiré par la douleur névralgique; afflux qui, au lieu de produire une hémorrhagie, aurait pu se convertir en une inflammation de quelque partie voisine du nerf irrité.

La névralgie dont je fus atteint au cordon spermatique et à l'épididyme me fournit encore un exemple frappant de la complication d'une phlegmasie avec une douleur névralgique. Pendant la durée de cette interminable maladie, le testicule s'enflamma à plusieurs reprises, une fois entre autres par l'effet d'un emplâtre de ciguë. J'avais alors recours aux antiphlogistiques, par le moyen desquels l'inflammation disparaissait; tandis que la douleur nerveuse continuait sa marche, et devenait même plus intense après l'application des sangsues et des cataplasmes émolliens.

Mais de ce qu'une inflammation peut se joindre à une névralgie, doit-on en inférer qu'elles sont de même nature? Non sans doute; d'abord parce que cette dernière marche souvent seule et sans mélange de phlegmasie, et ensuite parce que, loin de céder au même traitement, comme cela arriverait si elles étaient identiques, les moyens qui guérissent l'une laissent subsister l'autre, et la rendent même plus violente. Ainsi la complication d'une inflammation avec une névralgie, au lieu de prouver leur identité, fournit une preuve péremptoire du contraire.

Dans ces cas, peu fréquens d'ailleurs en comparaison de ceux où chacune de ces affections est simple, on doit voir une association de deux maladies, dont l'une est souvent provoquée par la présence de l'autre, et non une seule maladie. C'est l'unique moyen de les traiter convenablement. Si l'on ne faisait attention qu'à la douleur névralgique, on n'ordonnerait que les moyens indiqués contre cette douleur, mais dont l'usage exclusif exaspérerait l'inflammation; pendant que si l'on ne pensait qu'à celle-ci, comme le font les médecins physiologistes, on se bornerait à prescrire le traitement qu'elle réclame, lequel aggraverait l'affection nerveuse, et l'aggrave en effet tous les jours. C'est en faisant marcher de front les saignées et le sulfate de quinine que j'ai guéri promptement la névralgie frontale, compliquée d'*épistaxis*, dont je viens de parler.

Ainsi que nous l'avons déjà énoncé, la complication qui nous occupe existe quelquefois dans l'estomac comme à l'extérieur. Il est même probable qu'elle y était assez fréquente lorsque les stimulans étaient trop généralement·employés dans le traitement de ses maladies chroniques. A la vérité, ces médicamens doivent la produire moins souvent aujourd'hui, grâce à la médecine physiologique, qui, au lieu de s'arrêter à propos dans cette réforme thérapeutique, s'est jetée dans l'extrême opposé. La pratique offre cependant encore des gastro-entéralgies inflammatoires, et cela n'a rien d'étonnant, puisque certaines névroses du canal digestif touchent de bien près à l'inflammation de sa membrane muqueuse, et peuvent l'entraîner sans la participation des médicamens incendiaires : on sait que ce sont les gastralgies par éréthisme, celles qui se caractérisent par une forte douleur, en un mot les névralgies de l'estomac et des intestins. Ce n'est pas qu'elles déterminent toujours cette complication, ni aussi facilement qu'on pourrait le croire ; car on observe beaucoup de cardialgies fort intenses qui ne s'accompagnent d'aucune phlogose. Le tétanos, qui constitue le plus haut degré de l'éréthisme nerveux, enflamme-t-il constamment les parties qu'il affecte? Nous conviendrons néanmoins que l'inflammation gastrique est à redouter dans les cas dont il s'agit, surtout quand ils ont lieu chez des personnes disposées aux phlegmasies, à la suite de la suppression d'une hémorrhagie habituelle, des menstrues et des hémorrhoïdes principalement. A l'égard des névroses gastriques indolentes ou peu douloureuses, et dans lesquelles il n'y a que mobilité ou atonie nerveuse des premières voies, elles ne produiraient peut-être jamais la gastro-entérite, si l'usage inconsidéré des excitans et des spiritueux, que les malades prennent souvent pour fortifier leur estomac, des purgatifs irritans, ou toute autre cause stimulante, ne la faisait pas développer. L'atonie du système nerveux est même si loin de l'inflammation, qu'on a remarqué que les individus qui en étaient affectés éprouvaient très-rarement des maladies inflammatoires(1). D'où nous pouvons conclure que toutes les gastralgies

---

(1) Il est d'observation que les hypocondriaques sont peu sujets aux phlegmasies; et Hoffmann, qui est digne de foi, assure que les fièvres continues, épidémiques ou contagieuses, les attaquent très-rarement ; qu'ils sont même exempts de la peste et d'un grand nombre d'autres maladies régnantes. Voici ses propres expressions : *Nec silentio prœtermittenda, sed notatu digna est observatio, quòd hypocondriaci rarissimè febribus continuis, epidemicis, contagiosis, quin ipsá peste, afficiantur, et à multis aliis morbis grassantibus immunes maneant. (De affectu spasmodico flatulento, seu hypocondriaco.)* Whytt a remarqué le même fait, et l'explication qu'il en donne, si elle n'est pas juste, a du moins une apparence de vérité. « Quelque incommodes et opiniâtres que soient les maladies nerveuses, dit-il, on peut avancer qu'elles sont accompagnées de plusieurs avantages; car l'état de faiblesse du système vasculaire et de tous les solides, ainsi que la ténuité du sang et la lenteur de la circulation, qui ont

ne sont pas également sujettes à se compliquer de phlegmasie gastrique, et que celles qui ont le plus de tendance à cette complication ne la contractent que dans quelques circonstances particulières.

Quoi qu'il en soit, la réunion à la gastralgie d'un degré plus ou moins prononcé de gastrite me paraît expliquer, en grande partie du moins, les difficultés que les médecins se plaignent généralement de rencontrer dans le traitement de certaines maladies chroniques de l'estomac. Elle donne aussi la clef de trois propositions énigmatiques dans lesquelles il est dit en substance : 1° que l'estomac est quelquefois sur-irrité dans un point en même temps qu'il est affaibli dans un autre;

---

lieu chez la plupart des sujets tourmentés de maux de nerfs, font que ces malades sont moins sujets et moins disposés aux maladies inflammatoires et aiguës que les personnes qui ont une plus forte constitution. » Ainsi l'hypocondrie préserve, jusqu'à un certain point, de beaucoup d'affections morbides, et les hypocondriaques sont, plus que les autres individus, à l'abri d'une multitude de maladies. Ceci a l'air d'un paradoxe : c'est pourtant une chose vraie et confirmée par l'expérieuce. Si les vaporeux en étaient bien pénétrés, ils s'affecteraient moins ; ils ne s'imagineraient pas avoir toutes les maladies dont ils ont entendu parler ou lu la description dans des livres de médecine : on ne saurait donc l'inculquer trop profondément dans leur esprit.

2° que les antiphlogistiques, qui sont cependant nécessaires pour remédier à la sur-irritation, augmentent la débilité, et que les toniques, à l'aide desquels il faut ensuite venir au secours de la partie faible, ne manquent pas de raviver la phlegmasie; 3° que cette gastro-entérite est fort embarrassante à traiter, dure plusieurs années et se termine souvent par la mort.

L'inflammation étant, d'après les médecins physiologistes, un excès de forces vitales dans la partie qui en est le siége, et l'atonie un défaut de ces mêmes forces, j'avoue que je ne puis concevoir comment elles existeraient simultanément dans l'estomac; il m'est impossible de comprendre pourquoi cet organe se diviserait en plusieurs compartimens, dont l'un serait dans un état de *sur-irritation*, tandis que son voisin se trouverait dans un état d'*ab-irritation* : quoique M. Gaultier de Claubry assure que cette simultanéité de deux lésions contraires soit facile à saisir, je persiste à dire qu'elle est au-dessus de mon intelligence. Ce savant confrère n'a pas compris ma pensée, peut-être parce que je ne m'étais pas exprimé assez clairement, lorsqu'il m'a reproché, pour combattre mon assertion, de nier l'existence des gastrites peu étendues. Je sais que les phlegmasies de la muqueuse de l'estomac sont souvent limitées à un petit espace de cette membrane; qu'il arrive même très-rarement qu'elle soit enflammée en totalité : j'ai seulement voulu donner à entendre que les parties qui avoisinent l'inflammation sans en être atteintes, ne se trouvent pas alors dans l'atonie, attendu qu'il me semble impossible que deux points d'un même organe soient affectés en même temps de deux états morbides diamétralement opposés. Mais qu'une irritation névralgique de l'estomac puisse se compliquer d'une phlegmasie de sa membrane muqueuse, je le conçois très-bien, par la raison que j'ai vu plusieurs fois une semblable complication à l'extérieur du corps, et parce que l'expérience, d'accord avec le raisonnement, m'a appris qu'elle existait réellement dans quelques cas de gastralgie. Le docteur Gaultier de Claubry lui-même finit par avouer que la gastrite peut se rencontrer avec l'exaltation de la sensibilité nerveuse de l'estomac ; et c'est précisément cela que j'ai cherché à établir. En vérité, ce n'était pas la peine de m'accuser d'une ignorance qu'on ne pardonnerait pas à un élève qui a vu ouvrir deux ou trois cadavres, pour émettre ensuite la même opinion que moi.

Il me paraît certain que les propositions obscures que nous venons de citer se rapportent à la complication qui fait l'objet de notre étude. Par l'atonie partielle de l'estomac, que leur auteur suppose gratuitement, et à laquelle il donnerait le nom d'*entité* si elle n'était pas de son invention, on doit entendre l'exaltation de la sensibilité

nerveuse, qu'il oublie toujours, et pour la guérison radicale de laquelle il convient en effet de
donner des toniques. Née dans le principal organe
de la digestion, et répétée sur le cerveau, ou, ce
qui est plus fréquent peut-être, ayant pris naissance dans l'encéphale et retenti sur l'estomac,
cette exaltation constitue ordinairement la base
fondamentale de la maladie; tandis que la phlegmasie de la muqueuse digestive, regardée par cet
auteur comme l'affection principale, n'est qu'un
phénomène consécutif de l'irritation névralgique.
Il est cependant des circonstances où cette phlegmasie est primitive et l'exaltation nerveuse secondaire; mais la maladie sort alors de la classe
des névroses pour rentrer dans celle des inflammations : c'est une gastrite compliquée de phénomènes nerveux.

Cette dernière complication s'observe de préférence chez les sujets irritables, comme les hypocondriaques et les femmes hystériques, et la raison en est facile à concevoir. Habituellement trop
grande, la sensibilité de l'estomac et des intestins
de ces individus passe facilement au degré qui
constitue la gastro-entéralgie, si elle est encore
stimulée par l'inflammation gastrique dont ils
peuvent être atteints. Car tout foyer d'irritation,
et par conséquent tout foyer inflammatoire, qui
survient à des personnes douées d'une grande irritabilité, excite dans les nerfs voisins de la cause

irritante, un état d'éréthisme et d'exaltation de la sensibilité, qui peut se propager à tout le système nerveux. Ne perdez pas de vue néanmoins que cet état d'éréthisme et d'exaltation forme souvent une maladie primitive, et qu'il diffère essentiellement de la phlegmasie, quoique l'un puisse entraîner l'autre, et qu'ils se réunissent quelquefois. Il y a peu de distinctions théoriques aussi importantes à établir que celle-là ; c'est parce qu'on la néglige trop, que l'on commet des fautes si graves dans la pratique.

D'après cette théorie, qui découle naturellement des faits observés sans prévention, il est clair que la véritable méthode curative de la gastralgie inflammatoire et de la gastrite nerveuse ne consiste pas à ordonner les antiphlogistiques et les toniques alternativement, comme il est dit dans les propositions, mais bien à combiner ces moyens, de telle manière que les premiers forment la base du traitement si la maladie a débuté par la gastrite, tandis que l'on doit insister davantage sur l'emploi graduel et mesuré des seconds, lorsque c'est la névrose qui est l'affection primitive : ce que l'on reconnaît par les tâtonnemens thérapeutiques dans le cas où les causes et les symptômes sont insuffisans pour établir un diagnostic certain. Par cette méthode sagement combinée, et à laquelle il peut être utile de joindre les sédatifs, on parvient souvent, au moins dans les circonstances où la gastralgie prédomine, à guérir la double maladie en question, que l'on croit si difficile à traiter, et même dans un espace de temps beaucoup moins long que celui qu'on assigne à sa durée, moyennant que l'on puisse rassurer le moral du malade, détruire ses craintes chimériques et le soustraire aux causes de sa maladie. Si elle se prolonge long-temps et devient fréquemment mortelle, on doit l'attribuer, dans beaucoup de cas, à l'abus des antiphlogistiques, qui, en aiguisant la sensibilité de l'estomac, rendent souvent impossible l'usage ultérieur des fortifians. Les toniques froids ne produisent d'aussi mauvais effets que quand la gastrite est l'affection primitive, et lorsqu'on les administre avec une extrême imprudence. Les deux observations qui suivent, dont la première est empruntée à M. Louyer-Villermay, donneront une idée de la gastralgie inflammatoire, la plus commune des deux complications qui viennent de nous occuper.

« Mademoiselle Adèle, âgée de vingt-deux ans, d'un tempérament nervoso-bilieux, d'une constitution délicate, douée de beaucoup de gaîté et d'une grande vivacité, appartient à des parens très-sains, et dont la santé est encore fort bonne, quoiqu'ils soient avancés en âge. Les premières années de sa vie ont été orageuses ; elle a éprouvé, à cette époque, la plupart des maladies qui affectent les enfans. A douze ans elle a eu la petite vérole, et à seize, ses règles ont paru sans douleur et sans causer le moindre désordre. Elles ont été assez abondantes les premiers mois ; mais ensuite elles ont diminué en quantité, de sorte que chaque mois elle perdait au plus deux onces de sang dans l'espace de quatre à cinq jours.

« Il y a deux ans que, par suite d'une violente jalousie, elle devint sombre et rêveuse, perdit le goût du travail, maigrit, s'éloigna du monde, et fut prise d'une fièvre bilieuse qui dura peu, mais qui la laissa dans un état de langueur et d'abattement (invasion de l'hypocondrie). Peu de temps après, ses parens inquiets appelèrent un médecin, qui, après avoir recueilli les renseignemens ci-dessus, observa les phénomènes suivans : pâleur de la face, air inquiet et triste, langue blanchâtre, bouche pâteuse, légèrement amère ; douleurs vers l'estomac, digestions pénibles, accompagnées de beaucoup de vents qui, rendus par le haut, soulageaient momentanément ; ventre douloureux avec borborygmes, constipation ; chaleur naturelle de la peau ; pouls serré, parfois irrégulier, mais sans fréquence ; douleurs dans les cuisses et dans les jambes ; urines abondantes, tantôt très-rouges, d'autres fois citrines, toujours avec sédiment. La malade se plaignait de passer les nuits dans une agitation considérable et dans des songes effrayans, qui déterminaient le réveil ; alors des palpitations se faisaient sentir pendant quelques heures ; elles étaient suivies d'une sueur abondante de tout le corps. Cet état a duré sept à huit mois sans changement marqué dans les phénomènes qui viennent d'être énoncés ; mais au bout de ce temps, des terreurs paniques sont venues aggraver les souffrances de la malade ; tantôt elle craignait d'être affectée de phthisie, d'autres fois de devenir folle pour le reste de sa vie. Elle avait souvent, pendant un mois, un appétit dévorant ; durant ce temps, les digestions se faisaient facilement, quoique les borborygmes continuassent avec une éruption considérable de vents ; il arrivait souvent qu'à cette espèce de boulimie succédait une anorexie complète avec une sorte d'horreur pour tous les liquides colorés ; enfin, il s'y joignit des bâillemens incomplets et fréquens. On a opposé à cette maladie des purgatifs, des anti-spasmodiques, des fondans, et sans succès, pendant l'espace de vingt mois ; au contraire, le mal semblait faire des progrès, surtout par l'emploi des purgatifs.

« C'est ici que commence une autre série de symptômes qui dénotent une phlegmasie chronique. Il y a quatre mois qu'un flux dyssentérique s'est manifesté, et malgré tous les moyens que divers médecins appelés tour à tour ont indiqués, ce flux subsiste encore et s'accompagne de douleurs abdominales plus ou moins vives, et qui n'ont pu être calmées. La face est pâle, grippée, la langue peu humide ; il y a du dégoût, soif plus forte le soir, désir des boissons froides, éructations fréquentes avec nausées, de temps en temps vomissemens de matières muqueuses, et alors cardialgie, mais peu intense. (Les vomissemens sont survenus depuis peu.) L'abdomen est un peu tendu, sonore, douloureux d'une manière obtuse ordinairement, mais parfois, et surtout lorsqu'on presse la région ombilicale, les souffrances deviennent d'une *acuité* insupportable. Il y a tous les jours sept ou huit selles et un peu de soulagement après chaque évacuation ; les urines, peu abondantes, sont tantôt rouges, tantôt presque incolores, recouvertes d'une pellicule graisseuse, ou avec un sédiment d'un jaune rouge. Du côté de la poitrine on ne remarque qu'une gêne très-légère, qui nous paraît dépendre de la faiblesse. La peau est généralement sèche, terreuse en certains endroits, comme aux bras, au ventre ; sa chaleur est plus élevée que dans l'état naturel, principalement vers l'ombilic. Le pouls est petit, serré, faible, donnant quatre-vingt-douze pulsations par minute, et le soir la fièvre devient plus prononcée : cette exacerbation dure de cinq à six heures ; vers la fin il y a une moiteur légère et partielle. Les nuits sont pénibles, et le sommeil n'a lieu qu'autant qu'on le provoque : la malade est singulièrement maigrie. Les règles ont manqué à la dernière époque pour la première fois. Au moral, situation des plus fâcheuses en général : l'idée de tous les maux vient sans cesse assaillir son imagination ; à chaque instant elle désire un nouveau médecin , de nouveaux remèdes ; tantôt elle désespère de son rétablissement, et alors les pensées les plus noires , les plus sinistres occupent son esprit ; tantôt l'espérance la séduit sous toutes les formes, et dans cette disposition elle organise mille plans de conduite pour sa prochaine convalescence. Les médicamens qui paraissent maintenant le plus la soulager, sont les adoucissans calmans, unis aux légers toniques.

« Il nous semble bien évident qu'il a existé chez cette malade une hypocondrie, qui s'est compliquée au bout de vingt mois d'une phlegmasie chronique des intestins : celle-ci s'est propagée par la suite jusqu'à l'estomac. Je ne doute pas enfin que l'abus des purgatifs n'ait beaucoup favorisé le développement de l'inflammation. »

Ce commentaire de M. Louyer-Villermay est très-juste; la jalousie , à laquelle on doit attribuer la maladie de mademoiselle Adèle, produit ordinairement des affections nerveuses , et les symptômes qu'elle a éprouvés durant les vingt premiers mois, caractérisent parfaitement la gastro-entéralgie hypocondriaque; tandis que ceux qui sont survenus après l'usage inconsidéré des purgatifs, des anti-spasmodiques et des fondans , ne laissent aucun doute sur l'existence de la gastro-entérite chronique. Les adoucissans , les calmans et les toniques légers, une alimentation de même nature, l'exercice, les distractions et la tranquillité de l'esprit, auraient probablement rétabli cette jeune personne ; au lieu que les irritans ont occasioné une phlegmasie qui aura peut-être conduit la malade au tombeau, car dans le moment où la narration du fait est interrompue, sa situation ne permettait pas un grand espoir de succès. Cette observation vient à l'appui de ce que nous avons dit plusieurs fois, savoir : que les névroses gastriques peuvent exister des années sans dégénérer en inflammation, et que cette dégénérescence aurait plus rarement lieu si elle n'était jamais provoquée par un mauvais traitement, ni par quelque imprudence des malades, comme dans le fait qui me reste à rapporter.

Un homme de quarante ans, doué d'une forte constitution, habitant un département éloigné, après avoir dissipé sa fortune par de fausses spéculations, vint chercher un emploi à Paris. Arrivé dans la capitale, il obtint une place qui pouvait le faire vivre, mais dont les appointemens ne suffisaient pas pour l'entretien de sa femme et de ses enfans, qu'il avait laissés en province. Le chagrin d'être ruiné, et l'ennui de se trouver éloigné de sa famille, le firent tomber dans l'hypocondrie : ses digestions devinrent pénibles ; elles s'accompagnaient d'éructations, de douleurs épigastriques et de coliques flatulentes. Pour s'é-

tourdir sur ses peines morales et fortifier son estomac, le malade s'adonna à la boisson, notamment
à l'usage de l'eau-de-vie, à laquelle il n'était point
accoutumé. L'affection stomacale prit de l'accroissement, les douleurs épigastriques furent plus
fortes, les digestions extrêmement laborieuses;
la langue était rouge et sèche, la constipation
opiniâtre, l'appétit considérablement diminué,
sans être tout-à-fait détruit, le moral vivement
affecté. Tel était l'état du malade lorsqu'il vint
me consulter il y a plusieurs années. La nature des
causes et les symptômes qui se présentaient ne
pouvaient laisser aucun doute sur le diagnostic. A
l'affection nerveuse de l'estomac, occasionée par
le chagrin et l'ennui, les excès de spiritueux
avaient ajouté un faible degré de gastrite. J'ordonnai l'application de douze sangsues à l'anus,
l'eau d'orge édulcorée avec le sirop de quinquina,
un emplâtre de thériaque et d'opium sur la région
épigastrique, des alimens doux, légèrement toniques et pris avec une grande modération; au
bout de six semaines la guérison était très-avancée, et l'espoir d'obtenir une place plus lucrative
acheva bientôt le rétablissement.

Si j'avais traité ce malade par de nombreuses
saignées, l'eau de gomme et la diète, sa névrose
gastrique se serait prolongée indéfiniment, et aurait fait de grands progrès. Les toniques auxquels
j'aurais eu recours après l'emploi des antiphlogis-

tiques, auraient fait plus de mal que de bien ; d'abord par la raison que l'estomac ne peut plus souffrir leur présence une fois que sa susceptibilité a été portée à un point extrême par l'abstinence, l'abus des évacuations sanguines et des mucilagineux, et ensuite parce qu'en vertu de cette susceptibilité, ils peuvent effectivement ranimer l'inflammation. Ne prescrire aucun médicament, à moins qu'une vive douleur n'exige les sédatifs, mais insister sur le régime convenable ; conseiller les distractions de toute espèce et l'air de la campagne lorsque les forces du malade le permettent ; surtout le convaincre qu'il guérira, et abandonner le reste à la nature, qui réparera les fautes du médecin, tel est le seul parti raisonnable que l'on puisse prendre en pareille occasion, si fréquente de nos jours. C'est celui que nous avons pris pour une infinité de personnes qu'on avait conduites au marasme par l'usage inconsidéré des débilitans, et qui se sont complétement rétablies par ce traitement hygiénique.

~~~~~~

RÉSUMÉ GÉNÉRAL.

D'après l'expérience de nos prédécesseurs de tous les siècles et des meilleurs observateurs modernes, d'après le raisonnement et même le simple bon sens, on doit admettre, comme on l'a toujours fait avant la doctrine physiologique, des affections essentiellement nerveuses, c'est-à-dire des maladies qui ne consistent que dans une lésion inappréciable du système nerveux, et qui se distinguent d'ailleurs des autres affections pathologiques par leurs causes, leur symptômes, leur marche, leur pronostic, leur médication, et par l'absence d'altérations cadavériques. En confondant les névroses avec les inflammations, les médecins physiologistes enseignent donc une *fausse théorie,* qui expose les praticiens à des méprises toujours fâcheuses pour les malades, et quelquefois mortelles. Heureusement que cette théorie perd tous les jours de ses partisans, et qu'elle tombera de plus en plus. Le génie de son chef a pu asservir pendant quelques années l'esprit d'un certain nombre de médecins; mais l'observation,
~~~~~~

qui avait successivement fait justice des autres systèmes, n'a point tardé à réduire la doctrine physiologique à sa juste valeur, à lui faire subir le sort des nouveautés adoptées avec enthousiasme et sans réflexion : après en avoir extrait plusieurs vérités qui resteront dans le domaine de l'art, elle a placé le reste au rang des romans de la médecine. Tel est le jugement que les véritables praticiens portent aujourd'hui sur ce nouveau système, qui commence même à être abandonné par ses défenseurs les plus zélés (1).

---

(1) Depuis la première édition de notre ouvrage, plusieurs apologistes de la nouvelle école reviennent sur leurs pas, et donnent le louable exemple du retour à la bonne médecine. C'est ainsi que le docteur Boisseau, qui, dans le *Dictionnaire abrégé des Sciences médicales*, avait confondu toutes les névroses de l'estomac et des intestins avec la gastro-entérite chronique, sépare actuellement ces névroses de l'inflammation du canal alimentaire, comme on le voit dans sa *Nosographie organique*. Ce changement d'opinion est d'autant plus heureux, que les ouvrages de M. Boisseau doivent être très-répandus, à cause de leur clarté, qui séduit l'esprit du lecteur. M. Broussais lui-même se disposerait-il à admettre des névroses des premières voies ? Je suis autorisé à le croire d'après une consultation que l'on m'a communiquée dernièrement, et en tête de laquelle il avait écrit ces mots : *Irritabilité gastrique*, qui sont synonymes de gastralgie. C'était effectivement une des maladies nerveuses qu'il nommait autrefois gastro-entérites chroniques : le traitement était fort bien aussi, sauf pour-

Pour se faire une idée juste des maladies nerveuses, et les traiter avec succès, il est indispensable de les diviser en névroses par *éréthisme* et en névroses par *atonie*. Il est encore très-important

---

tant l'eau gommée qui y figurait encore, tant on a de peine à se débarrasser d'une vieille routine. Ce qui semble également prouver que le chef de la médecine physiologique a modifié sa théorie des névroses, c'est que nos principales idées sont reproduites dans son dernier ouvrage (*De l'irritation et de la folie*), si remarquable d'ailleurs par la hardiesse des pensées philosophiques et l'énergie du style. Il dit bien que ses propres idées sur l'irritation nerveuse n'étaient pas mûres jusqu'à ce jour, et que c'est pour les faire connaître qu'il l'a publié; mais la vérité est qu'il avait de fausses idées sur cette irritation, puisqu'il l'assimilait à l'état phlegmasique, et, vanité à part, il m'est permis de penser que le *Traité sur les gastralgies* a contribué à lui faire sentir la nécessité de les modifier. Il paraîtra singulier du moins que des idées qui restaient en germe depuis vingt ans, aient mûri toutes seules, et qu'elles se soient trouvées en pleine maturité tout juste au moment où les nôtres venaient d'être rendues publiques. Ce n'est pas que M. Broussais reconnaisse les différens états morbides du système nerveux; il n'admet que l'irritation de ce système : selon lui, toutes les névroses consisteraient dans ce mode d'altération pathologique. Mais il fait maintenant à cette irritation une part beaucoup plus large, il l'isole davantage de l'inflammation; en un mot, il n'est point éloigné de reconnaître des maladies essentiellement nerveuses, et c'est là une concession très importante. Il y aurait eu de la bonne foi à citer le travail qui l'a provoquée; mais on n'a pas voulu

de se rappeler que l'atonie nerveuse s'accompagne presque toujours, surtout lorsqu'elle est produite par l'abus des antiphlogistiques, d'une vive susceptibilité, qui lui est inhérente en quelque sorte, et qu'il faut soigneusement distinguer de l'éréthisme, parce que le traitement ne doit pas être le même dans les deux cas. Ces considérations générales appartiennent à toutes les maladies nerveuses, notamment à celles du canal alimentaire, qui font l'objet spécial de notre étude.

Tous les individus, quels que soient leur âge, leur sexe et leur tempérament, peuvent être attaqués de névroses gastriques; mais ceux qui ont une constitution nerveuse, irritable et délicate, ou qui doivent le jour à des parens sujets à ces névroses, et surtout ceux dont le tube digestif est habituellement le siége d'une sensibilité particulière, en sont plus souvent affectés que les personnes qui se trouvent dans des dispositions contraires. Ces prédispositions aux gastro-entéralgies méritent une grande attention de la part du prati-

---

avouer qu'on en avait profité, après l'avoir fait critiquer amèrement dans les *Annales de la médecine physiologique*. Au surplus, il faut savoir gré à M. Broussais des dispositions qu'il montre à rentrer dans la bonne route; il a exercé un si grand empire sur la médecine, et ses erreurs théoriques ont fait commettre tant de fautes, que sa conversion complète, à laquelle on a droit de s'attendre, serait un bienfait pour l'humanité.

cien, d'abord parce qu'elles font déjà présumer que les maladies gastro-intestinales qui arrivent à des individus constitués de cette manière, sont entièrement nerveuses, et ensuite parce que les autres affections gastriques dont ils peuvent être atteints, s'accompagnent toujours de quelques phénomènes nerveux que l'on ne doit point négliger dans le traitement. Un examen attentif sur les causes occasionelles peut également conduire à la connaissance des névroses de l'estomac et des intestins. C'est ainsi qu'on a une forte présomption que les maladies de ces organes sont nerveuses, quand elles succèdent à l'influence de l'imagination, à une antipathie, à des affections morales, à de profondes contentions d'esprit, à quelque déréglement des passions, à la vie sédentaire, à l'abus des antiphlogistiques, à une alimentation débilitante, et aux autres agens qui affectent plus spécialement le genre nerveux, comme une température ardente ou humide, les temps d'orages, etc. La présomption devient encore plus grande lorsque les causes de cette nature agissent sur des sujets qui ont déjà éprouvé des affections de nerfs, ou qui sont fortement disposés à en contracter.

On ne peut guère douter que les maladies gastriques qui se développent chez des individus prédisposés aux névroses, et après l'action des causes déterminantes que nous venons de rappeler, ne soient nerveuses si elles se manifestent par un nombre plus ou moins considérable des symptômes suivans, car ils ne se rencontrent pas tous sur la même personne : appétit versatile, naturel, augmenté, diminué, capricieux, perverti; délicatesse anormale du goût et de l'odorat, langue blanche, humide et développée, bouche pâteuse ou dans l'état habituel; salivation abondante et crachotemens répétés; point de soif, si ce n'est dans certaines circonstances particulières et momentanément, aversion fréquente même pour les liquides. Douleur épigastrique plus ou moins vive, intermittente ou rémittente, se renouvelant ou s'exaspérant tantôt un peu avant les repas, tantôt quelques heures après, n'augmentant presque jamais à la pression, diminuant même souvent d'intensité par cette manœuvre, mais s'irradiant, chez beaucoup de malades, sur les parois thoraciques, le dos, les bras et les épaules, où elle peut être plus aiguë qu'à l'épigastre ; sensations bizarres, et extrêmement variées, dans l'estomac ou le canal intestinal; en plusieurs circonstances, battemens singuliers à la région épigastrique, aux hypocondres ou dans quelque autre partie de l'abdomen. Digestions quelquefois plus promptes et plus faciles qu'en bonne santé, mais ordinairement longues, pénibles et laborieuses, accompagnées de pesanteurs, de malaises et d'anxiétés à la région de l'estomac, de bâillemens, de nausées, de

gonflemens abdominaux, de borborygmes, de flatuosités, de coliques et de l'expulsion d'une grande
quantité de gaz, tant par le haut que par le bas ;
digestion des liquides souvent plus difficile et plus
fatigante que celle des solides ; assez communément
vomissemens de substances aqueuses et glaireuses,
rarement de matières consistantes ; constipation
presque habituelle, dévoiement rare ; urines limpides, rendues fréquemment, en petite quantité
à la fois, et avec un sentiment de brûlure au col
de la vessie, ou au canal de l'urètre.

Tels sont les principaux symptômes d'une gastro-entéralgie simple, c'est-à-dire idiopathique et
limitée au tube alimentaire ; mais lorsque cette
névrose dure un certain temps, elle se ramifie
presque toujours sympathiquement sur le cerveau, et même sur les autres parties du corps ; de
manière que de locale qu'elle était elle finit par
devenir générale, et par envahir tout l'organisme.
Dans ces cas, comme dans ceux où une gastro-
entéralgie, au lieu de prendre naissance dans l'estomac et les intestins, et d'être primitive, n'est
qu'un effet sympathique d'une névrose cérébrale,
il y a réunion de cette névrose à celle des premières voies, et c'est ce qui constitue la gastro-
entéralgie hypocondriaque, qui, indépendamment
des symptômes du canal digestif ou locaux dont
nous venons de faire le résumé, peut offrir une
multitude innombrable de symptômes encéphali-

ques et généraux, que nous rappellerons aussi sommairement.

Moral profondément affecté, intime persuasion d'avoir une maladie dangereuse, et d'être atteint ou menacé de mille autres maux ; terreurs paniques au plus léger malaise que l'on ressent, exagération de ses souffrances, manie de les raconter aux autres et de vouloir en donner l'explication ; crainte de manger, attention minutieuse et puérile relativement au choix, à la préparation et à la quantité des alimens ; imagination constamment tendue vers l'estomac, frayeur lorsqu'il survient le moindre trouble dans les digestions, examen attentif de ses matières fécales : éloignement pour la société et recherche de la solitude ; tristesse, pleurs et découragement, interrompus quelquefois par des momens de gaîté et d'espérance ; ennui, dégoût de la vie, et cependant peur de mourir : irascibilité, méfiance, humeur chagrine, dépit et colère à la plus légère contrariété ; ou bien indifférence pour tout, même pour ses affaires d'intérêt et ses proches parens, mais égoïsme, amour de soi, préoccupation continuelle de sa maladie et de sa personne : trouble des facultés mentales, idées confuses, rapides, variées, sans liaison ; impossibilité de se livrer à la lecture, aux travaux de l'esprit, à une conversation soutenue, toutes les pensées de l'hypocondriaque étant absorbées par ses maux réels ou imaginaires. Cé-

phalalgie plus ou moins vive, étendue ou circons-
crite, fixe ou mobile, continue ou intermittente,
comparée par les malades à des pincemens, à
des déchiremens, à des brûlures, à des perfora-
tions, etc.; rougeur et chaleur momentanées de
la tête, des pavillons auriculaires et de la face, vertiges, tintemens d'oreilles, éblouissemens, dilatation inégale des pupilles, yeux abattus et effrayés;
physionomie altérée et portant l'empreinte de l'inquiétude, se déridant néanmoins dans les instans
d'espoir. Gêne et sensation d'un corps étranger
dans la gorge, spasmes de cette partie, sentiment
de strangulation, resserremens spasmodiques de la
poitrine, étouffemens passagers, incube, cauche-
mar; palpitations de cœur intermittentes et irrégulières; battemens extraordinaires des caro-
tides et des autres artères superficielles, revenant
aussi par momens désordonnés. Douleurs vagues
en différens endroits, notamment aux bras, dans
les cuisses, le dos et les lombes; convulsions ou
paralysies locales et instantanées, crampes, sou-
bresauts des tendons, tressaillemens des fibres musculaires; sensations anomales, comme celle d'un
liquide qui coulerait sur plusieurs parties du
corps, ou à l'intérieur de l'abdomen; chaleurs er-
rantes, ou sentiment d'un froid glacial qui parcourt rapidement différentes régions de la surface
cutanée. En général, peau sèche et aride; pouls
variable, le plus ordinairement naturel, parfois

extrêmement lent, d'autres fois prompt et fréquent, plus souvent petit que plein, et dans
certains cas irrégulier et intermittent. Chez quelques malades accès fébriles incomplets, fugaces
et déréglés, se reproduisant à des époques fort
éloignées ou très-rapprochées ; presque jamais
fièvre rémittente ou continue, à moins que la gastralgie hypocondriaque ne soit compliquée d'une
autre affection. Dans plusieurs circonstances, impressionnabilité excessive, exaltation des sens, au
point d'avoir de la peine à supporter le plus petit
bruit, la lumière et les odeurs ; impatiences et agitation continuelle, difficulté à rester en place et à
garder le repos ; dans d'autres cas, paresse, nonchalance, apathie et répugnance insurmontable
pour tout exercice ; faiblesses momentanées dans
les cuisses et les jambes, vapeurs, défaillances et
syncopes. Sommeil tantôt bon et tantôt nul, le
plus souvent agité et troublé par des rêves sinistres, ou interrompu par de fréquens réveils en
sursaut. Mais au milieu de ce désordre, apparence
extérieure d'une bonne santé, teint naturel, conservation des forces et de l'embonpoint. Si les malades maigrissent beaucoup, s'ils sont continuellement faibles et languissans, et si leur teint s'altère, ce n'est que dans les circonstances où ils
sont épuisés par un traitement antiphlogistique
rigoureux, dans celles où la névrose gastro-intestinale acquiert assez d'intensité pour empêcher les

digestions et l'assimilation des substances alibiles, et quand une autre maladie complique cette névrose.

Le développement, la durée, la marche, le pronostic, et la terminaison des maladies nerveuses de l'estomac et des intestins, offrent aussi de nombreuses particularités qui peuvent encore servir à les faire distinguer des autres affections gastro-intestinales. Le début de ces névroses est quelquefois rapide et prompt comme l'éclair; dans un grand nombre de cas elles s'établissent, au contraire, très-lentement, et d'une manière presque insensible : on ne peut prévoir quelle sera leur durée; elles ne finissent point, ainsi que la plupart des fièvres et des inflammations, à des époques fixes et déterminées; certaines gastralgies disparaissent en peu de temps; tandis que d'autres existent des mois et même des années entières. On remarque toutefois que la longueur de ces névroses est, en général, proportionnée à la rapidité de leur développement; c'est-à-dire que celles qui paraissent tout à coup se dissipent avec une grande promptitude, au lieu que celles qui mettent beaucoup de temps à s'établir, se prolongent à l'infini. Du reste, cette prolongation est presque toujours subordonnée à la thérapeutique dont on fait choix : un mauvais traitement éternise des gastro-entéralgies qui disparaîtraient en quelques semaines par un traitement convenable.

Loin de suivre, comme les fièvres et les inflammations, des périodes réglées, les névroses gastriques ont une marche inconstante, versatile, irrégulière et déréglée; les phénomènes les plus incohérens, les plus disparates, les plus opposés même, peuvent y exister ensemble, ou s'y succéder alternativement. C'est ainsi qu'elles présentent souvent une sorte d'excitation dans une partie et de faiblesse dans une autre; qu'un excès d'énergie y est quelquefois remplacé par une atonie complète; que les alimens qui passent sans difficulté pendant une semaine, incommodent la semaine suivante; que les malades sont un jour à la mort et bien portans le lendemain. Il ne faut en effet qu'une affection morale, une erreur de régime, l'usage d'un médicament contraire, l'époque menstruelle chez la femme, un temps orageux, etc., pour exaspérer tous les symptômes, et produire un danger apparent. Mais la tranquillité de l'esprit, une alimentation mieux réglée, l'abstinence de tout remède ou l'emploi d'un médicament qui convient, l'accomplissement de la menstruation, le retour d'un temps favorable, ramènent bientôt le calme, et font disparaître toute apparence de danger. Dans certains cas, ces anomalies, ces changemens de situation, ces alternatives de pire et de mieux, s'opèrent d'un instant à l'autre; tandis qu'il y a des malades chez lesquels les rémittences ou les intermittences des symptômes sont fort longues, au point que l'on croirait quelquefois la guérison complète, si l'on ne savait pas que les accidens sont près de reparaître par la plus légère cause, morale ou physique.

Le pronostic des névroses de l'estomac et des intestins est généralement favorable; car la plupart de ces névroses se terminent par la guérison, qui s'effectue même quelquefois d'une manière très-prompte, ainsi que nous l'avons déjà dit. Il est vrai cependant que les guérisons subites ne sont pas nombreuses; pour l'ordinaire les symptômes ne se dissipent que graduellement, et la maladie ne cesse tout-à-fait qu'au bout d'un temps plus ou moins long. L'apparition d'une éruption cutanée semble contribuer au rétablissement de certains malades : le plus fréquemment néanmoins il n'y a aucune crise apparente ; et c'est ce qui a fait dire à nos prédécesseurs que les maladies nerveuses étaient sans matière, *sine materiâ*. Ce n'est pas que toutes les gastro-entéralgies soient aussi faciles à guérir : il y en a quelques-unes qui entraînent des lésions organiques, des inflammations aiguës ou latentes, l'hématémèse, etc.; mais de pareilles dégénérescences, dont les suites deviennent souvent funestes, ne sont pas communes, et seraient encore plus rares si les névroses des premières voies étaient mieux connues et toujours bien traitées. Quelques autres, notamment la gastro-entéralgie hypocondriaque, peuvent, en s'identifiant avec l'organisme et en devenant constitutionnelles, durer aussi long-temps que la vie, qui se termine fréquemment alors par une autre affection; et dans ce cas, comme dans le petit nombre de circonstances où la mort résulte d'une simple névrose du canal digestif, l'absence de toute lésion cadavérique de ce canal prouve que la maladie dont il se trouvait affecté était entièrement nerveuse. M. Rostan, qui cherche les altérations de tissu avec un zèle incroyable, et qui a besoin d'en trouver pour combler les vides que le manque de ces altérations laisse dans la *médecine organique*, avoue que l'anatomie pathologique n'a rien appris encore de satisfaisant sur l'hypocondrie; les altérations qu'on a trouvées chez ces malades ne pouvant être considérées, dit-il, comme la cause des accidens qu'ils ont éprouvés pendant leur vie (1).

Enfin, si les causes et les symptômes des maladies nerveuses des premières voies sont insuffisans pour établir le diagnostic, on a encore la ressource des tâtonnemens thérapeutiques. Il est rare du moins qu'on ne parvienne pas à lever toutes les difficultés en sondant le terrain et en interrogeant la nature, par l'emploi réservé et circonspect de différentes médications. Ces essais

____

(1) *Cours de médecine clinique.*

finissent presque constamment par faire découvrir le véritable caractère de la maladie, et par indiquer les moyens curatifs. Il m'est impossible de comprendre la conduite des médecins, qui, en dépit de l'opiniâtreté, et même des progrès du mal, insistent toujours sur le traitement qu'ils ont prescrit. Lorsque les symptômes ne cèdent pas à une médication quelconque, et à plus forte raison lorsqu'ils s'aggravent sous son empire, on doit la changer; ce n'est pas celle qui convient. Un médecin peut se tromper sur la nature d'une maladie qu'il observe pour la première fois; mais s'il persiste, par esprit de système, dans son erreur, quand l'expérience l'a mise au grand jour, il se rend coupable de lèse-humanité.

Les gastro-entéralgies par *éréthisme* demandent une nourriture douce et légèrement tonique, des médicamens adoucissans et anodins, et quelquefois les antiphlogistiques; mais l'usage des saignées et des autres débilitans ne doit jamais être porté aussi loin que dans une véritable phlegmasie, par la raison que leur abus produit souvent, et entretient toujours les maux de nerfs. Les névroses gastriques avec *atonie* ne guérissent que par des alimens et des médicamens toniques; mais il est beaucoup de circonstances où cette alimentation et cette médication ne peuvent être supportées pendant la première période de la maladie, à cause de la vive susceptibilité qui accompagne habituellement la faiblesse nerveuse. C'est pourquoi, dans ces circonstances, les adoucissans et les sédatifs doivent être associés aux toniques jusqu'à ce que cette susceptibilité n'existe plus, et que l'estomac soit accoutumé aux fortifians seuls. En outre, il faut que les personnes qui sont atteintes de névroses gastriques, se livrent à des occupations agréables, et qu'elles prennent de l'exercice avec modération ; il faut enfin que ces personnes cherchent à tranquilliser leur esprit, à oublier toute peine morale et à réprimer toute passion déréglée. Cette partie de la thérapeutique des gastro-entéralgies est la plus difficile ; mais les malades ne doivent rien négliger pour la remplir : leurs efforts seront couronnés d'un rétablissement complet.

FIN.

TABLE

DES CHAPITRES.

CHAPITRE IV.

CHAPITRE V.

Fin de la Table.

ERRATA.

Page 52, *ligne* 6, il ne m'a été, *lisez* : il ne m'a pas été.

Page 67, *ligne* 9, *Aementia*, lisez : *Amentia*.

Page 116, *ligne* 29, mangésienne, *lisez* : magnésienne.

Page 123, *ligne* 6, plus éclarié. *lisez* : plus éclairé.

Page 200, *ligne* 29, de sirop de capillaire, *lisez* : sirop de capillaire.

Page 333, *ligne* 18, d'inflammaiion, *lisez* : d'inflammation.

Page 342, *ligne* 11 de la note, *pssá*; lisez : *ipsá*.

Page 382, *ligne* 24, des infusions de glands. *lisez* : l'infusion de gland.

Page 475, *ligne* 6, érhétisme, *lisez* : éréthisme.

Page 546, *ligne* 3, *oleo-shaccarum*, lisez : *oleo-saccharum*.

Page 597, *ligne* 20, (dans quelques exemplaires) différence remarquable, *lisez* : différence si remarquable.

41

www.ingramcontent.com/pod-product-compliance
Lightning Source LLC
LaVergne TN
LVHW021919170726
843501LV00001BA/84